JN433229

치매의 모든 것

All about
DEMENTIA

최낙원 지음

범문에듀케이션

머리말

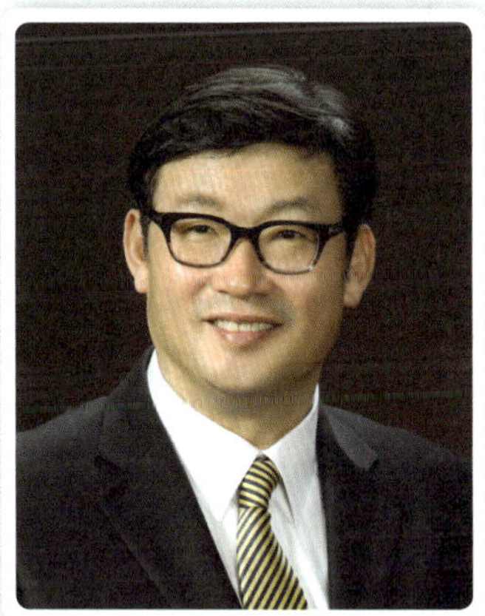

최낙원

崔洛元, Choi RakWon

현 (사)대한통합암학회 이사장

- 신경외과 전문의, 의학박사 & 한의사
- 대한신경외과학회장 역임
- 대한기능의학회 창립회장
- IFMCP 세계기능의학회 임상전문의
- 보건복지부 치매 진단 위원
- 대한노인신경외과학회 상임고문
- 국민건강보험공단 등급판정위원회 위원장

세상의 일이 참으로 오묘하기 그지없는 것처럼 사람의 인생 또한 그 누구도 미래를 예측하거나 쉽게 단정할 수가 없습니다. 세상 모든 사람은 자기 의지로 태어나지 않았으며, 부모로부터 받은 사랑의 결실로 유전자 결합의 수태 과정을 통해 '신의 축복'이라 불리는 생명체가 되어 태어납니다. 태어난 생명체는 부모의 사랑을 받으며 양육되고, 세월이 흘러 그 부모가 그래 왔던 것처럼 자신도 부모가 되어 새로운 생명체를 탄생하게 하는 것이 우리들의 인생, 즉 세상의 일이라 할 수 있습니다.

이렇게 태어난 사람의 일생과정을 한마디로 표현하자면 '생로병사(生老病死)'라고 할 수 있습니다. 그중에서 '병(病)'이란 단어는 참으로 고통스러운 의미를 내포하고 있습니다. 사람이 살면서 크고 작은 여러 질병으로 인하여 힘들어하고, 때로는 그러한 질병을 앓게 된 자신의 상황을 원망하곤 합니다.

최근 현대 사회는 초고령화 시대를 맞아 이전보다 평균 수명이 연장되었으며, 더불어 잘못된 먹거리나 환경오염 물질의 영향도 많이 받게 되었습니다. 그로 인하여 다양한 질병을 필연적으로 겪게 되는데, 그중 대표적인 질병이 치매와 암이라 할 수 있습니다. 의학기술의 발전으로 인하여 암이라는 질병은 치료가 거의 가능하게 되었습니다만, 치매는 여전히 의학자들에게 있어서 풀리지 않는 고르디우스의 매듭과 같은 존재입니다.

뇌신경외과학을 전공한 저로서는 당연히 뇌의 해부학적 구조 및 기능 손상을 일으키는 치매(dementia, 痴呆)를, 그중에서도 알츠하이머(Alzheimer's Disease; AD)라는 질병의 병리 및 병변 과정에 관심을 두게 될 수밖에 없었습니다. 아울러 가족이 2형 당뇨를 앓고 심지어 그 당뇨합병증과 치매로 고통받는 과정을 보면서 늘 가슴 아파하고 '왜 치료가 어렵고, 잘 치유되지 않는가'라는 의문이 해결되지 않은 화두로 자리 잡게 되었습니다. 어느 한 편에는 '나 자신도 알츠하이머나 다른 유형의 치매를 앓게 되지 않을까'라는 염려도 되어, 자연스럽게 '어떻게 하면 알츠하이머의 공포에서 벗어날 수 있을까? 조기 발견과 예방, 그리고 근본적인 원인 치료는 할 수 있는가?'라는 명제가 머릿속에서 떠나지 않게 되었습니다. 병을 정확히 알아야 병을 치료할 수 있듯, '지피지기(知彼知己)면 백전백승(百戰百勝)'이라는 말이 있습니다. 이러한 마음으로 저는 알츠하이머라는 게 무엇인지, 치매가 무엇인지 제대로 알아야 치료의 방향을 잡을 수 있을 것으로 생각합니다.

현재 치매 치료에는 주로 Aricept(아세틸콜린 분해 효소 억제; ACEI)와 Memantine(NMDA 수용체 길항체)의 두 가지 유형의 약물이 범용되고 있습니다. 그러나 이 약물 또한 1년 이상의 효과가 없다는 보고가 나왔고, 이는 치매 치료의 신약 개발붐을 불러일으켰습니다. 한때 치매 신약으로 주목받았던 '솔라네주맙(solanezumab)'과 '베루베세스타트(verubecestat)' 쇼크 이후 특효약의 부재로 인하여 더욱 두려워지는 가운데 치매와 알츠하이머를 이해하여 어려운 수수께끼를 꼭 풀어내고야 말겠다는 의지가 커졌습니다.

2007년 저는 여러 질병을 근원적인 변증론치의 시각으로 바라보는 한의학을 학습하는 과정 중에 'Functional medicine과 전통 의학의 만남'이라는 주제의 학회를 통하여 그간 경험하고 혼자서 고민해왔던 치매라는 질병 및 그 밖의 질병 치료에 있어 새로운 시각을 갖게 되었고, 그때부터 발병의 뿌리를 찾아 근원적 치료를 하는 advanced conventional medicine인 기능의학을 좀 더 깊이 있게 공부하며, 현대 의학과 전통 의학의 조화를 통한 치료 방식을 구상해 왔습니다. 이러한 치료는 개별적이고(individual), 개성적(personality)이며 증상에 맞추며, 근거 기반 의학(Evidence-based medicine)에 기반을 두어야 한다고 생각하며 임상에 적용해 왔습니다.

또한, President of the Personalized Lifestyle Medicine Institute인 Jeffrey Bland 교수, Director of the Cleveland Clinic Center for Functional medicine인 Mark Hyman 교수, 그리고 Board-Certified Neurologist and Fellow of the American College of Nutrition인 David Perlmutter 등 내로라하는 학자들과 연구 교류를 통하여 기존의 방식과 새로운 이념의 치료 이론을 받아들이게 되었습니다. 또한 William J. Walsh 교수가 말하는 뇌질환에 관한 생화학적인 접근 방식, Dale E. Bredesen 교수의 ReCODE(인지 기능 저하회복)라는 프로그램의 논리들을 통하여 새로운 지식을 알며 질병의 알고리즘과 cascading을 알게 되어, 그동안 풀지 못했던 수수께끼들이 조금씩 풀리게 되었습니다. 그리하여 특효약이 없는 난공불락의 질병을 해결할 수 있는 열쇠를 찾게 되었고, 어려운 질환으로만 여겨 그저 약물로서만 대응하려는 잘못된 의료적 개념의 결과로 좋은 치료 시기를 놓쳐 회복될 수 없는 지경으로 빠지게 하는 참담한 정황을 안타까워하며 본 저술을 시작하게 되었습니다.

특히 실제로 뇌신경외과적 수술이나 뇌심부 자극 수술(DBS) 및 줄기세포를 이용한 치매 치료의 가능성을 보며, 보다 적극적이고 다양한 견해를 가지고 치료해야 한다는 생각을 하게 되었습니다. 게다가 뇌수두증 및 만성경막하혈종, 그리고 혈관성 치매에 있어서 새로운 혈액 순환을 유지하는 수술로 나을 수 있는 확률이 15% 이상이 있음에도 불구하고 적극적인 수술적 방법으로 치매 치료를 진행하였다는 보고는 거의 없다는 것이 안타까운 현실입니다.

이미 오래전인 2012년, 당시 미국 대통령 버락 오바마는 나파밸리에서 치매와의 전쟁을 선언하였고, 이는 전 세계적으로 치매 치료에 대한 획기적인 전기를 마련한 바 있습니다. 고대 의학자이자 의학을 공부하는 사람이라면 누구나 다 아는 히포크라테스가 말했던 질병 치료의 원리 중 하나인 'Food is

Medicine'이란 age old principle의 논리와(한국 전통에서는 약식동원(藥食同源)의 논리로 통하며 중국에서도 '吃好, 不吃药(먹으면, 약을 먹을 필요가 없다)'의 논리는 일맥상통) 기능의학에서 말하는 일곱 가지 중요한 임상 불균형(Core Clinical Imbalances; 1. 호르몬과 신경 전달 물질 불균형 2. 에너지 불균형과 미토콘드리아 병변 3. 해독과 생체변환 불균형 4. 면역과 염증의 불균형 5. 소화, 흡수, 그리고 미생물학적 불균형 6. 세포막 기능으로부터 근골격계에 이르기까지의 구조적 불균형 7. 신경-마음-신체-영성 통합의 불균형) 중에서 해독과 독성 물질의 불균형 논리, 그리고 뇌 영양물질 및 영양소들이 중요하다는 논리들은 치매 치료에서 새로운 패러다임으로 여겨지고 있습니다.

Jeffrey Bland 교수가 주장하듯 '스트레스 해소와 함께 영양적 해독을 하면 결국에는 인지 기능 회복의 길로 들어서게 되며', William J. Walsh 교수의 사람마다 다른 화학적 민감도의 개인적 차이가 뇌 신경계통 질환에 영향을 미친다는 주장과 함께 당뇨, 심혈 관계 질환, 관절염, 신경퇴행성 질환들을 일으키는 원인은 환경적 독성 물질들이라는 그들의 주장은 저의 소신과 상통합니다. 따라서 기능의학적 패러다임과 변증론치의 한의학적 논리를 통한 phytonutrient 치료와 함께 해독(detox), 삶의 방식(life style) 개선이 치매 치료에 무엇보다도 중요하다고 생각하고 있습니다.

미국 기능의학 임상전문의자격 시험(IFMCP; Institute for Functional Medicine's Certified Practitioner)에 응하여 통과한 후, 그동안 저는 보건복지부 치매 진단위원의 의원으로 일하였으며, 대한 노인신경외과학회 상임고문을 역임하고, 또 현재까지 지역에서 치매등급판정 위원장으로 현장에서 일하면서 치매 질환에 대한 올바른 접근 방식을 소개하고 모든 의료인과 환자 보호자 및 요양 종사자 그리고 나아가서는 환자분들에게도 정확하게 알리고 싶은 바람으로 이 책을 서술하였습니다. 조금이나마 치매에 걸릴까 걱정하는 분들과, 치매를 앓고 있는 모든 분께 이 책이 도움이 되었으면 좋겠습니다. 그리고 저의 졸저를 탄생하게 해준 선학들, 가족들, 은사이신 고(故) 송진언 선생님, 그리고 이 저술을 끝까지 도와주신 고민철, 김하정, 최은비 선생님들께도 심심한 감사를 표하는 바입니다.

RECOMMENDATION

추천사

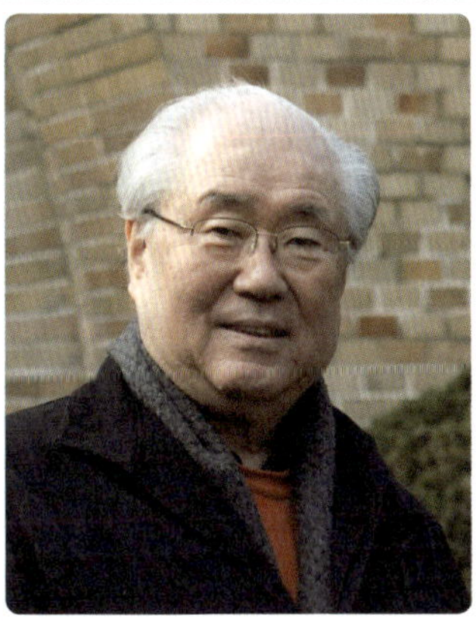

최길수

- 대한신경외과 학회 초대이사장
- 서울대학교 의과대학 명예교수
- 세계신경외과학회(WFNS) 부회장 역임

치매 치료의 시작은 인간에 대한 사랑입니다. 그리고 의사는 환자를 치료하는 의사이기 이전에 인간애를 실천하는 사람이어야 합니다. 사람에 대한 관심과 애정은 무엇보다 중요한데, 특히 가족 간의 사랑은 치매를 예방하거나, 아니면 조기에 발견해서 치밀한 원인분석을 통해 중증 치매로 진행되는 것을 막을 수 있는 가장 효과적인 치매 치료법입니다.

가족들이 나이 드신 부모님을 따뜻한 관심을 두고 살펴보면, 부모님께 치매의 기미가 조금 보일 때, 혹은 설령 치매가 왔더라도 요양 시설이 아닌 부모님께 가장 익숙한, 가정과 가족의 배려와 돌봄이 약물, 수술 치료보다 가장 효과적이고 우수한 치료법입니다. 이 책은 그 점을 분명하게 전달하고 있으므로 기쁜 마음으로 추천합니다.

'암 생존자'라는 말이 암을 치료받고 그것을 잘 이겨낸 사람들을 의미하듯이, '치매 생존자'도 충분히 가능할 것입니다. 불행히 치매 증상을 보이는 환자라고 해도 조기 진단과 예방, 적절한 치료로 발병 이후의 삶을, 인간으로서의 존엄과 가치 그리고 사람들로부터 외면 당하거나 격리되지 않음으로써 훌륭한 삶의 질을 유지하는 '치매 생존자'가 되길 간절히 바랍니다.

치매 생존자의 비율을 높이려면 질병 치료에 앞서, 환자에게 통합적인(holistic) 치료로 다가가야 하며, 환자의 마음을 우선 돌아보아야 합니다. 마음을 치료하는 자가 진정한 상의(上医)라는 옛말이 있습니다. 치매 환자를 바라보는 우리 의사들부터 환자의 마음을 이해해야 합니다.

뇌세포의 변성과 퇴행으로 생긴 치매는 '솔라네주맙'의 연구와 개발로 정복되는 듯했지만, 결국 임상 3상 시험에서 실패 선언을 하자 의료계는 패닉에 빠졌으며, 그동안 치매는 정복 불가능한 질병으로 여겨져 왔습니다. 사실 이 어려운 난치, 불치병이야말로 40여 가지 이상의 다양하고 복잡한 기작이 엉키어있는 난제이며, 과학적이고 근거 있는 다학제간 협력 치료(interdisplinary collaboration)가 절실한 질병입니다.

이 책은 치매 치료의 실마리에 대해, 증상에 대한 다양한 원인별 접근과 근원적 치료, 올바르지 않은 생활 습관, 식습관을 비롯한 40여 가지의 병인별 분류, 그리고 병인에 대한 근본 기전을 이해하고 이에 대한 접근과 해결 방법을 제시하였습니다.

아울러 치매는 당뇨를 비롯한 염증형, 세균과 진균을 포함한 바이러스 감염으로 일어나는 감염형, 뇌세포 노화물질의 증가, 신경영양 물질 및 호르몬 결핍에 의한 노화형, 염증과 노화 그리고 퇴행이 겹친 복합형, 독성 물질과 중금속 중독 및 환경오염 등에 의한 중독형 등 다양한데, 이 책『치매의 모든 것』은 복잡한 알츠하이머 병인을 기능적으로 분석하고 치료 방법을 제시하였습니다.

또한 무엇보다 이 책에서 고무적인 것은 유전자 ApoE4 검사 및 조기 진단, 예방 및 조기 치료를 실행한다고 해도 결국은 가족과 주변의 관심과 사랑, 끊임없는 지지와 격려가 최선의 치료라는 점을 명시한 점입니다.

환자 본인의 꾸준한 노력, 섬세한 촉수와 진실한 사랑의 마음을 가진 의사, 요양간호사, 투병을 돕는 재활치료사, 치매 환자를 모시는 가족들 모두 친숙한 환경 조성과 사랑으로 대하여야 환자를 '치매 생존자'로 남게 할 수 있습니다.

다시 한 번, 역시 마음을 다스려야 최고 경지의 상의(上医)라는 분명한 진리를 강조하고 싶습니다. 병인에서 크게 작용하는 것이 마음의 상처라면, 그것은 다시 따스한 마음으로 치료가 가능할 것입니다.

그리고, 최낙원 이사장의 따스한 마음으로 쓰인 책, 『치매의 모든 것』 출간을 다시 한번 축하드립니다.

RECOMMENDATION

추천사

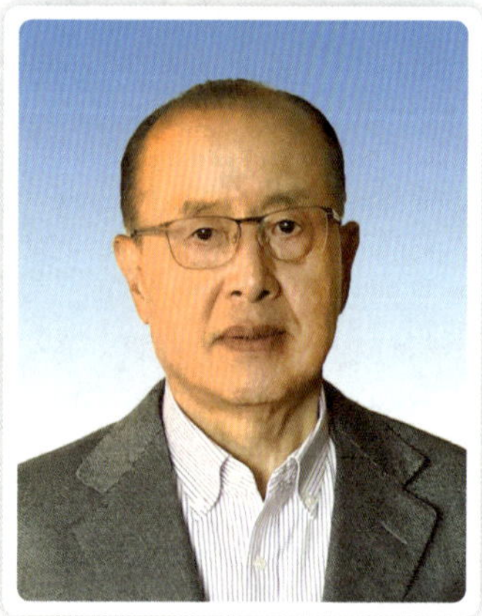

최창락

현 가톨릭대학교
의과대학 명예교수

- 대한신경외과학회 명예회장
- 대한노인신경외과학회 명예회장

치매는 현재 고령화 사회에서 커다란 사회문제를 일으키고 있는 무서운 질병입니다. 치매는 사람이 일상생활을 영위하는 데 꼭 필요한, 생각하고 기억하는 능력을 서서히, 오랜 시간에 걸쳐 감소시키는 무서운 뇌 질환입니다.

미국 정신의학회의 치매 진단 기준을 보면 인지 결핍이 있고, 기억 장애를 포함한 증상은 치매 진단의 필수이고,

1. 기억 장애 – 새로운 정보를 학습할 능력 장애, 학습한 정보를 회상하는 능력
2. 인지 장애 가운데
   1) 실어증 (언어 장애)
   2) 실행증 (운동기능은 정상인데 운동 활동 수행 능력 장애)
   3) 실인증 (감각 기능은 정상인데도 대상 인지를 못하는 것)
   4) 실행 기능 장애 (기획 구성 배분 장애)
3. 위의 장애가 사회적, 직업적 기능에 심각한 장애를 초래하고 발병 전의 기능 수준보다 상당히 감퇴되어 있어야 한다.
4. 장애가 섬망의 경과 중 나타나는 증상은 아니어야 한다.

라고 되어 있습니다.

치매의 종류는 알츠하이머병 50~70%, 혈관성치매 25%, 루이소체 치매 15%, 그 외에 전두엽 치매, 정상 뇌압 수두증, 만성 경막하 혈종, 파킨슨 치매, 매독 및 크레이츠펠트-야콥병 등으로 분류할 수 있습니다.

치매의 치료법은 치료 가능한 신경 외과적 원인으로 발병된 치매, 즉 정상 뇌압 수두증, 만성 경막하 혈종, 그리고 혈관성 치매 등은 수술적 치료가 가능합니다.

그 외 치매들은 약물치료로써 도네페질(donepezil) 같은 콜린에스트라제 저하제 및 메만틴 등이 사용되고 있습니다. 이 약재들은 경증부터 중증 정도의 장애에 효과가 있을 수 있습니다. 그 외에 치매 환자와 간병인의 삶의 질을 향상할 방법들이 있는데, 인지적 및 행동적 개입 치료가 필요합니다.

그리고 간병인에게는 감정적 지원을 교육하고, 환자에게는 일상생활과 연관된 운동을 꾸준히 하게 해야 합니다.

2018년의 통계에 의하면 전 세계적으로 약 5,000만 명의 치매 환자가 치매에 시달리고 있습니다. 65~74세 사이 전체 인구 가운데 약 3%, 75~84세에서는 전체 인구 가운데 19%, 85세 이상은 전체 인구의 50%가 치매를 앓고 있습니다.

이러한 고령화 시대에서 큰 사회문제인 치매의 모든 것을 알기 쉽게 기술하고, 치매 환자에 대한 원인별 분류와 그에 따른 적절하고 새로운 치료법을 소개한 최낙원 박사에게 경의를 표합니다.

치료의 새 접근법은 수술적 치료 이외에 면역치료 및 줄기세포 치료를 포함하고, 기능의학적 원인 치료법과 전통 의학을 조화하여, 다양한 학제간의 과학적 근거에 바탕을 둔, 융통합 치료 방법을 제시하고 있습니다.

이 새로운 패러다임의 치료 방법은 향후 많은 치매 환자들에게 큰 도움이 될 것입니다. 기능의학의 새 분류에 의한 치매 원인은 다음과 같습니다.

기능의학에 의한 새로운 치매 원인으로 제시되고 있는 7가지 불균형

1. 호르몬과 신경 전달 물질의 불균형
2. 에너지 불균형과 미토콘드리아 병변
3. 해독과 생체 변환의 불균형
4. 면역과 염증의 불균형
5. 소화, 흡수 그리고 미생물학적 불균형
6. 세포막 기능으로부터 근골격계에 이르기까지의 구조적 불균형
7. 신경-마음-신체-영성 통합의 불균형

해독과 독성 물질의 제거, 그리고 뇌의 영양물질 및 신경영양소들이 중요하다는 논리를 치매 치료에 접목하는 방법은 획기적인 접근법입니다. 이와 같은 치료 방법들이 미래에 더욱 진일보하면 치매 환자에 대한 진단과 치료에 크게 기여하리라 믿습니다. 치매 치료를 종합적 안목으로 서술하여 유익한 책을 출간한 최낙원 박사에게 축하를 드립니다. 그리고 이 책『치매의 모든 것』이 앞으로 많은 치매 환자들에게 큰 도움을 줄 수 있는 책이 되기를 바랍니다.

추천사

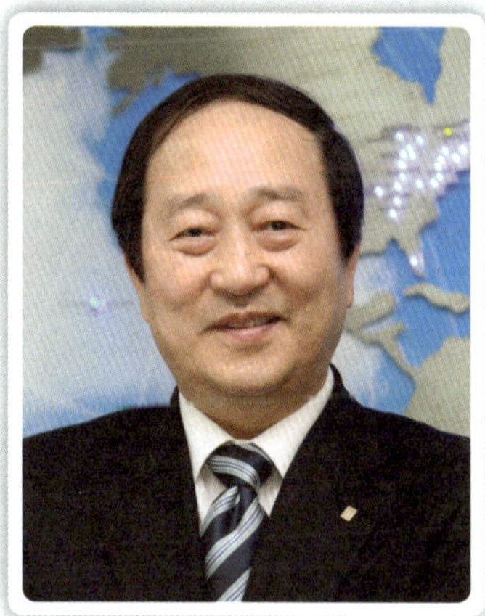

이현청

현 한양대 의과대학 석좌교수

- 영국 IBC 선정 세계 100대 교육자
- 상명대 총장 역임
- 대한총장협의회 회장 역임

인간의 생명은 잉태된 순간부터 신비의 연속이라 볼 수 있습니다. 그리고 인간의 태어남과 죽음에 대한 의미를 아는 일 또한 우리 인류에게 주어진 중요한 삶의 과업(life task)이기도 합니다. 더구나 우리 생체의 오묘함은 아직도 인류가 풀어가야 할 중요한 연구 영역입니다. 특히 뇌 과학의 경우는 더욱 그러합니다.

1950년대 의학자, 심리학자, 인류학자, 고고학자 등 뉴욕의 여러 전공 영역 학자들이 뇌에 관한 공동연구를 수년간 해왔습니다. 그들은 뇌에 대한 해답을 얻지 못하고 끝내 "신만이 안다"면서 뇌에 대한 전체적인 이해는 불가능하다는 결론을 내렸습니다. 이처럼 우리의 몸과 뇌는 신비의 덩어리라 하여도 과언이 아닙니다.

우리의 생체 중에서 가장 복잡하고 신비로운 부분은 뇌입니다. 이 어려운 영역을 지난 수십 년간 연구하고 고민하며, 특히 인류의 질병 중에서도 치유하지 못하는 두 영역인 암과 치매 중에서 더욱 치료가 어려운 치매에 관한 종합적인 해답을 내놓은 책이 『치매의 모든 것』입니다.

『치매의 모든 것』의 저자 최낙원 원장은, 인류의 질병 중 가장 어려운 치매에 관한 국내외의 모든 이론과 세계적 석학들과의 교류를 통해, 우리에게 희망을 주는 메시지를 담고 있습니다. 최낙원 원장은 우리 의학계에서도 탁월한 연구 업적과 실제적 치료를 통해 우리 의학계에 많은 공헌을 해온 분입니다. 한의학과 양의학을 모두 섭렵하고 접근 방법이 다소 다른 두 영역을 통합적으로 보는 지혜를 가진 분입니다.

뇌신경외과학을 전공한 최낙원 원장은 초고령화 사회로 접어든 시대에 평균 수명의 연장과 함께, 이에 수반되는 인류의 가장 걱정스러운 질병의 하나인 치매 특히, 알츠하이머에 대한 정확한 이해와 대처 방안 그리고 필요한 해법까지 제시하고 있어 값진 저서로 여겨집니다.

미래학자들은 2030년경에는 인간이 124세까지 살 수 있을 것이라는 예측하고 있고, 현재 4차 산업사회가 앞으로 더욱 성숙된 이후에는 150살까지도 살 수 있다는 예측을 하는 학자들까지 등장하였습니다.

그러나 지난 수십 년 동안 인류가 퇴치를 위해 노력해왔던 암과 치매는 아직도 더 많은 연구와 치료책이 필요한 실정입니다. 다행히 암의 경우에는 치료 가능한 질병으로 다가가고 있지만, 치매는 아직도 많은 부분이 더 연구되고 임상 시험과 약물치료를 위한 노력이 요구되는 부분으로 남아있습니다.

이러한 점에서 최낙원 원장의 이번 저서는 많은 시사점을 주고, 우리가 미처 알지 못했던 부분의 지혜를 제공해 준 점에서, 값진 연구 성과이자 임상 체험에서 나온 중요한 저서라 볼 수 있습니다. 더구나 최낙원 원장이 추구해왔던 현대 의학과 전통 의학의 조화를 통한 치료 방식을 구상하고 기능의학의 새 지평을 연 것처럼, 우리가 섭취하는 음식물 자체가 치료이고 의학의 본리라는 견해에 입각해, 기능의학에서 말하는 일곱 가지 임상불균형에 관한 지혜로운 패러다임을 제시한 것 또한 값진 업적이라 생각합니다.

그것은 모든 의사들이, 의사가 되기 바로 전에 선서하는 히포크라테스 선서 내용에서 '나의 환자의 건강과 생명을 첫째로 생각하겠다'는 약속이고, '나는 인간의 생명을 그 수태된 때로부터 지상(至上)의 것으로 존중하겠다'는 약속의 실천이라는 점에서도 값진 의미를 지니고 있다 생각합니다.

신비의 영역은 누군가에 의해서 개척되고 개척된 그 부분에 의해 또 다른 개척이 일어나고, 끝내는 신비의 영역이 깨어지듯이 우리 인류가 안고 있는 난제 중 하나인 치매의 모든 것을 제시하고, 우리에게 실천하는 지혜로 제공함으로써, 가까운 장래에 인류가 두려워하고 치유할 수 없는 치매도 정복되는 날이 오리라는 희망을 제시한, 귀한 발걸음이라 생각되어 이 책『치매의 모든 것』출간을 마음 깊이 축하합니다.

남들이 가지 않은 길을 새로 개척하는 것도 값진 일이지만, 남들이 갔던 길 위에 또 다른 길을 만드는 일 또한 커다란 업적입니다. 4차 산업을 이야기하는 학자들 가운데는 향후 뇌의 호르몬을 조정하는 투약도 가능하고, 일부 손상된 뇌를 대체 뇌로 가능하다고도 주장하고 있지만, 뇌는 간단한 영역이 결코 아니므로 많은 시간이 걸릴 수도 있다고 생각됩니다.

그러나 분명한 것은 최낙원 원장의 노력처럼 많은 의과학자들이 끊임없는 도전을 통해서 알지 못하는 많은 부분이 밝혀지게 될 것이고, 이를 보완하는 인공지능 뇌(AI brain)의 가능성도 우리 인류의 병을 치료하는 데 일조를 하리라고 예측됩니다. 그러나 우리 생체의 메커니즘의 복합성을 고려해 볼 때, 단순히 예측하거나 가능성을 주장하는 것은 조심해야 할 부분입니다.

최낙원 원장의 값진 발걸음은 이러한 모든 가능성 위에 더 큰 도전을 할 수 있는 용기라 생각되어 자랑스럽고 축하할 일입니다.

테레사 수녀가 "나는 큰 일은 할 수 없습니다. 그러나 작은 일을 큰 사랑으로 할 수는 있습니다."라고 말했듯, 최낙원 원장의『치매의 모든 것』은 우리에게 큰 사랑으로 치매의 큰 부분을 두드리는 개척자적인 발걸음이라 생각됩니다.

거듭 축하드리고 치매가 정복되는 그 날까지 끝없는 정진 있으시기를 기대합니다.

RECOMMENDATION

추천사

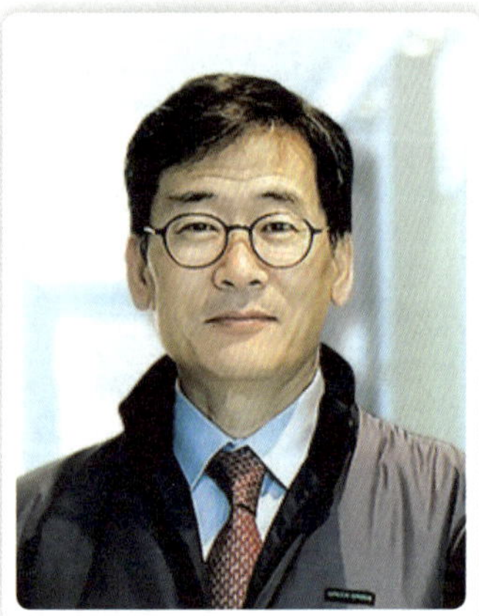

이득주

현 녹십자셀 대표

- 미국 미네소타 의대 전임의
- 아주대 의대 가정의학교실 교수 역임
- 대한기능의학회 이사장 역임

우리는 어느 세대도 누리지 못했던 평균 수명 80세가 넘는 시대를 살고 있습니다. 이러한 획기적인 평균 수명 연장은 사회의 전반적인 발전과 더불어 국민 건강에 기여한 의료인들의 꾸준한 노력의 결과입니다.

지난 수 세기 동안 의료 발전으로 급성 감염성 질환을 효과적으로 예방 치료하여 평균 수명 연장에는 도움이 되었으나, 이제 우리는 새로운 건강 문제에 직면하고 있습니다. 오래 살게 되면서 가장 많이 접하게 되는 건강 문제는 암과 치매입니다.

전 세계적으로 수많은 연구가 진행되어 치매를 해결하고자 노력하고 있지만, 아직도 효과적으로 치매를 예방하고 치료할 수 있는 획기적인 방법이 없는 실정입니다.

이 세대를 사는 의료인들은 대부분 급성질환을 위주로 배우고 생각하며 치료에 적용하고 있기에, 암과 치매와 같은 만성적인 건강 문제를 해결하기에는 생각에서부터 패러다임의 전환이 필요합니다.

치매는 서서히 진행되는 뇌 질환으로 치매의 원인 질환이 수십 가지로 알려져 있습니다. 현대 의학이 눈부시게 발전하였지만 그런데도 아직 그 원인이 확실하게 규명되어 있지 않습니다. 치매의 원인으로, 전체 원인의 약 50%를 차지하는 알츠하이머병, 10~15%는 뇌졸중 후에 발생하는 혈관성 치매이며 약 15%는 알츠하이머병과 혈관성 치매가 같이 있습니다.

국내에 약 30만 명 정도의 치매 환자가 있을 것으로 추정되고, 이 중 약 50% 정도인 15만 명 정도의 알츠하이머병 환자가 있을 것으로 예상합니다. 알츠하이머병은 대뇌 피질세포의 점진적인 퇴행성 변화로 인하여 기억력과 언어 기능의 장애를 초래할 뿐 아니라, 판단력과 방향 감각이 상실되고 성격도 변화되어 결국 스스로를 돌보는 능력이 상실됩니다.

지금까지 확인된 중요한 위험인자는 나이, 유전인자, 아포지단백 E형 유전자, 여성, 낮은 교육 수준, 뇌 외상 그리고 심근경색 등입니다.

이 책에는 만성적인 건강 문제를 풀어 나아가기 위한 기능의학적인 의학 사고를 고취해, 모든 치매 환자가 서로 다르고 따라서 이들의 건강 회복과 사회 활동을 위하여 각자에게 맞는 맞춤 의료를 제공해야 한다는 기본적인 내용을 강조합니다.

모든 사람은 다르기에 치매를 잘 알기 위한 기초적인 유전적인 성향, 개인의 습관, 개인의 대사 기능, 개인의 생활 환경, 개인의 인지 능력, 개인의 믿음, 개인의 치료 반응의 차이를 인정하고 질병을 이해할 수 있도록 도와줍니다.

또한, 지금까지 현대 의학 발전이 한두 가지 약물에 대한 치료군과 대조군 사이에 얻어지는 통계학적인 유의성에 의해서 결정되었다면, 만성 질환을 이해하는 데는 개개인의 다양한 특성이 포함된 폭넓은 이해를 얻을 수 있는 정보를 제공하는 길잡이가 되는 책입니다.

치매 환자를 치료하고 관리하는 데는 다양한 의료인의 수고와 환자 가족의 협조가 필수적입니다. 따라서 치료 효과를 최대한 높이기 위해서는 통합적인 접근이 필수적입니다.

오랫동안 치매 환자 및 가족들과 고민하고 희망을 주고자 노력한 저자가, 치매가 불러오는 사회의 전반적인 문제를 체계적으로 해결하기 위해 펴낸 이 책의 내용은, 독자들에게 좀 더 가까이 다가갈 수 있는 치매 관리 지침서가 될 것으로 기대합니다.

RECOMMENDATION

추천사

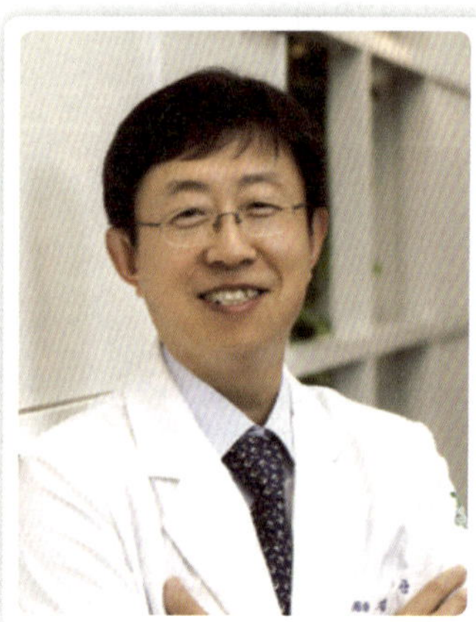

김상만

현 녹십자 아이메드 원장

- 대한기능의학회 학술부회장
- 대통령 진료 자문의 역임
- 대한비만학회 부회장 역임
- 차의과학대학교 대체의학대학원 교수 역임

최근 저는 생로병사(生老病死)라는 말에 크게 감동하였습니다. '태어나 늙어 가고 병들어 죽는다.' 병(病)이라고 하는 것을 한자로 풀어보면 밝을 병(丙)에 기댈 녁(疒)이 합친 것으로 기운이 없어 기대어 밝은 모습이 사라지는 것이라고 해석할 수 있을 것 같습니다.

정말 생로병사라는 이 순서는 의사인 저에게는 신선한 충격이었습니다. 늙어서 병드는 것(生老病死)과, 병들어서 늙어 죽는 것 생병로사(生病老死)는 정말 다른 의미입니다. 이제까지의 의사들은 그저 생병로사가 아닌 노화의 주원인인 병이 생기지 않게 해서 생로병사(生老病死)하게 하면 좋은 의사라고 할 수 있을 것 같습니다.

그런데 최근 의학의 발달이 생활로사(生活老死) 하도록 도전하고 있습니다. 낳아서 활기차게 살다가 나이 들면 죽는 것, 병 없이 편안하게 살다가 죽는 것입니다. 하지만 죽는 것 이외에 더 중요한 것은 죽을 때까지 제정신으로 살다가 죽어야 한다는 정말 중요한 가정이 있어야 합니다.

노쇠는 호르몬이 변화되고 신경 전달 물질이 변화되고 근육량이 저하되고 뼈가 약해지고, 혈관이 노화되고, 면역 체계가 변화되며 뇌와 신경조직의 퇴화로 요약할 수 있습니다. 노쇠의 근본적인 원인은 만성 염증입니다. 이 중 뇌에 관련된 염증을 신경염증이라고 합니다.

이러한 염증이 뇌에 만성적으로 발생하면 뇌 신경조직의 퇴화가 발생하게 됩니다. 치매에 걸리지 않고 죽을 때까지 제정신으로 살 수 있으려면 이러한 신경염증이 조절되어야 합니다. 이미 신경조직의 불가역적인 퇴화로 인하여 치매가 발생한다면 치료는 거의 불가능할 것으로 여겨지고 있습니다.

물론 조직을 재생하는 줄기세포 치료에 기대하고 있지만 많은 연구와 획기적인 발견이 필요할 것입니다. 이에 현재까지의 가장 중요한 방법은 만성 신경염증을 초기에 치료하는 것이라 할 것입니다.

그런데 이러한 염증은 정말 다양한 원인과 다양한 장기에서 발생합니다. 물리적, 화학적 환경변화, 환경호르몬, 그리고 알레르기를 포함해서 염증을 유발하는 음식과 잦은 스트레스 등등 정말 다양한 원인이 있습니다. 심지어 병을 치료하기 위해 투여되는 약물에 의해서도 염증과 영양 불균형이 유발됩니다.

이에 치매를 예방하기 위해서는 더욱 광범위하고, 병의 근원부터 치료해야 합니다. 이러한 배경으로 시작한 것이 기능의학입니다. 이번 최낙원 이사장님이 집필하신『치매의 모든 것』에는 이러한 광범위한 내용을 자세히 다루고 있습니다. 현재부터 미래까지 치매를 정복할 수 있는 열쇠를 만드는 심정으로 집필하신 것 같습니다. 늘 공부하는 모습이 존경스러운 최낙원 이사장님의 출간을 축하드립니다.

CONTENTS

목차

01 '치매' 너는 누구니?

초고령화 시대로 치달리고 있는 지금의 현대 사회에서 치매는 아마 사람들이 제일 걸리지 않았으면 하는 질병 중에 으뜸이 아닐까 싶다. 그만큼 사람들로 하여금 공포심과 두려움을 갖게 하는 치매, 과연 어떤 질병이기에 그러한가?

치매를 영어로 표현하면 'Dementia'라고 하는데 그 어원은 라틴어의 '*Demens*', 즉 정신이 상실된 상태라는 의미를 가지고 있다. 동아시아에서는 어리석을 치(痴)와 어리석을 매(呆)를 써서 병명으로 사용되어 왔다.

치매는 인간이 다른 생물에 비해 월등히 뛰어난 여러 가지 인지 기능인 기억력, 언어 능력, 집중력, 공간 능력 그리고 판단력을 포함한 두뇌의 기능, 특히 전두엽의 기능에 장애가 발생하여 일반적으로 읽기, 쓰기, 말하기, 대화를 통한 이해, 추론, 계산, 어떠한 일에 대한 조직화 및 계획 등의 장애로 인하여 일상생활 및 사회생활을 하는 데 큰 어려움을 초래하는 질병이다.

치매라고 정의할 때는 기억력을 포함한 다른 인지 기능 중 어느 한 가지 이상이 있을 때 치매라고 하는데, 임상적으로

1. 고위 두뇌기능의 손상: 기억력, 지남력, 이해력, 언어 능력, 계산 능력, 판단 능력의 저하

2. 만성 또는 점진적으로 악화되는 경과

3. 일상생활의 지장 초래

4. 의식 혼탁이 있음

5. 정신분열증, 우울증, 정신 지체 등에 부합되지 않아야 함

이렇게 다섯 가지 항목으로 미국 정신의학회에서 출판한 책(DSM-IV)에서 언급한 정신 질환의 모든 진단 기준 항목에 의거한다. 치매에 걸린다 해도 금방 모든 기억을 잃지는 않는다. 뇌세포가 서서히 파괴되면서 기억도 차츰 잃게 되지만 이렇게 진행되는 속도는 사람마다 다르다.

치매 진단을 받고 5~10년이 지나도 어떠한 방식으로 치료를 해왔고 어떻게 일상생활을 보냈는지에 따라 지장이 없을 정도로 기억에 문제가 없는 경우도 많다. 현재의 의학 기술로는 발병 전의 상태로 돌아가는 것이 불가능하기 때문에 많은 사람들이 난치(難治), 불치병이라 한다.

급속한 고령화와 더불어 다양한 스트레스를 받으며 살고 있는 만큼 치매 환자의 수도 빠르게 증가하고 있다. 2009년에 Prince M.과 Jackson J.의 리포트에 따르면, 전 세계적으로 치매 환자는 2009년 기준으로 3,500만 명으로 추정되며 2050년에는 1억 1,500만 명으로 예상된다고 하였다.

또한, 2016년 중앙치매센터의 연구에 따르면, 우리나라의 치매 환자 수는 2016년 기준으로 전체 노인의 약 10%이며, 2024년에는 100만 명 그리고 2041년에는 200만 명 이상이 될 것으로 예측하였다.

이러한 예측 결과는 치매 유병률의 증가에 따른 치매 치료와 사회적 관리를 위한 비용도 급속히 증가하고 있다. 전 세계적으로 치매로 인한 경제적 비용은 2015년 818억 달러로 2010년보다 35% 증가하였으며, 우리나라의 경우 **치매로 인한 경제적 비용은 2016년에 약 13조 원이었으며**, 2030년대에 이르면 국방비를 추월할 것이라는 통계 결과와 함께 이러한 추세는 **앞으로 10년에 약 2배씩 증가하여 2050년에는 약 106조 원에 이를 것으로 중앙치매센터에서 추산하였다.** 기하급수적으로 늘어나는 치매에 대해 한국 정부는 **'치매 국가 책임제'라는 정책으로 건강보험 보장을 강화하고, 저소득층의 의료비 부담을 최대**

한 줄여주는 방안을 마련하였다.

2017년에 보건복지부는 '치매 국가 책임제'에 대한 주요 내용을 발표하였는데, 보건소에 252개의 치매 안심센터 설치, 치매 상담콜센터 설치로 24시간 핫라인 구축, 장기 요양 확대, 치매 안심 요양병원 확충, 치매 장기 요양비 본인 부담금 경감 혜택 중위 소득 50% 이하로 확대, 65세 대상 국가 건강검진 인지 기능 검사, 국가 치매 연구 개발 10개년 계획 수립 등을 마련하였다. 하지만 이것만으로 치매로 인한 경제적, 정신적 고통이 모두 해결되는 것은 아니다. 따라서 **더욱 적극적인 치매 예방이 필요하다.**

특히 치매는 일단 발병하면 **현재의 의료 기술로는 완벽하게 치료할 수 있는 방법이 거의 없기 때문에, 발병하게 되더라도 그 시기를 최대한 지연시키고, 치매의 진전을 늦출 필요가 있다.** 실세로 꾸준히 예방적인 조치를 취하고, 조기에 치매를 발견해 적절한 조치를 취하면 치매 발병의 나이를 늦추고 진행을 더디게 한다. 그렇다면 이제부터 치매에 대한 **전반적인 이해와 예방, 조기 발견 및 치료에 이르기까지 치매의 모든 것을 하나하나 차근차근 알아보고자 한다.**

02 뭐!! 치매라고!!

내가 치매라고??

일반적으로 병에 걸리면 몸이 아프고 불편하다는 것은 어렸 때부터 자연스럽게 체득하여 알게 되는 사실이다. 질병과 고통은 언제나 바늘과 실과 같은 관계라 할 수 있다. 하지만 치매는 그렇지 않기에 문제이다. 오랜 시간 **시서히 진행하기 때문에 병이 어느 정도 진행된 후, 의사를 찾아가기 때문**에 치매 치료에 어려움이 더 있다.

게다가 치매 환자들은 기억력 감퇴 같은 증상이 나타나도 '나이가 들었구나', '말이 잘못 나왔다', '지금은 머리가 멍해, 이따가 생각나겠지' 등등의 여러 변명 아닌 변명을 한다. 설마 자신이 치매일 리가 없다며 스스로를 다독이기 때문이다.

아프고 싶은 사람은 아무도 없지만 누구라도 어디가 아파서 질병 진단을 받으면 절망과 함께 **어떻게 하면 완치가 될 것인가에 관심을 쏟고** 집중적으로 치료를 받고자 한다. **하지만 치매의 경우는 다르다. 치매 진단을 받은 환자들의 대다수는 절망만 할 뿐 어떻게 치료를 해야 할지 생각하지 않는다.**

무리는 아니다. 왜냐하면 현재까지 치매를 완치할 수 있는 특효약이나 기타 다른 방법이 없으니, 치료할 것이 없다고 생각하며 적절한 의학적 치료를 찾지도 않고 그저 하루하루 상황이 악화되어가는 자신을 보면서 절망에 빠지

기만 한다.

자신이 그동안 일하고 어울렸던 사람들과의 생활을 이어나갈 수 없을 뿐만 아니라 가족들과의 관계, 그리고 무엇보다 자기 혼자서 그동안 할 수 있었던 모든 것들을 지속할 수가 없다는 것을 알기에 더더욱 **절망에 빠지고 이윽고 우울증에 빠지게 된다.** 그러다가 **병의 진전을 막는 치료조차도 제때에 받지 않다가 증상이 심해진 다음에 병원을 찾게 되고 요양 시설에 들어가서** 이윽고 **죽음이 오는 날을 기다리며 하루하루를 살아가게 된다.**

요양 보호사들은 환자를 인지 기능 개선 병원에 의뢰하지 않는데 이는 실제적으로 효과가 있는 치료가 없다고 교육받았기 때문이다. 따라서 환자들에게 확고한 진단 없이 단순한 약(Aricept)만 주기도 한다.

전문의들은 힘들고 장시간에 걸친 힘든 신경정신학적 검사와 비싼 영상 검사 그리고 반복된 척수 검사에도 특별히 치료적으로 더 제공할 게 없다는 생각으로 환자를 방치한다.

치매를 다들 절망의 병으로 치부하는데, 그렇게 하기에는 의학 기술이 비약적으로 발전하고 있기에 **극단적으로 절망의 병으로 여기면 안 된다**. 치매에 관련된 사람이라면 '지피지기면 백전백승이다'라는 문구를 늘 가슴에 새기고 있어야 한다.

'그래 봤자 완치 안 될 텐데….'라는 많은 사람들의 인식에 과감히 'NO'라고 이야기하고 싶다. 확실히 현재까지 치매를 완치시킬 수 있는 특별한 약물은 없다. 그러나 치매 치료 전문의의 **정확한 원인 분류와 그에 따른 최선의 치료 계획과 함께 환자가 치매를 어떻게 받아들이고 대처하는가에 따라** 필자는 치매를 이겨낼 수 있다고 생각한다.

그렇게 하려면 환자 본인이 치매를 받아들이는 것에서부터 출발해야 한다. 치매처럼 오랜 시간 진행되고 완치가 불가능한 병을 관리하려면 꾸준함이 가장 중요하다. 꾸준하게 처방된 약을 먹고, 꾸준하게 좋은 음식이나 식품을 먹고, 꾸준하게 운동을 해야 한다. 대다수의 환자들은 약을 처방 받아도 조금만 상태가 좋아지면 약을 끊고는 한다.

이러한 이유는 크게 두 가지가 있다. 하나는 아직도 **본인 스스로 치매라고 인정하고 싶지 않기 때문**이고 또 하나는 많은 치매 환자들 사이에서 **'치매 약을 먹으면 바보가 된다'는 오해가 있기 때문**이다. 이러한 이유는 아마 현재 상용되고 있는 치매 약물의 종류와 그 효능으로 인해 생긴 오해가 아닌가 싶다.

약을 복용하다가 중단하고, 그러다가 증세가 다시 심해져서 약을 복용하지만 **이미 치매가 진행되어 있는 상태이기에 큰 차도가 없어 비관적으로 생각**하게 된다. 비관적이고 우울한 생각은 치매 환자에 있어서 마치 불이 난 집에 부채질하면서 기름을 붓는 것과 같은 이치인지라 치매로 인한 **뇌 손상과 비관적이고 우울한 마음, 그리고 극심한 스트레스가 뇌세포의 파괴를 더욱 빨리 진행시켜 치매의 진행이 가속화**된다. 이렇게 환자 본인의 마음가짐이 치료의 첫걸음이사 치료의 대부분을 차지한다.

현재 치매 치료를 위해 사용되고 있는 약물은 크게 두 가지가 있다. 치매 진행 속도를 늦추는 약과 문제 행동과 이상 심리를 조절하는 약이다. 사람에 따라 진행 속도가 달라서 약을 먹었을 때 조절 가능한 정도는 다르지만, 영국에서의 연구 결과에 의하면 '치매약을 꾸준히 복용한 경우 90% 이상 5년이 지나도 무리 없이 일상생활을 지속하고 있었다'고 한다. 이는 적극적이고 꾸준한 치료의 중요성을 반영한다.

미국의 치매 환자인 어떤 여성의 예를 들어보자. 그녀는 몇 년 전 알츠하이머성 치매로 인해 정신을 놓게 되어 요양원에 있는 자신의 어머니가 보였던 증상, 예를 들어 고속도로에서 길을 잃거나 일에 필요한 데이터를 분석하거나 전화번호와 같은 숫자도 잊어버리고 또한 집에서 늘 사용했던 전기 스위치의 위치나 반려동물의 이름도 기억을 못하는 등의 인지 능력에 장애가 생겼다는 것을 알았다.

처음에는 자기 자신이 어머니와 같은 알츠하이머성 치매일 리가 없다면서 나타나는 증상을 무시하였지만 점점 상황이 악화되어 결국 의사를 찾았고 **결국 의사를 찾았고 알츠하이머성 치매라는 진단을 받고, 누구보다도 자신의 어머니를 통해 치료 방법이 없다는 사실을 알고 있었기 때문에 큰 절망에 빠졌다.**

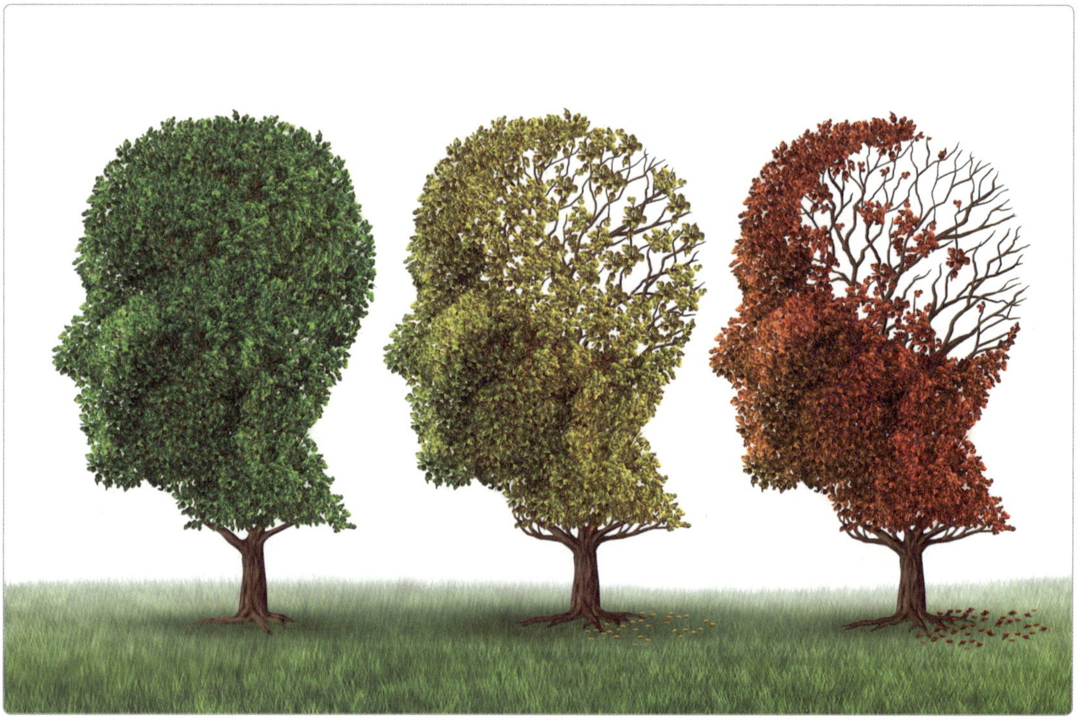

자살까지 결심한 그녀였지만 데일 브레드슨 박사 팀에서 고안한 ReCODE[1]라는 치료 프로그램과 약물 요법을 꾸준히 진행한 결과 악화되었던 인지 능력의 장애가 사라지며 다시 정상적인 생활을 하게 되었다. 그녀는 자신과 같은 치매 환자들을 위해 다음과 같은 조언을 하였다.

✓ 치매 환자를 위한 조언

- 두려움이나 수치심을 버리고 '치매는 병'이라는 사실을 인정하라.
- 최대한 조기 진단을 받고 치료에 의욕적으로 나서라.
- 치매 환자 모임과 민, 관 지원책을 적극 활용하라.
- 긍정적인 사고를 갖고 일기 쓰기, 퍼즐, 독서로 뇌 운동을 많이 하라.
- 하루 30분 이상 규칙적으로 운동하고, 밖에서 사람들을 많이 만나라.

1 ReCODE에 관해서는 뒤에서 다시 언급할 것이다.

이러한 미국의 사례를 보면 알 수 있듯이 환자 자신이 치매라는 병을 적극적으로 받아들이고 의욕적으로 꾸준히 치료를 한다면 치매로 인하여 고통받는 일은 줄어들 것이라 보기에 앞서 **강력하게 'NO'라고 말했던 것이다.**

우리 가족이 치매라고??

A씨는 언제부터 자주 우울해 하거나 가족들에게 갑자기 화를 내거나 무엇인가 자주 잊어버리고 욕을 하는 등 이상 행동을 보이기 시작했다. A씨 가족들은 처음에는 당황하면서도 '갱년기인가? 왜 저렇지?' 또는 '안 좋은 일이라도 있었나?' '정신 좀 차리고 다녀'라며 대수롭지 않게 여기고 그냥 넘어가게 된다.

그러다가 이러한 증상이 심해져서 이상하게 여긴 가족들은 A씨를 병원에 데리고 가서 검사를 받아본다. 그런데 검사결과 치매라고 한다. 치매라니… 맙소사…. A씨와 가족들은 눈앞이 깜깜해지면서 어찌해야 할지 모르게 된다. A씨와 가족들은 앞으로 어떻게 하나 하며 걱정을 하기 시작한다. 특히 가족들은 A씨를 앞으로 직접 집에서 모셔야 하나? 아니면 전문 요양 기관에 모셔야 하나? 하는 등 현실적인 고민에 빠지기 시작한다. '진작에 병원에 가서 검사를 받아보게 할걸…' 하는 후회와 함께….

필자를 포함한 많은 전문가들은 치매 환자의 가족들에게 어디서 치매 환자를 모셔야 하는지보다 중요한 점은 **먼저 치매를 알아야 하는 것**이라고 말한다. 왜냐하면 장소에 상관없이 무턱대고 치매 환자를 돌보게 되면 치매 환자와 돌보는 사람 모두 안 좋은 상황으로 흘러가기 때문이다.

일반적으로 치매에 걸리는 환자들은 개인마다 다소 차이는 있지만 아래와 같이 대표적인 문제 행동 및 증상을 보인다.[2]

2 2005~2010년, 전국 31개 병원에 내원한 1,786명의 치매 환자 가족 대상 설문 조사 결과

- **우울**(50.6%): '자살하고 싶다고 말함'
  '쉽게 눈물을 흘리고, 자신에게 미래는 없다고 말함'
- **지나친 화**(42%): '별 것 아닌 일에 쉽게 흥분함'
  '갑자기 화를 냄'
- **불안**(41.3%): '예민한 신경으로 호흡 곤란 증세 호소'
  '보호자와 한시도 떨어지지 않으려 함'
- **공격성**(35.5%): '소리를 지르고 욕을 하거나 폭력을 행사함'
  '집 안 물건을 부숨'
- **수면 장애**(28.9%): '밤에 일어나서 아침인 것처럼 집을 나감'
  '밤에 가족들을 깨움'
- **망상**(23.2%): '배우자가 바람을 피운다고 믿음'
  '누군가가 자신을 해치려 한다고 생각함'

A씨와 그의 가족들은 A씨를 집에서 모시기로 정하고 돌보지만 치매라는 것을 알면서도, 늘어난 짜증과 공격성에 답답함을 참지 못하고 '그러지 마!', '도대체 왜 그래!' 하는 등 화를 내거나 소리를 치매라는 것을 알면서도, 늘어난 짜증과 공격성에 답답함을 참지 못하고 건강했던 A씨였지만 이제는 더이상 가족들이 알고 있던 A씨가 아니라는 것을 알면서도 아직 치매 환자라는 사실을 이해할 수 없고 용납할 수 없다는 듯이 이러한 행동을 반복하게 된다.

치매 환자는 자신의 기분이나 감정을 표현하는 데 서투를 수밖에 없다. 치매라는 것을 알면서도, 늘어난 짜증과 공격성에 답답함을 참지 못하고 **가족 간의 의사소통 문제에서 비롯된 경우가 더 많다.** 그래서 가족이 환자를 돌볼 때 가장 먼저 생각해야 하는 점이 바로 **환자와 소통하는 법**이다.

환자가 어떻게든 빨리 좋아지길 바라는 가족들의 마음은 십분 이해하지만 조바심으로 인하여 **환자에게 화를 내거나 소리를 치게 되면 환자와의 소통을 악화시킬 수 있다는 사실을 반드시 알아야 한다.** 조바심 대신 인내를 갖고 환자와 대화하려는 노력이 필요하다. 환자와 소통하는 과정은 고통스러울 수 있고, 대화가 이뤄지기까지 걸리는 시간이 예상보다 훨씬 길어질 수도 있다. 그렇기 때문에 가족들은 예민함은 덜고 무덤덤하게 감정적인 면은 다스리면서, 종교적인 표현을 빌려 표현하자면 '부처님' '예수님' '하느님'의 마음으로 환자를 보는 마음을 키울 필요가 있다. 게다가 **치매 환자의 감정은 일반인보다 더 예민하고, 한 번 나빠진 감정은 극단적인 상태로 훨씬 오래간다. 나빠진 감정은 자신에게 집중하고 말을 들어주며 대화를 시도하려는 가족을 목격하면서 서서히 진정된다.** 왜냐하면 치매 환자는 **단지 인지 능력과 감정 조절이 안 되는 것일 뿐, 보고 듣는 기능은 여전히 아니 오히려 더 예민해져 있기 때문이다**[3].

치매의 증상이 다양한 만큼 가족들이 치매 환자를 돌볼 때의 대처 요령[4]도 다양하다. 예를 들어 환자가 설령 헛소리를 하거나 이상한 행동을 하더라도 마치 어린아이나 반려동물을 대하는 듯이 관심을 갖고 주목해야 한다. 환자의 입장에 서서 '왜 이런 말을 하고 왜 이렇게 행동을 하지?'란 역지사지의 생각을 갖고 환자를 대하면, 환자 자신은 비록 인지 능력이 떨어졌지만 **'내가 사랑받고, 존중받고 있구나'라고 느끼게 할 수 있어 환자와의 소통이 더 원활해질 수 있다.**

이렇게 치매 환자에게 나타나는 증상을 이해하다 보면 자연스럽게 우리는 치매 환자를 어디에서 돌봐야 할지 저절로 알 수 있게 된다. **바로 '사람과 소리가 있는 곳'에서 환자를 돌봐야 한다.**

현재 많은 사람들이 잘못 생각하고 있는 점이 치매 환자들은 돌발적인 행동으로 인하여 마치 어디로 튈지 알 수 없는 럭비공 같은 존재이기에, 치매 환자들을 방 안이나 요양원에 따로 격리시키는 방식을 취한다는 것이다.

이런 점은 환자를 위한 길이 아니라 환자를 죽음의 길로 빨리 인도하는 방식이라 감히 말하고 싶다. 격리는 전염성이 높은 감염성 질환에 행하는 의료 조치인데 치매 환자를 격리를 시키다니! 얼마나 바보 같은 짓인가!

치매 환자는 여러 사람을 만나고 함께 어울리면서 인지 저하를 늦춰야 하고 많은 사물들과 소리를 들으면서 뇌 신경에 계속해서 자극을 줘야 한다.

---

3 치매 특성상 감정을 제어하는 기능의 저하는 오감의 능력을 향상시키기 때문이다.

4 소통을 위한 가족의 과제: 부록 43편

그렇기에 환자를 돌보기 위한 최적의 공간은 환자에게 익숙한 사람이 많이 있는, 즉 환자들이 가족들과 살던 자택이지만, **많은 사람을 접하고 이야기할 수 있는 전제 조건이 뒤따라야 한다.** 만약 환자를 부양해야 하는 가족들의 부담이 크거나 환자와 많은 대화가 여의치 않을 경우에는 각 지방 자치 단체에서 운영하는 **'치매지원센터'를 활용**하거나 **요양 시설을 적극 이용**하는 방법이 있다.

치매지원센터에서는 치매 환자를 돌보는 프로그램뿐 아니라 환자 가족들을 위한 치유 프로그램까지 운영하고 있다. 대부분의 센터에서는 치매의 진행을 늦추기 위해 뇌를 자극할 수 있는 다양한 프로그램(종이 접기, 그림 그리기, 사물놀이 등)을 운영하고 있기에 효과적이다.

만약 치매지원센터를 활용할 수 없고 보호자가 제대로 모실 수 없다고 판단되면, 환자가 약을 제때 먹으면서 주변 사람들과의 교류를 할 수 있고, 위생적으로 깔끔하며, 치매에 대해서 잘 알고 있는 간병인 그리고 좋은 설비가 되어 있는 요양 시설을 이용하는 것이 좋다. 어떤 요양 시설이 좋은지는 많은 곳을 돌아다니면서 전문가들이 언급한 다음의 항목을 체크해보자.

✓ 전문가들이 말하는 좋은 요양 시설 선택법

- 입소 환자의 보호자들로부터 이야기를 듣는다.
- 요양 시설의 실제 운영자가 치매 전문가인지 알아본다.
  혹은 치매 전문가가 있는 요양원인지 알아본다.
- 환자들이 돌아다니며 생기 있게 대화를 나누는지 본다.
- 아무리 깨끗해도 환자들이 누워 있기만 하는 곳은 피하는 것이 좋다.
- 거동이 불편한 구조가 아닌지, 응급 호출 벨이 있는지,
  안전 손잡이가 있는지 확인한다.

여기서 끝이 아니라 치매 환자를 요양 시설에 위탁한 후 환자를 위한 가족의 역할이 무척 중요하다. 환자가 요양 시설에 입소한 뒤에 치매 증상이 더 악화되는 경우를 필자는 많이 보았다. 아무리 위에서 언급한 좋은 요양 시설을

이용하고 많은 사람들과 교류가 있다 하더라도 환자에게 **가장 필요한 것은 바로 '가족'의 관심**이기 때문이다. 치매 환자를 위한 가족의 역할이 가장 중요하다. 가족들이 반드시 실행해야 하는 사항들을 살펴보자.

✓ 요양 시설을 이용하는 환자를 위한 가족의 역할

- 환자로 하여금 가족들로부터 버림받았다는 느낌을 받지 않게 하라.
- 환자를 자주 찾아와서 엉덩이와 치아 상태 및 위생을 점검하라.
- 환자와 스킨십을 많이 하고 찾아올 때마다 산책을 하라.
- 환자가 애용하던 물건이나 추억 이야기 하나씩을 가지고 가라.

치매를 개선하고 완화시키려면 치매 환자 본인의 노력뿐만 아니라 이렇듯 치매 환자 옆에 있는 가족의 역할이 중요하다. 어쩌면 **치매를 이겨내기 위해서는 치매 환자보다 치매 환자를 옆에서 돌보는 가족의 노력과 희생이 더 많이 필요할지 모른다.** 하지만 이런 어려움도 하나의 단어로 이겨낼 수 있다.

'가족애.'

여기 '가족애'로 인하여 치매 진단을 받은 후에도 행복한 삶을 사는 부부가 있다. 한국의 어떤 부부 이야기이다. 금실이 언제나 좋았던 부부였는데 갑자기 아내가 알츠하이머성 치매 초기라는 진단을 받아 절망에 빠지지만, 사랑하는 아내를 위해 남편은 치매에 대해서 많이 공부하고 아내를 위해 매일같이 약을 챙겨주고, 같이 운동하고 치매지원센터도 함께 가는 등 많은 시간을 할애하고 노력하였다.

그 결과 시간은 흘렀지만 아내의 상태는 거의 나빠지지 않았고 병원에서도 치매의 진행 속도가 의사가 예상했던 것보다 훨씬 느리고 치매에 대응하는 방법도 매우 완벽하여 놀라울 정도로 차도를 보이고 있다.

이 밖에 호주의 어느 부부도 아내가 비록 일반인의 70% 수준까지 뇌가 위축되어 중등도에 해당하는 알츠하이머성 치매 진단을 받아서 지금도 투병 중이지만 **진단받은 후에 남편 그리고 딸들의 헌신과 보살핌으로 아내에게 제2의**

인생을 선물하게 되었다. 남편은 자신이 겪은 일을 바탕으로 치매 환자 가족들에게 이렇게 조언하고 있다.

- 가족의 치매 증상을 정확히 이해해 두려움을 떨쳐내라.
- 치매 환자와 대화할 때는 오감을 써라.
- 환자와 자주 대화하고, 폭언-폭력 같은 환자의 행동에 상처받지 말라.
- 환자가 집안일을 돕게 하되, 현재 능력에 맞는 일을 맡겨라.
- 환자 가족의 모임을 만들어 심리적 안정을 얻어라.

03 종류도 다양하다! 치매!

우리나라 전통음식이라고 하면 10명 중에 9.9명은 '김치'라고 할 것이다. 김치는 남녀노소 가리지 않고 모두 좋아하는 전통음식이며, 우리 식생활에 가장 가까이 있는 음식이라 생각된다. 이러한 김치는 종류도 다양하고 만드는 법도 다양해서 먹는 것은 쉽지만 만드는 것은 무척 어렵다. 왜 갑자기 치매를 이야기하다가 뚱딴지마냥 김치타령?? 하는 독자들도 있을 것이다. **치매가 김치처럼 종류도 다양하고 생성되는 원인 또한 다양하기에 김치를 빗대어 보았다.**

치매는 다양한 원인에 의하여 일어나며 현재까지 알려진 원인 질환만 해도 **약 70여 가지**에 달한다. 치매가 일어나는 뇌 부위에 따라서 피질성 치매와 피질하성 치매로 구별하거나, 뇌신경의 병리 소견에 따라 퇴행성 변성질환에 의한 치매와 비퇴행성 변성질환에 의한 치매로 구별하고, 가역성 여부에 따라 가역성 치매와 비가역성 치매로 분류하기도 한다.

피질성 치매는 대뇌피질의 손상에 의해 발생하는 치매를 말하며 피질하성 치매는 대뇌피질 이하의 부분, 즉 백질이나 뇌간에 손상이 있어 일어나는 치매를 말한다. **피질성 치매**는 **기억 장애, 실어증, 실인증, 실행증** 등이 잘 나타나는 반면 **피질하성 치매**는 이 같은 특징이 뚜렷하지 않고 **정신 수행 능력의 둔화, 기분의 변화, 운동기능 장애** 등이 잘 나타나는 양상을 보인다.

퇴행성 치매는 대뇌 신경의 점차적인 퇴행성 변화에 의해 일어나는 치매를 말하며 알츠하이머병, 전측두엽 치매, 파킨슨병, 헌팅톤병 등이 속한다. 비퇴행성 치매는 퇴행성 치매를 제외한 원인 질환에 의한 치매를 말하며 혈관성 치매, 뇌종양, 정상압 뇌수종, 뇌감염, 두부 외상, 대사장애에 의한 치매 등이 이에 속한다.

한편 치매를 임상적으로 원인 질환에 따라서 적절한 치료에 의해 치료가 가능한 경우가 있는데 이를 가역성 치매로, 치료가 잘 되지 않고 점차 악화되는 대부분의 치매를 비가역성 치매로 분류하기도 한다.

인지 기능 환원 가능한 치매 (가역성)	인지 기능 환원이 어려운 치매 (비가역성)
1) Vitamin B_{12} or folate deficiency 2) Brain tumor 3) Subdural hematoma 4) Nomal pressure hydrocephalus • Hypothyroidism • Renal failure • Hepatic failure • Hyperparathyroidism • Poorly controlled DM 5) Vascular dementia (VD) 6) Severe anemia 7) Depression 8) Others	1) Alzheimer's disease (AD) 2) Vascular dementia (VD) 3) Dementia with Lewy bodies (DLB) 4) Parkinson's disease dementia (PDD) 5) Others: CJD, alcohol induced, head truma

이렇게 치매를 발병 부위, 대뇌 신경의 퇴행성의 여부 그리고 치료 가능의 가역성의 여부에 따라 다양하게 분류할 수 있다. 가장 흔히 접할 수 있는 치매인 알츠하이머성 치매와 혈관성 치매를 중심으로 분류하면 다음과 같다.

▶ 뇌신경의 퇴행성 변화에 의해 일어나는 치매

1) 알츠하이머병 Alzheimer's disease (AD)

2) 전측두엽 치매와 픽병 Fronto-temporal dementia, Pick's disease

3) 루이소체병 Dementia with Lewy bodies (DLB)

4) 파킨슨병과 헌팅톤병 Parkinson's disease dementia (PDD), Huntington's disease (HD)

▶ 혈관성 치매 Vascular dementia (VD)

▶ 감염 질환에 의한 치매

1) 신경매독 Neurosyphilis

2) AIDS에 의한 치매 Dementia with AIDS

3) 크로이츠펠트-제콥병 Creutzfeldt-Jakob disease (CJD)

▶ 독성 물질에 의한 치매

1) 알코올성 치매 Dementia with alcohol

2) 중금속과 화학 물질에 의한 치매 Toxic disorders

▶ 기타 원인에 의한 치매

1-1) 뇌 손상 후유증 (수술 요법 가능)

❶ 정상압 수두증 Nomal pressure hydrocephalus (NPH)

❷ 경막하 혈종 Subdural hematoma

❸ 양성뇌종양 Benign Brain Tumor

1-2) 뇌 손상 후유증 (수술 요법 불가능) 두부 외상 Head truma

2) 비타민 B 결핍 Vitamin B deficiency

3) 내과적 질환에 의한 치매

❶ 당뇨 Diabetes Mellitus[5]

❷ 만성 간질환성 간혼수성 치매 Dimentia with Hepatic Encephalopathy

4) 갑상선 기능 저하증 Hypothyroidism

---

5 제3형 당뇨라고 일컫는다.

뇌신경의 퇴행성 변화에 의해 일어나는 치매

1) 알츠하이머성 치매[6]

Alzheimer's disease (AD)

알츠하이머성 치매는 서서히 시작하여 진행하는 뇌신경의 퇴행성 변화에 의해 일어나는 질병으로서, 노인성 치매에서 가장 흔한 질환이며 전체 치매 중 약 50~60%를 차지한다. 약 100년 전 알로이스 알츠하이머(Alois Alzheimer)가 51세의 여자 환자를 통해 처음 기술하였다. 알츠하이머성 치매의 발병은 서서히 시작되며 지속적으로 악화되는 양상을 보인다. 보통 기억 능력의 손상이

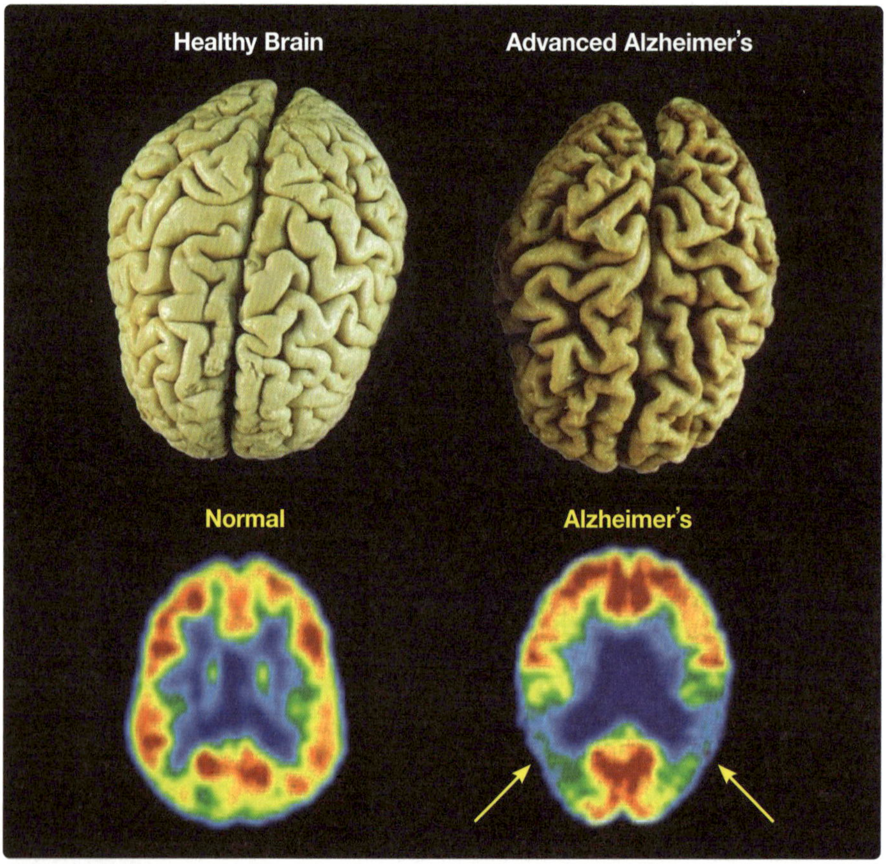

6 알츠하이머성 치매에 관한 내용은 뒤에서 다시 설명할것이다.

초기에 나타나고 진행되면서 실어증, 실행증, 실인증 등의 장애가 일어난다.

돈 계산을 하거나 요리를 하는 등의 수행 능력의 장애도 비교적 초기에 일어나며 때로 초조, 불안 등의 정서적인 변화와 성격의 변화도 나타난다. 병이 진행되면서 망상이나 환각 등의 정신병적인 증상이 나타나며 대소변을 못 가리거나 걸음걸이가 부자연스러워지는 등의 운동기능의 장애도 일어난다. 근경련 발작과 산질발작 증상 또한 치매 말기에 일어날 수 있다. 65세 이상에서 발병이 잘 되며 65세를 기준으로 이전에 발생하는 조기 발병 치매와 65세 이후에 발생하는 후기 발병 치매로 구별하기도 한다.

알츠하이머성 치매는 남성보다 여성의 비율이 더 높으며(2/3를 여성이 차지), 뇌 신경에 아밀로이드 베타 플라크(Amyloid-beta plaque)와 신경섬유 엉킴(neurofibrillary tangles)이라는 병변이 일어나는 것으로 알려져 있다. 이러한 병변이 주로 hippocampus(해마), amygdala(편도체) 그리고 medial temporal lobe(중앙 측두엽)에 생기는 것으로 알려져 있다.

2) 전측두엽 치매와 픽병

Fronto-temporal dementia, Pick's disease

전측두엽 치매는 전두엽과 측두엽에 주로 퇴행성 변화가 일어나 발생하는 치매를 말하며 여러 가지 다양한 병리적 원인을 가지고 있는 질환에 의하여 일어난다. 픽병이 전측두엽의 퇴행성 변화로 인해서 생기는 대표적인 질환인데, 병리학적으로 tau 단백질이 모여서 silver staining되어 나타나는 **피크체(Pick body)**로 인한 것으로 알려져 '픽병'이라 한다.

전측두엽 치매는 알츠하이머성 치매에 비해 비교적 젊은 나이에 발병하며 **초기에 기억력 장애보다는 인격 변화나 행동 장애가 두드러지는 특징**을 보인다. 이와 같은 임상적 특징 때문에 다른 기능적 정신병으로 오인되기도 한다. 그 이유로는 전측두엽 치매는 기억력을 관장하는 뇌 안쪽의 해마는 정상이고, 판단 및 감정의 조절을 담당하는 전두엽이나 언어를 담당하는 측두엽이 먼저 망가지기에 치매 선별 검사에서 정상으로 나오는 경우가 많다.

주요 증상으로는 충동적인 행동, 즉 부적절한 성적 행동, 과식 등이 나타나며 perseveration, stereotypy, aprosexia 등의 행동 장애와 성격의 변화, 무관심한 정서, 우울과 분노 발작 등의 정서적인 문제가 잘 일어난다.

또한 전측두엽 치매는 알츠하이머병과 달리 **아세틸콜린의 기능 감소가 두드러지지 않으며 따라서 알츠하이머성 치매에 사용하고 있는 콜린에스테라제 억제제(cholineesterase inhibitor)의 효과가 잘 나타나지 않는 것으로 알려져 있다.**

3) 루이소체병

Dementia with Lewy bodies (DLB)

호산성 세포질 봉입체인 루이소체(lewy bodies), 즉 단백질이 비정상적으로 엉키게 되는 루이소체가 대뇌세포와 뇌간의 흑질 부위에서 미만성으로 발견되는 뇌의 퇴행성 병변에 의해 일어나는 질환이다. 만약 이런 루이소체가 대뇌 전체에 걸쳐서 광범위하게 발견될 때는 알츠하이머병의 증상과 매우 유사한 치매 증상을 보이게 된다.

이런 형태의 치매는 'PARK 11'이라는 유전자 변이가 연관이 있는 것으로 보인다. 임상적으로 증상과 병인이 파킨슨병에서 잘 나타나는 경직과 같은 운동장애가 나타나고 섬망(delirium)이나 환시(visual hallucination)와 같은 정신병 증상이 잘 일어난다.

또한 소량의 약물에 민감하게 반응을 하여 낙상, 실신하는 일이 잦기도 하며, 굳어지는 표정(rigid posture), 동작 완서증(bradykinesia), 안정시 손떨림

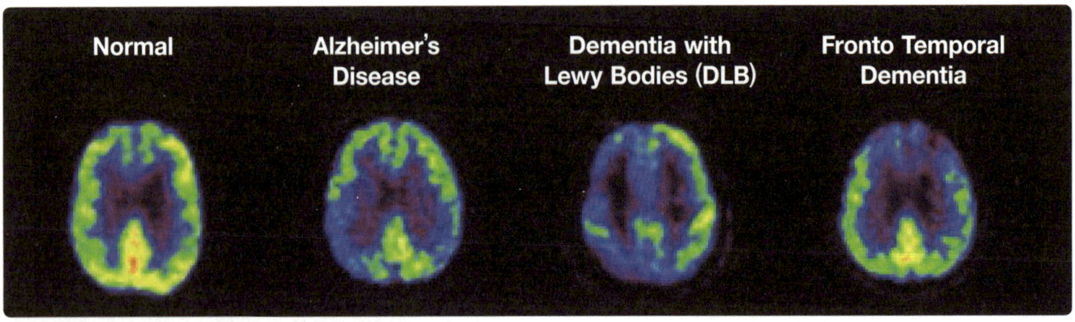

(휴식 진정; resting tremor), 종종걸음(festination gait) 등을 보이는 파킨슨 증상이 인지 기능 저하 후에 보이는 경우가 많다.

최근 주목받는 다른 증상으로는 REM 수면 행동 장애(Rapid eye movement sleep behavior disorder)를 치매 발생 이전에 보이는 경우가 많다. REM 수면 장애는 꿈을 꾸는 내용을 실제로 밖으로 드러내는 경우이다.

예를 들어서 꿈에서 주먹질을 하거나 뛰어나가기도 하는 행동을 실제로도 행하는 것이다. 진단은 PET-CT 또는 SPECT 검사상 basal ganglia(기저핵) 부위, occipital lobe(후두엽)의 활동 저하(re-uptake 감소) 소견을 보이며, EEG(뇌파검사) 상 temporal lobe(측두엽) 부위에 뇌파 이상 소견(sharp wave)을 보이기도 한다. 병리 검사상 보았을 때, 뇌 전반에 불순물[7]이 침착된다.

루이소체성 치매로 고통받는 사람일 경우 인지 기능 변화, 주의력과 각성도의 변화, 환각, 실신, 일시적인 의식 상실, 신경이완제(neuroleptic medication)에 과민증(hypersensitivity)을 보이게 된다. 루이소체병은 **루이소체가 항-정신병 약에 대해 추체외로의 부작용이 잘 나타나, 치료에 있어 고전적인 항-정신병 약의 사용을 어렵게 한다.**

또한 루이소체형 치매는 알츠하이머 치매보다 질병의 진행이 극적이고 빠르며, 특히 파킨슨 증상, 정신병적 증상으로 많은 환자와 보호자의 삶의 질이 저하된다. 하지만 적절한 치료를 한다면 극적인 효과를 보이고 치매의 경과를 늦출 수 있다.

4) 파킨슨병과 헌팅톤병

Parkinson's disease dementia (PDD), Huntington's disease (HD)

원발성 파킨슨증(Primary parkinsonism) 또는 원인불명 파킨슨병(Idiopathic parkinson's disease)이라고도 하며 만성적이며 진행성인 신경학적 장애가 되며 중추신경계(central nervous system)에 영향을 미치게 된다[8]. 파킨슨병은 동작

7 senile plaque인 amyloid 성분이나 tau protein 성분인 neurofibrillary tangle 등

8 PDD의 1/3

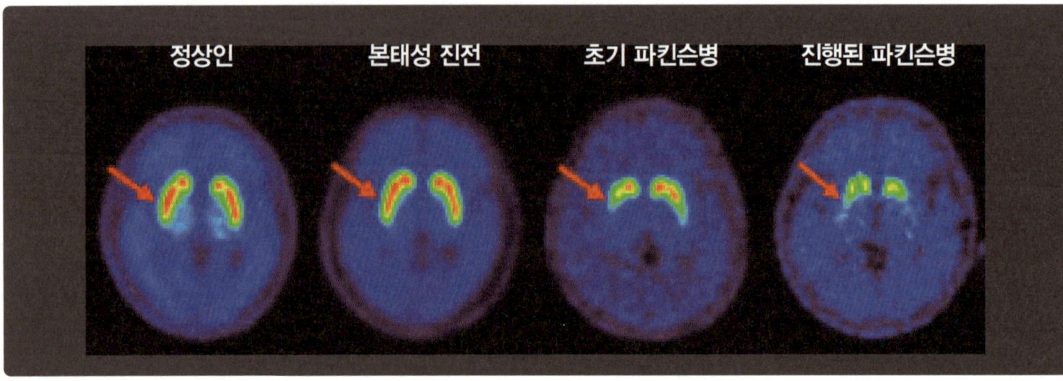

완서증(bradykinesia), 근 강직(muscle rigidity), 진전(tremor), 보행 장애(akinesia) 등의 운동장애를 특징으로 하며, 서서히 진행되는 퇴행성 질환으로서 중년기와 노년기에 주로 발생한다.

이러한 모든 증상은 도파민(dopamine)을 생산하는 뇌세포의 퇴행을 야기하는데, 청반(locus coeruleus)과 흑질(substantia nigra) 부위에서 주로 오게 된다. **파킨슨병 환자의 약 30%에서 치매를 동반하며 발병 후기에 잘 나타난다.** 파킨슨병은 치매뿐만 아니라 정신병 증상과 우울증을 잘 동반하므로 이에 대한 진단과 치료가 중요하게 여겨지고 있다.

헌팅톤병은 1872년 미국 의사 George Huntington의 이름을 따서 명명하게 되고 처음으로 기술을 하게 된다. 유전성 신경학적장애(4번 염색체의 상염색체 우성)로 유전되는 질환으로서 20~30대에 시작하는 '무도증(chorea)' 등의 행동 증상이 특징적이다.

헌팅톤병의 주요 병변 부위는 caudate nucleus(꼬리핵)이며 약 20~30%에서 치매를 동반한다. 그 외에도 감정적인 폐해(emotional disturbance), 전반적인 인지 기능 저하(overall cognitive abilities)를 보이게 된다. 3염기반복장애(trinucleotide repeat disorder)라고도 하며 정상 유전자의 배열 이상으로 반복적인 배열이 있게 되면서 오게 된다.

파킨슨병과 헌팅톤병은 피질하성 치매의 특징을 보여 **운동 증상이 잘 동반되고 실인증 혹은 실어증과 같은 피질성 치매의 특징적인 증상은 잘 나타나지 않는다.**

혈관성 치매[9] Vascular dementia (VD)

혈관성 치매는 알츠하이머성 치매 다음으로 많은, 치매의 원인 질환이며 **전체 치매의 약 20%를 차지**한다. 다양한 원인의 뇌혈관 질환에 의해 발생하며 병리학적으로는 뇌경색에서부터 미만성 및 소혈관의 병변까지 다양하다. 또한 병리 소견에 따라 **다발성 경색 치매, Binswanger disease**[10]**, 열공성 뇌경색** 등으로 분류한다.

혈관성 치매의 위험 인자는 뇌졸중, 고지혈증, 고혈압, 당뇨병, 미세출혈 등이다. 따라서 이를 잘 조절하는 것이 예방과 치료적 관점에서 중요하다. 발병은 노인 시기 어느 때나 가능하나 75세 이상에서는 적은 편이다.

DSM-IV(미국정신의학협회; Diagnostic and Statistical Manual of Mental Disorder, Fourth Edition)에서 제시한 혈관성 치매의 진단 기준에는 ❶ 기억력 장애와 함께 ❷ 실어증, 실행증, 실인증, 수행 기능 장애 중 하나 이상의 인지 기능 이상이 동반되어 사회적으로나 직업적으로 심각한 인지 기능 장애를 보이는 경우 등 일반적인 치매 기준에 더하여 ❸ 편마비와 같은 국소적 신경 증상이 동반되고 ❹ 이학적 검사상 뇌졸중이 치매의 주요 원인으로 판단되는 경우 등이 있다. 그러나 앞서 언급했듯이 알츠하이머성 치매와 구분이 되지 않는 발병과 경과를 보일 수도 있다.

임상적으로 혈관성 치매는 알츠하이머성 치매에 비해 **갑작스러운 발병, 계단식 악화, 반사항진과 경직과 같은 운동장애 등의 증상이 특징**이다. 또한 **우울 증상이 더욱 잘 나타난다고 하며**, 혈관성 병소의 위치와 정도에 따라 **인지 기능 장애가 다양하게 나타난다.**

이 두 질환을 구별하는 것은 치료적 측면에서 매우 중요한데, 'Hachiski' 박사는 이 두 질환을 구별하기 위해 혈관성 치매일 가능성이 높은 소견들을 점수화하여 점수가 높을 때 혈관성 치매로 간주하였다.

'Hachinski' 박사가 제시한 혈관성 치매일 가능성이 높은 소견은

---

9 혈관성 치매는 뒤에서 다시 설명.

10 뇌세포 내부혈관성 노망. 뇌세포가 죽으면서 발작이나 이상 증세 보임, 치유법이 없음.

- 갑자기 증상이 발생하여 (2점)
- 단계적으로 악화되고 (1점)
- 신체 불편을 호소하며 (1점)
- 감정을 제대로 억제하지 못하며 (1점)
- 고혈압의 병력을 가지고 있고 (2점)
- 뇌졸중 병력이 있으며 (2점)
- 국소적인 신경계 이상 증상 (2점)
- 국소적 신경계 이상 징후를 보이는 경우 (2점)

위의 점수를 합하여 2점 이하인 경우는 알츠하이머병일 가능성이 높고, 4점 이상인 경우에는 혈관성 치매일 가능성이 높다고 하였다.

감염 질환에 의한 치매

1) 신경매독

Neurosyphilis

신경매독은 매독균(Treponema pallidum)에 의한 뇌, 수막, 척수 감염으로 인해 나타나는 여러 가지 증후군이다. 신경매독은 **치료받지 않은 초기 매독 환자의 10% 이내**에서 발생한다. 다양한 유형 중에서 마비성 신경매독은 매독균에 의한 만성적인 수막 뇌염이 원인이며, 만성 염증 반응으로 두꺼워지고 혼탁해진 수막이 뇌의 피질에 붙어 뇌조직이 위축되면서 발생한다.

주로 정신적인 변화의 증상을 보이게 되어 기억 상실, 판단 장애, 감정 조절 장애 등과 같은 치매 증상이 나타난다. **최종 단계로 가면 치매와 사지 마비가 심해지고 발작이 나타날 수 있다.** 치료받지 않으면 3~5년 내에 사망하게 된다.

대개 신경매독은 매독균에 노출될 수 있는 위험 인자를 가진 사람의 혈액 및 뇌척수액을 얻은 후, 이에 대한 매독검사를 하여 진단한다. **페니실린 등의 항생제가 소개되기 전에 신경매독은 중요한 치매의 원인 질환이었으나** 최근 다양한 항생제의 개발과 매독에 대한 예방으로 인하여 급격히 감소하였다.

2) AIDS에 의한 치매
Dementia with AIDS

신경학적 장애가 AIDS(HIV) 감염으로 오게 되는 치매로서, 뇌의 대식세포(macrophages)와 미세아교세포(microglia)의 면역 활동으로 신경 손상이 발생하게 된다. 증상으로 인지 기능 장애, 운동 기능 장애, 행동 변화, 언어 장애를 보이게 된다.

인지 기능 장애는 정신 기능의 느림, 집중력 저하, 경증의 기억 상실 등이 있다. 운동 기능 장애는 어설픈 동작, 자세불안, 떨림이 있게 된다. 행동의 변화에는 무기력(lethargy), 감정 반응 감소(diminished emotional response), 무관심(apathy) 등이 있게 된다.

AIDS로 정상 생활을 할 수 없을 정도의 인지 기능 장애를 보일 경우 에이즈치매 복합증(AIDS dementia complex)으로 판명이 나게 된다. 병이 진행되면서 증상도 악화되어 소변이나 대변을 가리지 못하는 하반신 마비가 오게 된다.

3) 크로이츠펠트-야콥병
Creutzfeldt-Jakob disease (CJD)

CJD는 치명적인 퇴행성신경 장애로 slow 바이러스에 의해 일어나는 감염 질환의 하나로서 변형프리온에 의해 발생하고 40~50대에서 아급성으로 나타나며, 소위 미친소병(mad cow disease)으로 알려져 있다. 증상은 알츠하이머병과 유사하나 빠르게 진행이 되게 된다. 세 가지 형태의 변형이 있게 되어 산발성(sporadic), 유전성(herditary), 후천성(acquired)으로 나누게 된다.

산발성이 가장 일반적이며 뚜렷한 위험 요소가 없는데도 나타나게 되며 가장 흔한 편이 된다. 유전성의 경우 CJD의 가족력이 있는 경우로 검사에서 보면 유전적 변이(genetic mutation)가 있음이 확인이 된다. 후천성의 경우 뇌나 신경계가 노출이 되면서 오는데 일차적인 증상으로 언어 장애, 시야 혼탁(몽롱; blurred vision), 불면증(insomnia), 성격변화(personality changes), 불안감, 기억 상실, 사고 장애, 간대성 근경련(myoclonus) 등 이상 운동 증상이 나타나게 된다.

크로이츠펠트-제콥병은 CT나 MRI 등의 뇌영상 소견에서 뇌의 위축만 관찰되는 경우가 많으나 뇌파에서는 periodical sharp wave가 나타나 진단에 도움이 된다. 병이 진행되면서 증상이 빠르게 악화되고 상당수가 혼수상태에 빠지게 된다. 질병 자체가 치명적이며 심부전증(heart failure), 호흡부전(respitary failure), 폐렴(pneumonia), 그 외에 감염(infection) 등으로 사망하게 된다. 병리적으로는 해면성 변화가 대뇌피질과 회백질의 핵에서 발견되며 신경 세포의 소실과 변성, 성상세포의 증식 등이 동반된다.

독성 물질에 의한 치매

1) 알코올성 치매

Dementia with alcohol

알코올에 의한 치매는 알코올 자체의 뇌세포에 대한 독 작용성, 영양 결핍에 따른 비타민 부족, 두부 외상, 전신성 질환에 의한 뇌 손상 등에 의하여 일어난다. 이 장애를 일으키는 가장 일반적인 장애로 코르사코프 증후군(Korsakoff's syndrome)이 베르니크 뇌 병증(Wernicke's encephalopathy), 또는 베르니크-코르사코프 증후군(Wernicke-Korsakoff syndrome)으로 앞의 두 가지를 결합한 형태가 있게 된다.

코르사코프 증후군은 현저한 증상으로 선행성 기억 상실(anterograde amnesia), 역행성 기억 상실(retrograde amnesia), 작화증(confabulation), 통찰력 결여(lack of insight), 티아민(thiamine deficency) 부족으로 인한 무관심(apathy) 등을 보이게 된다. 베르니크 뇌병증의 경우 급성 기질성 뇌증후군으로서 보행실조증(gait ataxia), 혼돈(confusion), 단기 기억 상실(short-term memory

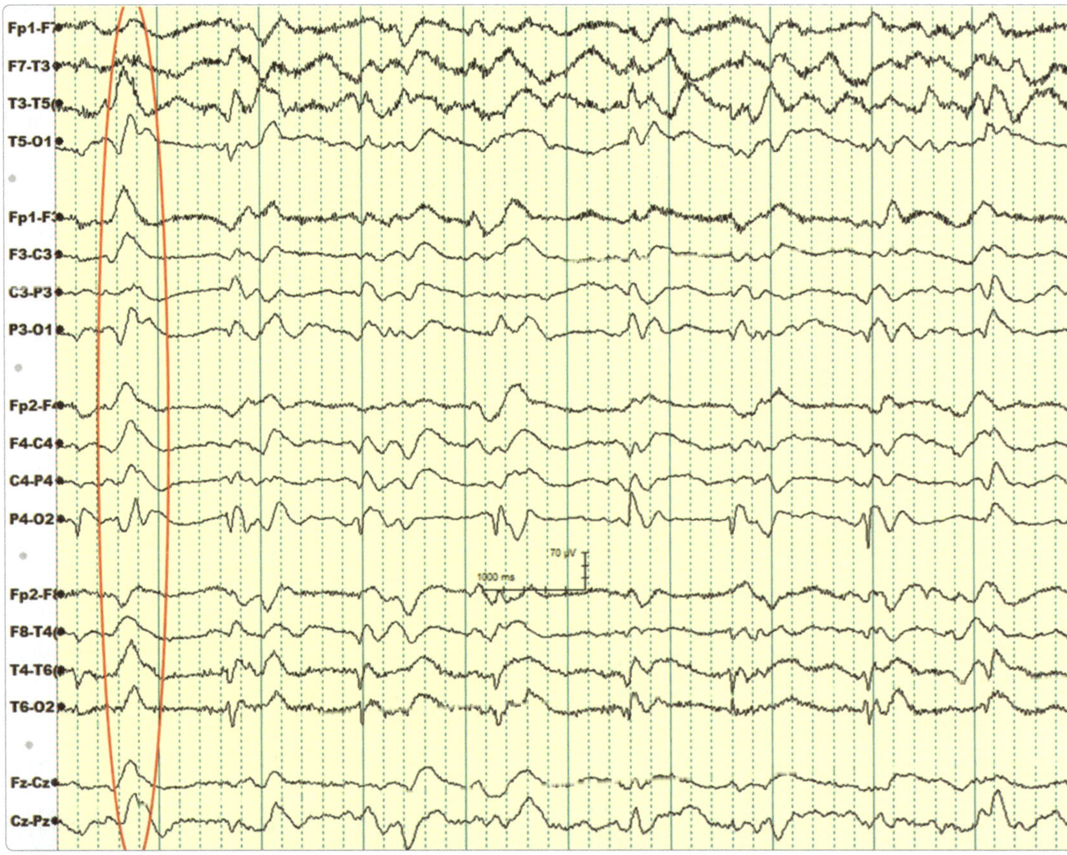
Fp1-F7
F7-T3
T3-T5
T5-O1
Fp1-F3
F3-C3
C3-P3
P3-O1
Fp2-F4
F4-C4
C4-P4
P4-O2
70 µV
1000 ms
Fp2-F8
F8-T4
T4-T6
T6-O2
Fz-Cz
Cz-Pz

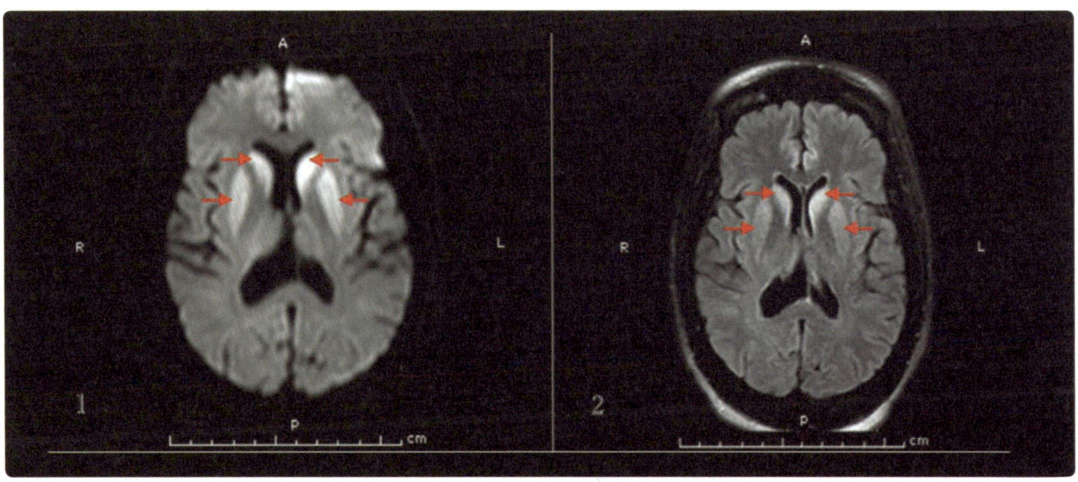
A
R
L
1
P
cm
A
R
L
2
P
cm

loss), 작화증(confabulation)[11], 심한 안구 운동 장애 등을 보이게 된다.

베르니크-코르사코프 증후군의 경우 기억 상실, 늘상 하던 일을 제대로 못하게 되고, 판단력 결여, 언어 장애, 성격 변화 등이 있게 되며 나이와 관계없이 과다 음주자에게 오게 된다.

알코올 중독이 많은 우리나라에서 특히 중요한 문제가 되며 예방적인 차원에서 알코올 중독을 초기에 잘 치료하거나 알코올에 따른 급성 기질성 뇌증후군, 즉 베르니케(Wernicke) 뇌증의 적절한 치료를 통하여 치매로의 진행을 예방하는 것이 필요하다.

2) 중금속과 화학 물질에 의한 치매

Toxic disorders

중금속은 수은과 마찬가지로 신경에 독성을 띠고 있지만, 사람들은 자신이 중금속에 노출되었는지 잘 모른다. 몸집이 큰 물고기를 먹을 경우 물고기 체내에 축적된 수은이 우리의 몸 속에 들어올 확률이 크다. 이런 종류는 유기 수은으로 분리되며, 일반적으로 메틸 수은이다[12]. 이들은 미생물의 활동이 관건이다. 그런 반면 SMASH fish[13]는 비교적 안전한 생선들이다.

다른 수은 중독의 원인은 입속 충치 충전재인 아말감이며, 이는 무기 수은이다. 메틸 수은과 무기 수은은 혈액과 소변 검사로 구분할 수 있어서, 체내의 수은이 충치 충전재에 의한 것인지 생선에 의한 것인지 확인할 수 있다. **수은은 알츠하이머의 전형적인 병리 소견인 ❶ 아밀로이드 베타 플라크와 ❷ 신경섬유엉킴을 유발한다.** 게다가 메틸 수은은 유리기를 청소하는 글루타치온의 일부를 파괴한다.

수은은 다양한 방법으로 체내에 축적된다. 하지만 사람들은 수은에 무감

11 스스로 거짓 이야기를 만들어냄

12 하나의 탄소와 세 개의 수소 원자로 만들어지는 메틸 그룹에 속한다.

13 SMASH fish: salmon(연어), mackerel(고등어), anchovies(멸치류), sardines(정어리), and herring(청어)

각하다. 수은은 뼈, 뇌, 세포에 쌓이기 때문에 혈액만으로는 제대로 확인할 수 없다. 따라서 혈액 검사만으로 정확하지 않으며 혈중 농도가 수은 독성을 의미하는 것은 아니다. **오히려 소변 검사에서 더 민감하게 발견될 수 있다.** 킬레이트제를 처방해 수은을 몸 밖으로 제거해 내고 여섯 시간 동안 소변을 모아 검사하는 것이 주로 사용되는 방법이다.

비소, 납, 카드뮴 역시 뇌의 기능에 영향을 미친다. 비소는 오래 전에 자살에 사용할 만큼 독성이 강한 물질이다. 높은 농도의 비소에 지속적으로 노출되면 수행 기능[14]에 장애가 생긴다. 또 비소는 시상하부-뇌하수체-부신축(H-P-A axis)에 영향을 미친다. 역시 독성 물질에 의한 알츠하이머를 일으키는 원인이다.

오래 전부터 납은 인지 기능 장애의 원인으로 알려졌으며, 어린이의 지능을 떨어뜨린다고 알려졌다. 낡은 페인트와 도시의 먼지를 통해 납에 노출될 수 있으며 노년에는 아밀로이드의 형성을 늘린다는 사실이 동물 실험을 통해서 확인되었다. 역학 조사와 독성 연구 모두에서 납은 나이에 의한 인지 기능 장애의 위험을 높이는 것으로 나타났다.

카드뮴은 정신손상을 수는 물질보다는 발암 물질로 더 많이 알려져 있다. 하지만 쥐를 대상으로 하는 실험에서 카드뮴이 납이나 비소와 마찬가지로 뇌 속에 알츠하이머와 같은 변화를 일으킨다는 사실이 확인되었다.

카드뮴은 흡연이나, 화학 공장에서 일하면서 노출된다. 페인트에도 들어 있는데, 특히 노랑이나 빨강 등 밝은색 페인트에서 많이 검출된다. 다행스럽게도 요즘 판매되는 페인트는 화학적으로 처리해서, 카드뮴 수치를 독성 이하로 낮게 조정했다.

과연 알루미늄은 알츠하이머의 원인이 될까? 아직은 확답할 수 없다. 몇 년 전만 해도 알루미늄이 알츠하이머를 유발한다는 것이 중론이었지만, 이를 뒷받침하는 연구는 없었다. 하지만 완전히 아니라는 증거도 없다.

---

14 문제를 기획, 조직하기 위한 능력이나 높은 수준의 사고력에 해를 입히고, 생각이 명료하지 못하게 되며, 언어 구사력이 줄어들고, 우울증에 걸린다(독성 물질에 의한 알츠하이머에서 흔히 나타나는 병증이다.

기타 원인에 의한 치매

1-1) 뇌 손상 후유증 (수술 요법 가능)

치료 가능한 치매 중에는 정상압 수두증, 경막하 혈종, 양성 뇌종양 그리고 허혈에 의한 혈관성 치매 등이 있으며, 전체 치매의 약 15~20%나 된다는 사실을 대부분의 신경과 및 정신과 의사와 환자 자신들도 간과하고 있다.

수술 요법의 가능 여부를 알기 위하여 신경외과적 검사와 영상의학적 검사가 판단에 도움을 줄 수 있다. 미국에서의 치매 프로토콜을 보면 신경외과 의사의 검진이 초기에 이루어져서 **수술로써 치료할 수 있는 치매와 수술이 아닌 약물 요법으로 치료해야 하는 치매 유형을 나누어서 진행하고 있다.**

❶ 정상압 수두증 Nomal pressure hydrocephalus

우리 뇌에는 외부의 충격으로부터 보호하기 위해 뇌의 안팎으로 뇌척수액이 흐르고 있다. 뇌척수액은 뇌 안의 빈 공간인 뇌실 안과 통로로 흐르게 되고 궁극적으로 다시 혈액 안으로 흡수되는데, 이 과정에서 문제가 생겨 뇌척수액이 제대로 흡수되지 못하면, 뇌척수액 과잉 축적으로 뇌압이 상승하게 되고 뇌실이 확장되는 수두증이 발생한다.

정상압 수두증(NPH)은 뇌실질은 확장되어 있으나 뇌압상승은 없는 경우를 말한다. 정상압 수두증의 대표적 증상으로는 ▲발걸음이 끌리거나 넘어지는 증상 ▲발이 무거운 느낌이 들거나 계단을 이용하는 것에 어려움을 느끼는 보행 장애 ▲소변을 **빈번하게 또는 급하게 보고 싶거나 참을 수 없을 정도로 자제력을 상실하는 형태의 요실금이 있으며 또한 건망증이 심해지고 활동에 대한 흥미를 잃거나 기분 변화의 형태로 나타나는 경미한 치매 증상이 나타난다.** 정확한 진단은

a. 임상적 증상 및 증후(Signs): Hx & PE, Neuropsychological test

b. 신경 영상 검사(Static and dynamic): MRI (Tensor), CT, Cisternogram (RI, MR)

c. 뇌 축수액 배출(Drain) 및 흡수 검사: Tap-test, CCLD, CSF outflow resistance

등의 검사로 시행하며 치매의 증세를 보이기 때문에 임상적 경과를 세밀히 따져서 진단해야 하며 시기별 증세가 **초기에는 수두증 증세가 주로 나타나나 중기에는 수두증 증세 및 치매가 혼재 되고 말기에는** 수두증 증세보다는 **치매의 증세가 대부분인 것이 특징이다.**

고령층에 있어서 NPH와 중복되는 경우는 다음과 같다.

a. 혈관성 치매
b. 퇴행성 치매 및 퇴행성 병변
c. 경추 협착증 및 척수증
d. 요추 협착증
e. 말초 신경 병벼

이상과 같이 여러 가지 경우에 있어서 **병변이 중복되므로 신경외과적 세밀한 검사가 필요한 것이다.** 뇌 영상 검사는 뇌실 확대가 있으나 그 확대는 뇌 위축이나 선천적 질환에 의한 것이 아니어야 하고

a. 가시적 폐색이 없어야 하고
b. 아래와 같은 소견 중 최소한 1개 이상이 있어야 한다.
   i. 뇌실측각(Lateral horns)의 확대가 있으나 hippocampus atrophy는 없어야 하고
   ii. Callosal angle 40도와 같거나 40도 이상이어야 하고
   iii. 뇌 수량의 변화의 증거가 허혈이나 demyelination에 의한 것이 아니어야 하며
   iv. 척수도관이나 제4뇌실간의 척수액 흐름에 제한이 없어야 함.

i~iv번까지의 영상 변화가 1개 이상이어야 한다.

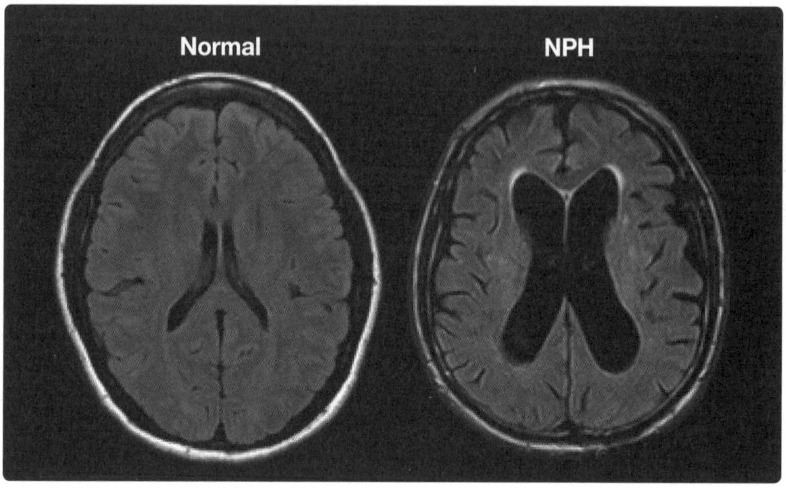

수술 후 MRI의 중요한 정상압 수두증의 소견은

a. 뇌실 확장과 함께

b. 두정부의 high convexity tightness

c. 확대된 수조(sylvian fissure)가 특징적.

d. 뇌실 주변의 백질 변화가 없어야 한다.

다시 정리하면 **60세 이상에서 3대 증상(보행 장애, 정신 장애, 요실금)이 최소한 1개 이상 나타나거나 Evens index가 0.3 이상의 뇌실 확대 및 뇌척수압은 200 mmHg이하여야** 하는 것이다. 특발성 정상압 뇌 수두증의 수술적 뇌척수액 도관술(CSF shunting)의 좋은 예후 조건은 **Tap test 양성·발병 1년 이내·75세 미만의 환자·High convexity tightness·3대 임상 증세(보행 장애, 정신 장애, 요실금)** 그리고 **programmable valve를 사용하여 시술하는 것**들을 들 수 있다.

정상압 수두증은 신경 외과적 수술 요법으로 치료가 가능한[15] 치매의 일종으로 뇌실복강간 단락술(Ventriculoperitoneal shunt; V-P shunt)을 많이 시행하고 있다. 이것은 뇌척수액을 다른 곳으로 배출해 주는 방법으로 주로 배 안

15 수술로 치료될 수 있는 치매는 전체 치매의 약 15~20%: DBS및 자기세포치료 포함

쪽으로 배출하게 하는 단락을 만들어주는 뇌실복강 단락술이 많이 이용된다. 증상의 호전은 개인마다 차이가 있지만 수술로 증상 호전을 기대할 수 있는 질환이다.

❷ 경막하 혈종 Subdural hematoma

경막하 혈종은 뇌부상으로 인해 뇌의 외막인 경막(dura)과 수막의 가운데층인 거미막(arachnoid)에 혈액이 고이게 된다. 이로 인해 뇌압(intracranial pressure)이 상승하게 되면서 연약한 뇌조직에 압박과 손상을 주게 된다. 또한 만성 알코올중독이나 간질환, 출혈성 소인이 있는 환자들에게서 쉽게 발생하며 항혈소판제제나 항응고제제의 복용이 늘어나면서 발생 빈도도 점차 늘어나는 추세다.

이러한 질환은 나이가 들면서 경막하 공간이 넓어진 노년층에게 발생하기 쉽다. 외상 후 증상이 나타나기까지 기간도 일정하지 않을 뿐더러 수개월까지 지속되는 등 고유 증상이나 징후가 없기 때문에 뇌졸중, 노인성 치매, 정신병 등으로 오진하기 쉽다.

증상으로 의식상실, 기억 상실(amnesia), 메스꺼움, 구토, 서림, 어지러움, 방향 감각 상실, 흐릿한 시야, 실행증(ataxia), 성격변화, 어눌한 말씨, 발작, 지속적 또는 산발적 통증이 있게 된다. 경도의 반신마비 증상이 나타나며 노년층이나 알코올중독자에서는 정신 착란, 기억력 장애가 주증상을 보인다. 혈종이

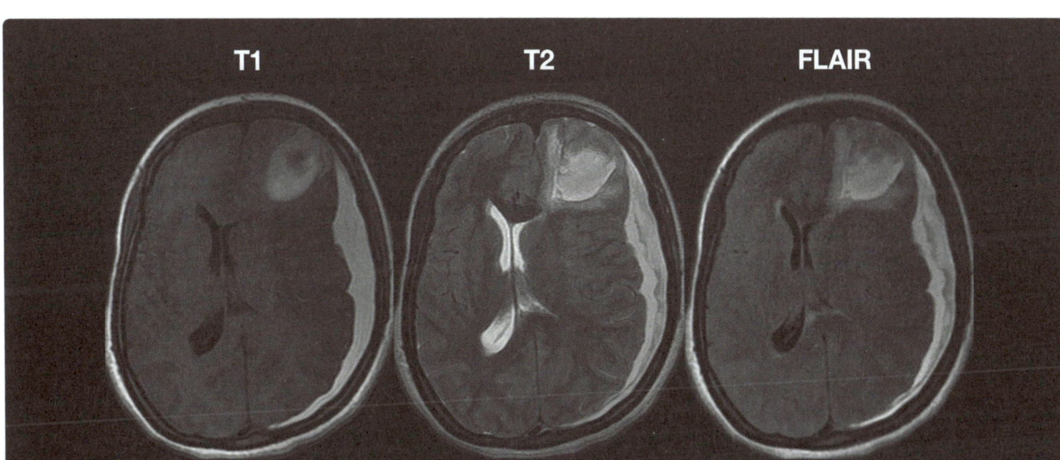

좌측 대뇌 반구에 있을 때에는 언어 장애가 나타나기도 한다.

병이 진행되어 두개강 내압이 상승하게 되면 점차 의식이 혼미해지고 반신마비가 심해지기 때문에 빠른 시간 내에 수술을 해야 한다. 약물로는 치료가 불가능하며 수술 당시 의식 상태와 신경 손상 정도에 따라 예후가 달라지기 때문에 조기 수술이 중요하다.

수술 방법은 천공배액술(burr hole drainage), 소천공배액술(twist drill drainage), 개두술(craniotomy), 경막하-복강간 단락술(subduro-peritoneal shunt) 등이 있는데 천공배액술을 많이 이용한다.

❸ 양성뇌종양 Benign brain tumor

양성뇌종양이 전두부에 발생했거나 고령에서는 두개강 내 공간에 여유가 있기 때문에 뇌압상증 증상이 나타난다. 그렇게 되면 두통과 구토, 편마비, 경련발작과 같은 증상들이 나타난다. 수막종과 같은 양성 뇌종양은 종양의 성장속도가 느리기 때문에 종양이 커질 때까지 증상이 없다가 서서히 치매 증상, 성격변화, 만성뇌압상승 증상이 나타난다.

대게 노인성 치매로 오인되는 경우가 많기에 조기에 신경학적 검사, 뇌 CT나 MRI 촬영, 양성자 방출 단층촬영검사(PET scan), 자기뇌파영상 검사(MEG), 요추천자와 혈액 검사 등의 검사를 통해 적절한 치료를 받는 것이 바

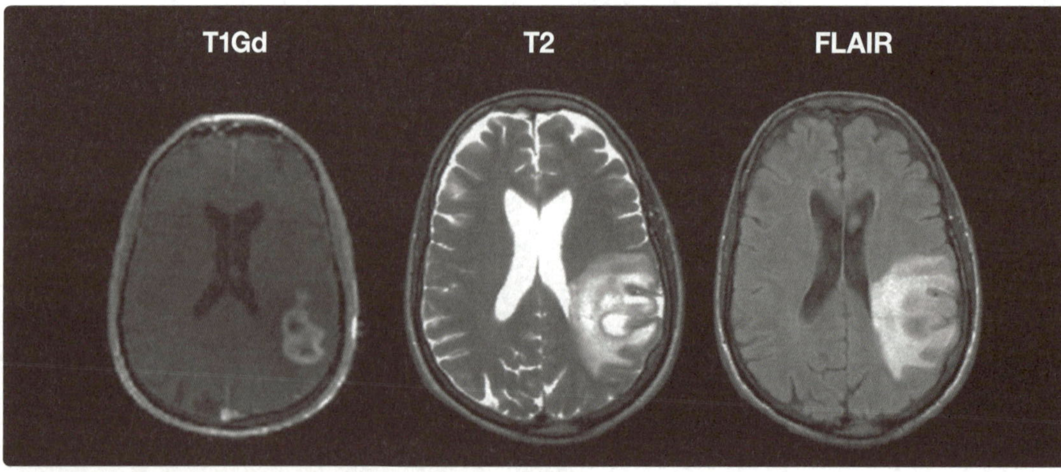

람직하다. 약물보다는 수술로 치료가 가능한 치매로, 일반적으로 감마나이프 방사선수술을 이용하여 후유증이나 합병증을 적게 하는 방법을 사용한다.

1-2) 뇌 손상 후유증 (수술 요법 불가능) 두부 외상
Head truma

두부 외상 후의 치매는 극심한 상태인 식물상태로부터 경미한 인지 기능 장애까지 다양하다. 대표적으로 권투선수와 같이 만성적 원인으로 인한 두부 외상이 있다. 1928년 Harrison S Martland가 처음으로 기술하였고, 만성외상성 뇌병증(chronic traumatic encephalopathy, CTE)라고도 한다.

권투선수 치매(Boxer's Dementia) 또는 Punch-drunk syndrome이라고도 하며 복서나 레슬러에게 오게 되는 신경학적 장애로 권투선수였던 Jerry Quarry[16]와 그의 형제를 예로 들 수 있다. 이것은 경기 중 반복적으로 뇌진탕

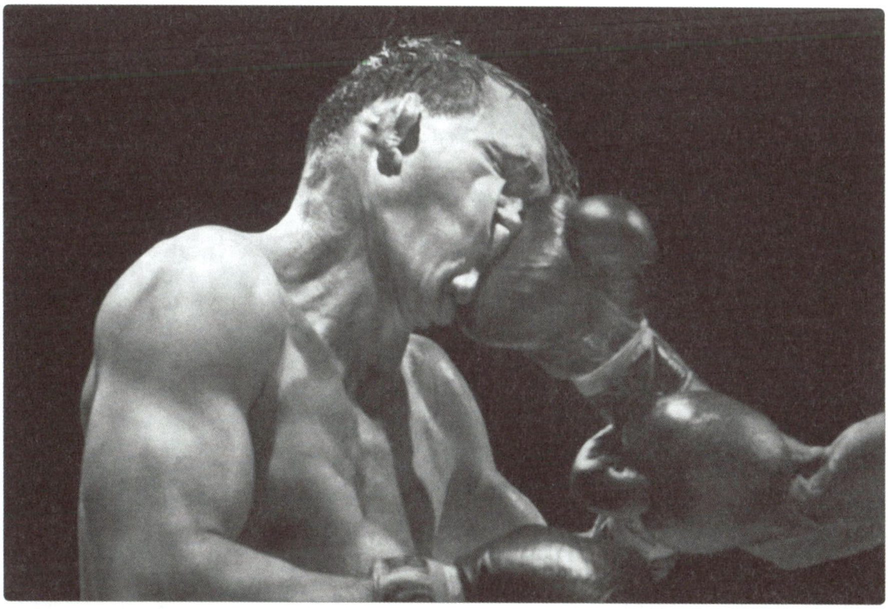

16 1960년대말부터 1970년대말까지 활동했던 헤비급 백인 복서. 그의 형제 역시 프로복서로 활동하였지만, 뇌질환으로 말년을 힘들게 보내고 그중 2명은 사망하였다. 후에 이러한 뇌질환이 유전적 질환이냐, 복싱에 의한 후유증이냐 하는 논란이 불러일으키게 되었고, 결국 프로 복싱 선수들의 은퇴 후의 건강에 대하여 많은 관심을 제공해 준 일이 되었다.

(repeated concussions)으로 오게 된다.

증상으로 주의력 결핍, 만성적인 피로감, 기억력과 언어 장애, 정신 기능 저하, 떨림, 협응 실패, 병적 편집증(pathological paranoia) 등을 보이게 된다. 환자의 뇌세포가 상실이 되게 되고 수많은 뇌의 기능이 제대로 이루어지지 않게 된다.

장애를 일으키는 일반적인 원인으로 신경 세포상실, 뇌수종, 단백질성 노인성 플라크의 축적, 미만성축삭손상, 뇌량의 감소, 신경섬유엉킴, 소뇌의 손상 등이 있게 된다. 두부 외상은 때로 알츠하이머병의 위험 인자로 생각되기도 한다.

2) 비타민 B 결핍

Vitamin B deficiency

치매 예방을 위해 비타민 B군 음식을 충분히 섭취해야 한다. 비타민 B군 중 비타민, 비타민 B_{12}, 비타민 B_6은 항산화 작용으로 치매 유발 요인이 되는 '호모시스테인'을 감소시키고, 뇌가 영양분을 잘 쓰도록 돕기 때문이다. 게다가 노년기에 **'비타민 결핍'은 치매의 원인이 되기도 한다.**

치매와 관련된 비타민 결핍증은 기억력 손상을 부르는 thiamine(비타민 B_1), 기억 상실증을 초래할 수 있는 niacin(비타민 B_3), 빈혈을 부르는 folic acid (비타민 B_9), 기억력 저하를 부르는 비타민 B_{12} 군이 있다.

3) 내과적 질환에 의한 치매

❶ 당뇨 Diabetes Mellitus

치매 원인은 베타아밀로이드(β-amiloyd)라는 단백질로 잘 알려져 있다. 베타아밀로이드가 몸에 과도하게 만들어지면 이 물질이 뇌세포에 달라붙어 떨어지지 않게 되고 이는 곧 뇌 신경 세포의 기능을 떨어지게 만들고, 신경 세포 안에 있는 **미토콘드리아의 기능을 왜곡** 또는 **마비**시키고 **활성산소를 발생**하게 하는데, 이 활성산소(ROS)가 뇌 세포의 DNA와 건강한 단백질에 상처를 입혀 뇌 손상이 오게 만든다. 이는 곧 치매를 불러오게 된다.

일반인들과 달리 당뇨 환자 중에 제3형 당뇨를 갖고 있는 환자는 치매에 각별히 더 주의해야 한다. 제3형 당뇨라고 하면 조금은 갸우뚱하고 있을 몇몇 분들이 있을지도 모른다. 왜냐하면 여지껏 당뇨는 면역 체계 이상으로 췌장 기능이 떨어져 인슐린 분비 자체가 안 되는 제1형 당뇨, 과열량 음식 섭취의 반복 등으로 인슐린의 분비 기능 및 인슐린 저항성에 의해 혈당 조절 능력이 저하된 제2형 당뇨로만 나뉘어져 있었기 때문이다. 제3형 당뇨는 최근 새롭게 등장한 패러다임으로, 이것은 인슐린 분해 효소가 부족한 병이다.

인슐린 분해 효소는 인슐린을 분해하고 처리하는 효소인데, 이 인슐린 분해 효소는 인슐린만 분해하는 것이 아닌 치매 원인이 되는 베타아밀로이드도 분해한다고 알려져 있다.

하지만 제3형 당뇨는 인슐린 분해 효소가 부족하기 때문에 인슐린만 분해하고 베타아밀로이드를 분해하지 못하게 되면서 이 분해되지 않은 베타아밀로이드는 뇌세포에 차곡차곡 쌓이게 되고 이것이 뇌세포를 망가뜨리며 곧 치매를 불러오게 된다. 즉 제3형 당뇨는 치매의 원인이 되는 베타아밀로이드를 분해할 수 있는 효소가 떨어져, 일반인들보다 치매에 걸릴 확률이 높기 때문에 **치매를 제3형 당뇨병**이라고 명명할 수 있는 것이다.

❷ 만성 간질환성 간성혼수 치매 Dimentia with Hepatic Encephalopathy

만성 간질환은 말 그대로 만성적으로 오랜 기간 간에 바이러스나 세균 혹은 알코올과 같은 독성으로 인한 병증(알코올성 간질환, B형간염, C형간염 등)으로 인해 생기는 질환이다. 이러한 증상이 오래되거나 악화되면 우리 몸의 대사를 위한 다양한 효소가 있는 간의 기능이 저하되어 간성혼수가 생기게 된다.

간성혼수는 단백질을 먹고 간에서 분해될 때의 간성혼수, 혈액이 부족해서, 당이 떨어져서, 황달로 인해서, 진통제 과다로 인한 간성혼수 등 다양하게 나타나지만 일반적으로 대부분 장에서 음식물이 정체 되어 **맹독성 물질인 암모니아 가스가 혈액 안에서 순환할 때 뇌세포가 급격히 파괴되며 간성혼수가**

오게 된다.

이렇게 되면 마치 치매 증상처럼 인지력, 기억력 저하를 비롯하여 급격한 성격 변화와 돌발적인 행동을 하게 된다. 이러한 증상은 수일 간격으로 또는 아침저녁으로 변동이 심하다는 특징이 있다. 일반적으로 간성혼수가 생기면 그 원인에 따라 적절히 조치를 하게 되면 치매 증상을 개선시킬 수 있지만, 급격하게 뇌세포가 파괴될 수 있기에 그 시기를 놓치면 개선하기가 다소 어렵다.

4) 갑상선 기능 저하증

Hypothyroidism

최적의 갑상선 기능은 올바른 인지 기능을 위해서 꼭 필요하며, 알츠하이머성 치매에서는 갑상선 기능이 흔히 저하되어 있다. 갑상선 호르몬 기능은 자동차의 액셀과 같아서 더 밟게 되면 우리 세포들은 대사적으로 더 빨라지게 되는 것이다. 다시 말해서 이러한 대사 속도는 우리 몸의 기초 체온을 재는 것으로 시작할 수 있다. 세포의 대사 속도는 우리들의 조건 반사 능력에도 영향을 미쳐서 만일 갑상선 기능이 낮게 되면 우리의 반사 능력은 느려진다. 이것은 Thyroflex(상완요근반사)라는 기계로 측정할 수 있지만 모든 병원에 이것이 있는 것은 아니다.

갑상선 기능이 신진대사의 속도에 영향을 미치기 때문에 심장박동 및 뇌의 인지 기능에도 영향을 주게 되고, 수면시간에도 영향을 미치고 추위와 더위를 얼마나 느끼는 것인지, 쉽게 몸무게가 증가할 것인지, 또는 우울증에 빠지게 될 것인지 등등의 많은 건강 요인에 영향을 미친다.

뿐만 아니라 치매나 경도 인지 장애 또는 자각적 인지 장애 모두에서 적정한 갑상선 기능보다 더 기능 저하가 있게 되고 따라서 갑상선 기능 상태를 알아내는 것은 필수적이며 갑상선 기능은 free T3, free T4, reverse T3, TSH(thyroid-stimulation hormone) 로 측정할 수 있다. 갑상선호르몬 치료를 받으면 대부분의 환자들에게서 인지 장애가 회복된다.

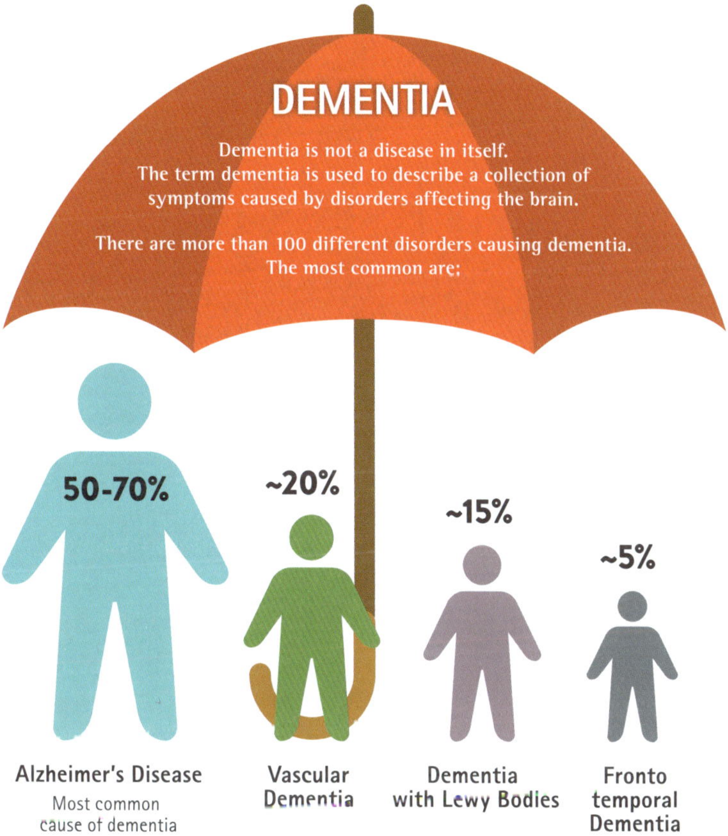

앞서 치매와 김치를 빗대어 이야기한 것이 괜한 소리가 아니었다는 것을 여기까지 읽어본 독자들은 조금은 알 수 있을 것이다. 정말 우리가 '단순히' 치매는 거기서 거기라고 생각한 것과 달리, 이렇게 많은 종류의 치매가 있고 또 어떠한 기준에 따라 각기 다른 유형으로 나뉠 수 있는 것을 보면, 여타 다른 질병도 마찬가지지만 어렵고도 복잡한 치매를 좀 더 세밀하게 그리고 확실하게 알아야겠다라는 마음이 생기지 않는가?

04 너는 왜 오니? 다양한 치매 발생 요인들

이 세상 모든 일에 인과 관계가 있듯이 질병도 마찬가지이다. 하나의 원인으로 인하여 하나의 질병이 생기기도 하고 다양한 원인으로 인하여 하나 혹은 복합적인 질병이 생기기도 한다. 예전에는 치매가 생기는 원인을 전자의 입장에서 말하였지만, 치매의 연구가 발전됨에 따라 후사의 입상처럼 다양한 원인에 의해 발병한다는 것을 알게 되었다. '지피지기면 백전백승'이라는 말이 있다. 치료하기 어려운 만큼 발병 원인에 대해서 자세하게 알면 치매를 치료할 수 있는 가능성이 높아지지 않겠는가?

전반적인 뇌기능의 손상을 일으킬 수 있는 모든 질환, 즉 앞서 치매를 분류했던 질환들이 치매의 원인이 될 수 있다. 흔히 알고 있는 알츠하이머성 치매는 신경퇴행성 질환으로 치매 질환 전체의 60~80%를 차지하고 뇌의 혈액 순환장애에 의한 혈관성 치매가 15~20%를 차지하여 그 뒤를 따른다.

그 밖에 루이소체성 치매, 전측두엽성 수두증 등과 같이 그 밖의 기타 질환으로 인한 치매들이 있다. 여러 종류의 치매 중 알츠하이머성 치매가 치매 질환 중에 가장 많은 비율을 차지하고 있기 때문에 알츠하이머성 치매 위주로 설명해보고자 한다.

먼저 알츠하이머성 치매를 유발하게 되는 요소들에 대해서 알아보자.

- **나이**: 1900년대 사람의 수명이 45~50세 정도였을 때에는 치매가 발생하지 않는 것이 보통이었다. 하지만 사람의 기본 수명이 증가한 후, 1960년에 영국의 연구자들이 치매에 걸린 대부분의 나이든 사람한테 발생하고, 또 대부분의 뇌에서 amyloid plaques와 tangles가 발견되는 것을 확인하였다.

  일반적으로 치매는 65세 전후로 많이 발병하기 시작하며, 85세까지 치매가 걸릴 수 있으며 놀랍게도 90세가 넘어서는 치매의 발생이 점차 감소되는 것이 재미있는 사실이다.

  다시 정리하자면 치매라는 병도 이미 노화가 진행되어 있는 80세 이상의 노인의 뇌보다, **어느 정도 노화가 진행되어 있는 뇌의 환경에서 더 빈번히 발발한다는 것은 꽤나 흥미로운 일**이 아닐 수 없다. 고령은 치매의 가장 일관되고 강력한 위험인자로서 연령의 증가에 따라 치매의 위험은 급격하게 증가된다.

  65세 이상 노인에서 연령이 5세 증가할 때마다 치매 유병률은 2배씩 높아져서, 나이대별로 보면 65~69세의 노인 중 치매 노인의 비율은 3% 정도인데 반해 80~84세 노인에서는 이 비율이 25%까지 증가한다.

- **뇌 손상**: 뇌 손상과 치매는 관련성이 많으며 권투선수들이나 축구선수에 있어서 치매의 발생률이 높은 것은 많은 연구를 통해 증명되었다. 영국의 사협회(British Medical Association)의 보고에 의하면 권투선수의 대부분이 치매에 걸린 비율이 높았고, 어떤 사람은 심지어 40세 이전에 치매 증세를 보였다.

  헤비급 챔피언을 지냈고 '나비처럼 날아서 벌처럼 쏘아라'라는 명언을 남겼던 Muhammad Ali가 '펀치 드렁커'로 인하여 치매의 원인이 되는 파킨슨병을 오랫동안 앓아왔다는 사실은, 뇌의 만성적 손상이 축적되고 그것이 노화와 같이 엮이게 되면 치매를 유발할 수 있다는 것, 즉 뇌 손상이 얼마나 무서운지 알 수 있는 대목이다.

- **교육 수준**: 교육 수준이 높은 사람일수록 알츠하이머 발생률이 낮다는 결론을 워싱턴 대학 과학자들이 발표하였다. 이러한 결론은 인간의 뇌에서 PET 스캔(positron emission tomography) 검사를 통해 증명되었으며 대학 졸업자에 비해서 초등 교육을 끝내지 못한 사람들은 치매에 걸릴 확률이 4배나 높았다.

  최근 연구에 의하면 많이 배운 사람들의 뇌는 알츠하이머의 발병을 지연시키지만 고학력 군으로 갈수록 일단 치매가 발생하면 누구보다도 치매가 악화되는 진행 속도가 매우 빠르다고 하였다. 고학력군으로 갈수록 전문직에 종사하는 사람들의 비율이 많은데, 그러한 사람들이 나이로 인해 은퇴를 하면 급속도로 노화가 오고 치매에 걸리는 것을 많이 보았다. 아마도 한평생 종사하던 일을 그만두게 되면 그 후에 오는 허탈감과 공허함이 노화와 치매를 부추기는 게 아닐까.

  학력과 치매와의 연관성은 아직 논란이 조금 있으나, 전반적으로 학력이 낮을수록 치매가 더 잘 생기는 것으로 생각되고 있다. Stern의 연구에서는 8년 이상의 교육을 받은 사람은 그렇지 않은 사람에 비해 알츠하이머 치매의 위험이 반으로 감소한다고 보고하였다. EURODEM(European Collaboration on Dementia) 연구는 낮은 교육 수준이 여성에서는 치매의 위험인자이지만 남성에서는 그렇지 않다고 보고하였다. 학력이 치매의 발병 위험성에 간접적으로 영향을 줄 가능성도 있는데, 이는 낮은 교육 수준의 사람들은 약물이나 영양 부족 등을 겪을 가능성이 상대적으로 높기 때문이다.

- **정신 활동**: 사람은 생각하는 동물이다. 인간과 동물의 차이점은 무엇인가를 생각할 수 있는 힘이고, 그것이 '정신력'이라고 불리는 일종의 눈에 보이지 않는 삶의 원동력이 된다. 이러한 정신력을 발휘하며 사람들은 생각을 하고 하루하루 의미있게 살고 있는데, 만일 어떠한 원인으로 인하여 정신력이 사라져 버린다면 사람은 생각을 할 수 없게 되고 결국 인간다운 삶을 살 수 없게 된다.

  치매센터에서 치매 환자들에게 카드게임을 하게 한다든지, 수수께끼를 풀게 한다든지 새로운 언어를 공부하게 하는 것은 더 이상의 치매가 진행되지 않도록 하는 일종의 치료이자 예방이며, 일반사람들에게도 난이도는 다르지만 이렇게 머리를 써서 정신 활동을 할 수 있는 무언가는 치매발생률을 떨어뜨리는 지름길인 **인지 기능 훈련**이다. 매일같이 퇴근 후에 한가롭게 안락의자에 앉아서 흔들거리며 TV를 보는 것은 당신의 몸과 마음은 지금은 편할지 몰라도 나중에 몸과 마음이 모두 불편해진다는 사실을 알아야 할 것이다.

- **혈관 요소**: 치매는 다양한 원인으로 생기는데 결국은 뇌 신경에 문제가 생기는 것이다. 뇌 신경의 문제는 혈관에 병변을 만들게 되며, 반대로 혈관에 병변이 생기면 그 주위의 뇌 신경에도 문제가 생기게 된다.

  두 가지 기전은 서로 원인과 결과가 될 수 있는데, 혈관 요소들은 맨 처음 알츠하이머에 있어서 손상된 뇌의 부위가 혈관에 아주 근접해 있어서 심혈관 계통에 질병이 생긴다. 예를 들면 뇌졸중(strokes), 저혈압, 고혈압, 심방세동 및 동맥경화 있을 때 알츠하이머가 더 많이 발생하고 그로 인해 혈중 내 homocysteine[17]의 증가가 올 수 있다.

- **음주**: 알코올은 인간의 삶 속에서 빠지지 않는 물질로 의학에서도 양날의 검과 같은 재미있는 물질이다. 언젠가 TV에서 '적포도주가 몸에 좋다' 라는 뉴스가 있고 나서 한동안 많은 사람들이 너도나도 할 것 없이 포도주를 사가는 것을 본 적이 있다. 맞다. 포도주가 아니더라도 알코올은 우리 몸에 좋은 물질 중 하나이다. 단! 적당한 양의 알코올이라는 전제가 붙지만….

  코펜하겐 심장연구소에 의하면 하루에 1~2잔의 적포도주는 권장되고 있으며 놀랍게도 적당한 음주는 치매 발생률을 낮추어서, 전혀 술을 못 먹는 사람이나 안 마시는 사람에 비해서 치매가 발생하는 비율이 낮다는 것이다. 그렇다면 오늘부터 나도 매일같이 술을 마셔볼까? 아니다. 적포도주를 포함한 잦은 알코올의 섭취는 차라리 안 마시는 편이 나을 정도로 알츠하이머의 발생을 촉진한다. 과유불급이 괜히 있는 것이 아니다.

---

17 건강과 질병에 중대한 영향을 미치는 대사과정에 문제가 있을 때 증가되는 황함유 아미노산

- **염증**: 염증이란 말은 우리 일상에서 많이 듣는 단어이다. 염증에도 좋은 염증이 있고 나쁜 염증이 있다. 좋은 염증은 세균과 싸우고 상처를 회복하기 위한 우리 몸의 면역 반응이다. 수 분에서 수 시간 동안이라는 시간에 일어나는 반응으로 각종 상처나 각기 다른 기관계의 염증 등은 외부의 염증 유발인자에 대한 우리 몸의 정상적인 방어 작용이다.

  이러한 염증 반응은 우리 몸이 건강하다는 증거라고 볼 수 있지만, 만성적으로 일어나는 염증은 나쁜 염증이다. 만성염증이 있다는 것은 우리 몸이 죽어가고 있다는 것을 의미한다. 스트레스, 만성피로, 잘못된 식습관, 흡연 습관과 소모성 질환으로 인해 우리 몸이 혹사당하면 염증성 단백질, 예를 들어 hs-CRP, 산화 LDL 단백질이 만들이지면서 점점 쌓이게 되는데, 이것은 우리 몸이 정상적으로 면역 반응을 하지 못한다는 것을 의미한다.

  혈관 내 염증 물질의 과도한 증가는 혈관을 수축시키고 혈관 벽이 확장되지 못하게 하는 일종의 경련 상태를 지속하게 한다. 그러한 현상이 지속되면 혈관계, 특히 뇌혈관이 만성염증에 시달리게 되어 결국 치매를 일으키게 된다.

  또한 치매는 제3형 당뇨로 불릴 정도로 기본적 기전이 당뇨와 비만 같은 염증성 질환에 있으며, 우리 몸이 대사성 스트레스를 받으면 mmLDL과, Free fatty acid의 생성, 그리고 hypoxia 상태 등이 발생하게 되고 이는 세포의 유전자 'PRRs' 자극하여 NF-κB에 영향을 미쳐 NLRP3, proIL1-b를 증가시켜 결국은 우리 몸의 대사 장애에 위험한 물질들이 여러 가지로 생성된다.

  이때 베타아밀로이드 단백질 역시 만들어지고 다음 쪽 그림과 같이 이것은 다시 Pro-caspase-1의 작용을 통해 다시 NLRP3, Inflammasome(염증 조절 복합체) 등을 생성하게 된다. 이 복합체의 핵심 단백질인 NLRP3 유전자가 결핍되면 염증 조절을 하는 Cytokine IL-1 분비에 장애가 생겨, 다시 악순환되어 더 많은 염증성 물질이 체내에 쌓이는 과정을 볼 수 있다. 이런 과정을 통해 뇌 세포 내에 아밀로이드 베타 단백질과 이에 따른 Tau tangle 형성이 치매의 조직학적 변화를 일으키는 주범인 것이다. 결국 염증성 물질의 뇌 조직 침착이 주요한 병변인 것이다.

Obesity is a key facilitator of NLRP3 inflammasome induction in metabolic disease
Trends Immunol. 2011 Aug

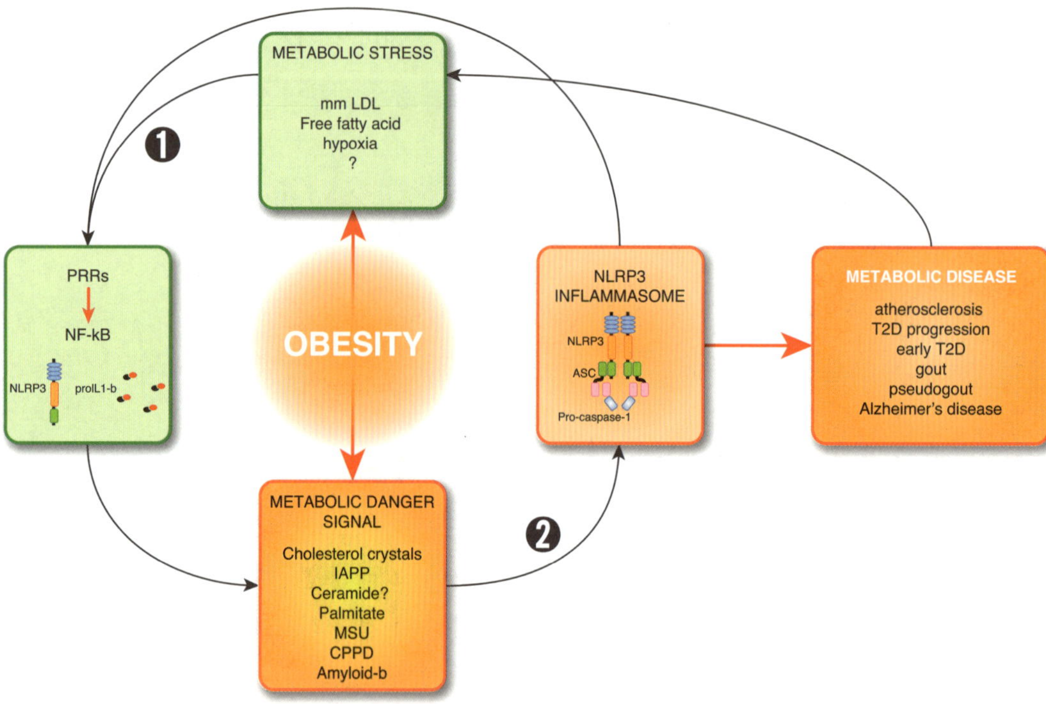

- **금속 중독**: 알루미늄, 수은, 그 외에 독성이 있는 중금속들은 알츠하이머를 발생시킨다. 우리가 흔히 치아 치료에 아말감을 사용하여 치료하는 경우가 많은데, 이것은 권장되어서는 안 될 것으로 보인다. 아말감은 바로 수은인데, 어느 정도의 증발성을 띠고 있어 모세혈관을 포함한 우리 몸 속, 그것도 입안에 계속 상주하고 있다고 가정해 보자.

  매일같이 먹고 마시는 음식물이 수은에 노출되면 산화스트레스가 더 많아져서 각종 세포독성을 일으키게 되는데, 뇌의 신경 세포에 독성이 일어나고 뇌의 혈관세포의 독성이 일어난다면 1 + 1효과처럼 치매가 더 많이 발생되게 되니 얼마나 무서운 일인가!

  미국치과의사협회에서는 아말감과 치매와의 관계를 강력히 부인했다지만 이미 세계보건기구에서 아말감으로 인하여 노출되는 수은의 양이 다른 환경의 요인으로 노출되는 양보다 훨씬 많으며, 음식물을 씹을 때 한 개의 아말감에서 3~17 mcg의 수은이 방출될 수 있다고 발표했다. 또한 많은 자료를 검토한 끝에 수은에 가장 중독되는 큰 원인이 치아 충전재이며, 어류나 패류를 통해 흡수되는 양보다 두 배 이상 많다는 결론을 내렸다.

수은과 같은 중금속들은 우리 몸에 잘 배출되지 않고 차곡차곡 쌓인다. 젊을 때는 그다지 문제가 생기지 않더라도 나이가 들어서 차곡차곡 쌓였던 물질이 여러 다른 원인과 함께 터지는 시한폭탄으로 방치하면 끔찍한 결과가 오게 된다.

- **수면과 수면 무호흡**: 수면 중 무호흡증은 아주 흔해서 별 것 아닌 것으로 치부되지만, 인지 장애를 일으키는 주범이다. **충분한 잠**은 알츠하이머성 치매를 치료하는 데 가장 중요한 방편이다. 무한경쟁의 사회 속에서 사람들은 밤을 새우고 일한 것을 자랑스럽게 여기지만 잠은 여러 근본적인 메커니즘을 통해서 인지 기능에 영향을 미친다. 잠은 뇌의 세포 구조를 바꾸고 재생시킨다. 잠을 자면 세포 사이 간격이 확대되면서 칼슘과 마그네슘이 더 원활하게 이동할 수 있게 된다. 이때 **아밀로이드와 같은 세포의 불순물이 제거된다.** 잠을 자는 동안은 아밀로이드 생성이 줄어든다.

잠을 자는 동안 유지되는 공복 상태는 인슐린 저항을 개선한다. 잠을 자는 동안 우리의 뇌세포는 '자가 탐식 작용'을 활성화한다. 이 자가 탐식 작용을 통해 망가진 미토콘드리아나 잘못된 단백질과 같은 구성요소들이 재활용되어, 세포의 건강을 개선하는 작업이다.

자가 탐식 작용이 없으면, 세포는 제기능을 하지 못하는 성분까지 끌어안고 있게 된다. 이는 마치 새 기계에 낡은 전지를 끼운 것과 같다. 다시 말해, 잠을 자는 동안 우리의 뇌세포는 충분하게 재충전되고 깨끗하게 재생된다. 수면시간 동안 손상된 뇌가 회복되며 성장 호르몬이 더 많이 분비된다. 또한 세포들이 수리되고 새로운 지지 뇌세포들이 생성된다.

수면 부족이 인지 기능을 악화시키는 것은 당연하다. 게다가 비만, 당뇨병, 심혈관 질환의 위험을 높여서 알츠하이머성 치매에 걸릴 위험은 더 커진다. 잠을 못 자면 설탕이나 몸에 좋지 않은 지방과 같은 나쁜 음식을 바라게 되고, 신진대사는 더욱 나빠진다. 하지만 여덟 시간 정도 잠을 자더라도 수면 무호흡증을 겪는다면 계속 잠을 자지 못하고, 반쯤은 깨어 있게 된다.

세포가 재건되기 위해서는 잠의 질이 중요하다. 수면 무호흡이 알츠하이머의 원인이 되는 것은 이 때문이다. 중년 남성으로서 과체중이고 두꺼운 목을 가지고 있으며 심장이 작고 주간에 격무에 시달리는 사람들은 이 수면무호흡 검사의 대상이 된다. 수면 무호흡이나 잠을 제대로 자지 못하는 증상은 쉽게 해결할 수 있다. 수면 무호흡은 한 시간에 몇 번이나 호흡이 중단되는지를 검사하는 무호흡-저호흡지수(apnea-hypopnea index; AHI)로 진단한다.

- **콜레스테롤과 여타 지질**: 누구나 콜레스테롤을 걱정한다. 콜레스테롤 수치가 높지만 혈관에 문제가 없는 사람도 있고, 그 반대로 콜레스테롤 수치가 정상이어도 혈관에 문제가 있는 사람이 있다. **혈관 질환은 인지 감퇴를 일으키는 원인이 되고 알츠하이머를 일으키며 나아가서는 혈관성 치매[18]를 유발한다.**

  놀랍게도 콜레스테롤이 높지 않아도 인지 기능 감퇴가 생길 수 있으며 전체 콜레스테롤 양이 150 이하로 떨어지면 뇌의 위축 및 축소가 흔히 오게 된다. 왜냐하면 **콜레스테롤은 뇌 세포막의 주요 성분이고 뇌 세포를 구성하고 있기 때문이다.** 가장 큰 문제는 손상된 콜레스테롤과 관련된 지질의 입자다. 이 두 가지가 원흉이다.

  따라서 전체 콜레스테롤을 측정해서 전체 심혈관 질환 위험을 평가하는 것은 집 안에 범죄자가 몇 명 있는지 확인하려고 집안 사람 전체가 몇 명인지를 세어보는 꼴이다. 어떤 집은 사람은 많아도 범죄자는 없고, 다른 집은 사람은 적어도 대다수가 범죄자일 수도 있다. 정확하게 범인의 숫자를 알아내려면 **❶ LDL(저밀도지질단백질) 입자의 수, ❷ 염증의 정도(산화 LDL과 hs-CRP)를 파악해야 한다.**

- **장 누수 증후군(leaky gut syndrome)**: 장 누수 증후군이 의학적인 문제로 인식된 것은 수 년 전부터이며, 염증성 질환 및 여러 증후군을 유발하는 주요

18 혈관성 치매는 대개 여러 개의 작은 뇌졸중과 관련이 있다.

원인이다. 사람들은 집에 도둑이나 동물이 들어오지 않도록 보안을 철저하게 한다. 몸도 마찬가지로 문단속이 필요한데, 장부터 시작해야 한다. 이상적으로는 위장관 벽에 tight junction이 있어야 하는데, 이 junction은 음식을 장 안에 머물게 하고, 소화에 의해서 음식 분자들이 분해되고 장 표면 세포들로 운송되어 흡수 과정을 거쳐 혈중으로 유입되게 한다. 그래서 몸 전체로 영양분이 운송되는 것이다.

하지만 장에 구멍이 났다고 가정해보자. 장에 누수가 발생하는 이유는 **글루텐에 민감하거나 살충제, 청량음료나 알코올, 설탕, 가공식품, 보존제와 같은 화학 물질에 노출되거나, 염증, 계속되는 스트레스, 아스피린이나 아세트아미노펜과 같은 약물 때문이다.** 몸 속 혈관으로 유입되는 영양 성분으로는 아미노산 외에도 포도당이나 과당 같은 단순한 형태의 설탕 분자, 비타민 등이 있다.

그런데 간혹 약간 더 큰 분자도 유입된다. 면역 체계는 약간 더 큰 분자를 외부물질로 간주하고, 염증 반응으로 대응한다. 염증은 알츠하이머에 지녱석이기 때문에 약간 큰 단백질 분자가 장에서 빠져 나와 혈관으로 들어가지 않도록 막아야 한다.

장에서 누수가 발생해서 안 되는 또 다른 이유는 박테리아나 유산균 같은 물질이 혈관으로 침입하기 때문이다. 이때도 역시 면역 체계가 대응한다. 유산균은 장 속에 있을 때는 우리에게 유익한 균이지만, 장 이외의 곳에 가게 된다면 면역 체계가 대응하게 되어 계속 낮은 수준의 염증이 일어나는 자가 면역 상태가 된다. 최악의 경우 다발성 경화증, 류머티즘성 관절염, 홍반성 낭창과 같은 자가 면역 질환에 걸린다. 물론 만성 염증은 이러한 자가 면역 질환 이외에도 주요한 **알츠하이머병**을 일으킨다.

- **혈액-뇌관문 누수(Blood-brain barrier breakdown)**: 알츠하이머 환자의 뇌 속에서 발견되는 병원성 박테리아, 바이러스, 곰팡이, 미생물이 계속 증가하고 있다. 잠깐, 뇌 속에 미생물이 있다는 것은 수막염이나 뇌염에 걸렸다는 것일까? 사실 그렇게 간단치가 않다. 급성감염인 수막염과 뇌염은 열전(hot war)과 같이 염증을 유발하는 활동성 감염이다. 또 다른 하나는 뇌 속

의 병원균은 적지만 염증이 서서히 진행하고 적절치 않은 기능을 유도하는 일종의 냉전(cold war) 상태라고 표현할 수 있다.

알츠하이머 같이 감염이 아니라고 생각했던 질병에서 병원균을 발견하는 것은 놀라우면서도 걱정거리가 된다. 포르피로모나스 진지발리스(*Porphyromonas gingivalis, P.gin-givalis*)라는 박테리아는 알츠하이머 환자의 뇌에서 계속 발견되는데, 이는 미생물에 의해 만들어진 단백질의 일종이다. *P.gin-givalis*는 도대체 어디에서 온 것일까? 그건 바로 입이다! 푸소박테리움 뉴클레아툼(*Fusobacterium nucleatum*)과 프레보텔라 인터미디아(*Prevotella intermedia*)를 포함한 다른 구강박테리아 역시 입에서 발견된다.

얼굴과 입술의 신경을 지배하는 3차 신경절 세포 속에 몇 년간 살면서 스트레스를 받거나 햇빛으로 인한 화상에 의해 입술에 발진이 올라오게 되는 단순헤르페스바이러스(HSV-1) 역시 구강 박테리아의 일종이다. HSV-1은 같은 신경을 타고 뇌로 이전하여 알츠하이머를 유발할 수 있는 만성염증(일종의 냉전 상태와 같은 염증) 반응을 계속해서 발생시킨다.

라임병 나선상균, 보렐리아 버그도페리(*Borrelia burgdorferi*) 역시 알츠하이머 환자의 머릿속에서 발견된다. 이는 미국 동서부, 유럽, 중앙아시아, 북아프리카에 서식하는 deer tick진드기가 사람을 물었을 때 진드기 침과 함께 인체에 침투한다. 라임병(Lyme disease)[19] 환자 중 절반 이상은 역시 진드기가 옮기는 에를리히증(Ehrlichiosis), 바베시아(babesiasis), 바르토넬라(*Bartonella*)에 감염된 것을 확인할 수 있다. 알츠하이머 환자의 뇌에서는 또 곰팡이도 흔히 발견된다.

알츠하이머 환자에게서는 초기부터 혈액-뇌관문 문제를 확인할 수 있

19 진드기가 매개하는 세균성 질환. 보통 3단계로 진행되는데 1단계는 피부 발진이 생기는 것으로서 발진이 커져 작은 동전 크기에서 등 전체로 퍼지기도 한다. 발진과 함께 두통, 피로, 오한, 열, 통증 등이 나타난다. 2단계는 균이 신경계에 침범하여 근육이나 골격계 여기저기를 옮겨다니며 나타나는 통증이 특징이며, 현기증이 나기도 하고 숨이 가빠지며 심전도에도 이상이 나타나게 된다. 3단계는 관절염이 주기적으로 반복해서 생기는 것으로 치료를 받지 않은 환자의 20% 정도에서 보이며 일반적으로 진드기에 물린 지 2년 안에 시작된다. 이와 같은 증상은 대부분의 환자에게서 전형적으로 나타나지만 그 차이가 심하다. 일부 환자는 안면마비, 뇌막염, 기억 상실 등의 증상이 나타날 수도 있고 감정 변화가 심하고 집중력이 떨어지는 등 일종의 치매 증상과 유사하게 나타난다.

다. 그뿐만 아니라 코와 부비강과 뇌로 연결되는 통로는 알츠하이머의 결정적인 원인이 된다는 사실이 여러 연구를 통해서 밝혀졌다. 따라서 혈액-뇌관문 상태에 대해서 알아야 한다.

- **독성형 알츠하이머, 그리고 CIRS(만성염증반응증후군)**: 놀랍게도 독성 물질이 알츠하이머의 중요한 원인 중 하나인 것으로 확인되었다. 필자가 과거 의학 공부를 하였을 때 배웠던 독성학으로는 우리가 현재 매일 목격하는 수많은 독성 물질을 이해할 수 없었다. 우리는 독성 물질을 일상생활에서 음식을 통해 먹고, 호흡을 통해 들이마시고, 피부를 통해 흡수하고 있다. 더욱이 전자기기들의 발달이 이루어진 현대 사회의 삶에서 전자파나 방사능의 노출은 피할 수 없다. 게다가 대부분의 독성 물질을 쉽게 감지할 수 없어 피할 수도 없는 상황이다.

하지만 수많은 연구에서 독성 물질이 치매를 유발하는 증거를 제시하고 있다. 데일 브레드슨 박사 팀은 오래 전부터 시냅스[20] 생성과 파괴를 유도하는 신호 사이에 균형을 찾아내고, 화학 물질이 어떻게 이 균형을 깨는지 연구하였다. 즉 시냅스 형성을 막아서 치매를 일으키는 물질과 시냅스를 만들어내서 치매를 막는 물질을 가려내기 위해서 노력했다.

그들은 FDA의 승인을 받은 모든 의약품과 의약품으로 사용될 가능성이 있는 화학 물질을 모두 검사해서 어떻게 신경접합체의 밸런스에 영향을 주는지 조사했다. 부정적인 신호 대신 긍정적인 신호를 발생시켜 기억에 도움이 되는 쪽을 찾기 위해서였다.

그들이 발표한 연구에 따르면 놀랍게도 콜레스테롤 수치를 낮추는 **Statin 약물이 균형을 잘못된 방향으로 유도하는 사실**을 알아냈다. 즉 **Statin 약물이 신경접합체를 파괴하는 네 개의 분자로 분해되어 세포의 소멸을 크게 유도하는 것**이었다. 더욱 흥미로운 사실은 가장 강력한 콜레스테롤 강하제인 세리바스타틴[21]이 세계적으로 50명 이상의 독성 사망과 연관되었

20 두 신경 세포 사이나 신경 세포와 분비 세포, 근육 세포 사이에서 전기적 신경 충격을 전달하는 부위

21 전에는 바이콜이라는 이름으로 판매되었다.

고, 근육 세포를 죽이는 등의 다양한 부작용 때문에 2001년에 시장에서 퇴출당했다는 것이다.

독성형 알츠하이머[22]환자에게 계속해서 발견되는 또 다른 원인은 스타키보트리스(*Stachybotrys*), 페니실리움(*Penicillium*), 아스페르길루스(*Aspergillus*), 카에토미움(*Chaetomium*) 등의 진균독이었다. 그러니까 곰팡이 역시 알츠하이머의 원인이라는 뜻이다. 곰팡이가 알츠하이머를 유발한다는 증거는 계속 확인되고 있으며, 미국에서만 최소 50만 명 이상이 곰팡이로 인해 알츠하이머에 걸린 것으로 추정되고 있다. 뒤에서 설명하겠지만, 가족력이 있을 때는 특히 진균독에 노출되지 않도록 조심해야 한다.

미국의 리치 슈메이커(Ritchie C. Shoemaker) 박사는 오랜 시간 동안 수천 명의 환자를 대상으로 진균독의 영향을 연구했고, 2010년에 출판된 그의 저서 《곰팡이 속에서의 생존(*Surviving Mold*)》에서 상세하게 설명했다. 슈메이커 박사는 CIRS(만성 염증 반응) 증후군을 설명했다. CIRS는 천식, 만성 피로, 섬유근육통[23], 코피, 발전, 가쁜 호흡, 인지 기능 장애, 두통과 같은 다양한 증상으로 나타나며, 모두 자가 면역 체계와 연관된 것으로 추정한다.

이러한 과정을 상세히 설명해보겠다. 근처 건물에서 폭탄이 터졌다고 가정해보자. 범인을 확인하기 전에 일단 응급조치가 시행된다. 응급 구조 인력을 파견하고, 통행금지를 내리며, 시민들에게 일단 밖으로 나오지 말라고 경고한다, 그 다음에 **감시 카메라로 범인**을 찾는다. 선천성 면역 체계가 작동한 것이다. 일단 감염을 막기 위해 모든 세포에 신호를 보낸다, 그 다음에 후천성 면역계라고 불리는 또 다른 면역체가 발동되어, 감염의 원인에 맞는 맞춤형 항체가 분비된다. 일반적으로는 감염이 해결되면 두 자기 면역 체계 모두 통제된다.

그런데 감시 카메라로 범인을 찾지 못한다면 어떻게 되는가? 계속 통행

22 독성형 알츠하이머에 관해서는 뒤에서 상세히 다룰 것이다.

23 근육, 조직, 뼈 등 여러 부분에 통증을 유발하고 유연성을 떨어트린다.

을 금지하고, 경계 태세를 유지해야 한다. CIRS가 바로 이런 경우다. 진균독이나 다른 침입자 때문에 최악의 경우 몇 년 동안이나 면역 체계가 발동했지만 후천성 면역계가 침입자를 확인하지도 못하고, 파괴하지도 못하는 것이다.

그렇다면 감시 카메라가 제대로 작동하는지 어떻게 확인할 수 있을까? 바로 유전자를 제대로 확인해야 한다. 전체 인구의 75%는 제대로 감시 카메라가 작동한다. 하지만 25%는 진균독을 감시하기 위한 카메라가 작동하지 않는다.[24] 그렇게 되면 면역 체계만 계속 남아서 염증을 일으키고, **뇌는 결국 알츠하이머에 걸린다.** 다행히 가장 위험한 진균독인 토리코데신, 오크라톡신 A, 아플라톡신, 글리오톡신은 간단한 소변 검사로 확인할 수 있다.

- **유전**: 유전은 알츠하이머 발병에 강력한 영향을 미친다. 병을 통제하기 위해서는 자신의 유전자와 가족력을 알아야 한다. 예를 들어서 ApoE4 유전자[25]를 가지고 있는지 그렇지 않은지에 따라서 알츠하이머의 예방을 위한 방법이 완전히 달라진다.

알츠하이머병 환자의 직계 가족은 다른 사람에 비해 알츠하이머병에 걸릴 가능성이 2~4배 높고, 직계 가족 내에 2명 이상의 알츠하이머병 환자가 있을 경우, 위험성은 더욱 증가한다. 유전자의 문제로 발생하는 가족성 알츠하이머병을 제외하더라도, 부모나 형제 중 한 사람이 알츠하이머병 환자일 경우에는 위험성이 15~19%, 이란성 쌍둥이가 환자일 경우는 40%, 일란성 쌍둥이가 환자일 경우에는 위험성이 84%에 이른다(ApoE2/ ApoE2, ApoE4/ ApoE3, ApoE3/ ApoE3, ApoE3/ ApoE4, ApoE4/ ApoE4).

사람들은 대부분 유전자 검사를 꺼린다. 내 몸속에 있는 DNA가 가지고 있는 정보를 확인하기 두려운 것은 사실이다. 하지만 유전자 검사는 효율적으로 병을 통제하기 위해서 꼭 필요하다. 유전자를 검사하는 방법에는

24 라임병의 원인인 보렐리아가 확인되지 못하는 경우도 있다.

25 '아포 지단백'이라는 인자로 알츠하이머 유발의 큰 영향을 미침. '알츠하이머' 편에 다시 언급

엑소좀(exome), 23andME 등이 있으며 FDA가 23andME DNA 검사[26] 열 가지를 승인했다. 그 중 하나가 ApoE4 유전자를 평가해 이후 노년기에 알츠하이머에 걸릴 가능성을 평가하는 검사다.

- **에스트로겐**: 에스트로겐은 생리, 임신, 그리고 폐경에 이르는 여성의 일생을 조절하는 여성 호르몬의 하나이다. 에스트로겐은 인체에서 분비되는 가장 강력한 호르몬들 중 하나로서, 300여 개에 이르는 다양한 조직들이 에스트로겐 수용체[27]를 지니고 있다.

인체에서의 에스트로겐은 뇌에서 간장과 뼈에 이르기까지 광범위한 조직과 기관에 영향을 미치는데, 여성에서 특히 자궁, 비뇨기계, 유방, 피부, 그리고 혈관들이 유연성과 정상 상태를 유지하는 데 에스트로겐이 반드시 필요하다. 이러한 에스트로겐은 폐경을 기점으로 최고 75% 이상 감소한다.

에스트로겐은 아세틸콜린 분비에 관여하여 결과적으로 신경 세포를 보호하는 작용을 한다. 쥐에게 에스트로겐을 보충해 주면 아세틸콜린을 합성하는 데 필요한 효소가 증가하는 것을 볼 수 있는데 에스트로겐을 투여받은 쥐들은 그렇지 않은 쥐들에 비해 전기 충격을 잘 피하는 것으로 관찰할 수 있다.

또한 에스트로겐은 신경 성장 인자로 알려진 단백질을 합성하는 데 도움을 준다. 뇌 자체에서 생성되는 신경 성장 인자는 아세틸콜린을 만드는 세포인 콜린성 신경 세포의 기능을 향상시키는데, 쥐의 난소를 제거하여 에스트로겐 분비를 멈추게 하면 신경 성장 인자는 3개월 만에 45% 감소하는 경향을 보인다.

미국의 노년학자인 훨리트 박사는 현재의 연도와 달을 기억하지 못하는 경도에서 중등도의 치매 환자에게 에스트로겐을 투여하였더니 단지 3주 만에 그것들을 기억하였다는 결과를 보고하였는데, 이 여성들은 정신이 더

---

26 부록 14편 검사에 관한 설명 참조

27 수용체는 조직들이 어떠한 물질 자극에 반응을 하도록 만드는 화학적 부위를 말한다.

욱 명료해지고 사회적 행동이 개선되었으며, Southern California대학에서 실시한 대대적인 연구에 의하면, 11년간 은퇴한 노인들을 위한 주택에서 살아온 2,418명의 여성들의 의학적 병력을 조사한 결과, 많은 여성들이 치매와는 관계없는 이유로 에스트로겐을 복용하고 있었다.

그 결과 에스트로겐을 복용한 여성들은 그렇지 않은 여성들에 비해 치매에 걸릴 위험성이 40% 감소하였으며, 더불어 에스트로겐을 오래 복용할수록 위험도는 감소하는 것을 알 수 있었다.

이렇듯 새로운 기억을 지배하는 뇌의 부위는 에스트로겐에 의해 두 가지 측면에서 영향을 받는데, 에스트로겐은 신경 세포 사이의 교통을 증진시키고 이를 통해 정보를 쉽게 전달시킨다. 반대로 **에스트로겐이 결핍되면 신경 성장 인자를 적게 합성하여 콜린성 신경 세포가 줄어들어 학습과 기억력에 있어서 어려움을 겪게 된다.**

여성들은 남성[28]들에 비해 알츠하이머 치매에 걸릴 가능성이 3배 정도 높다고 하는데, 이는 여성들은 폐경이 올 때까지만 제한적으로 에스트로겐을 분비하시만, 남성들의 신체는 **노년기까지도 남성호르몬을 여성호르몬으로 지속적으로 변환시키기 때문에 이로 인해 남성들은 치매가 자연적으로 방지**된다. 그러므로 폐경기 여성에게 에스트로겐을 보충하면 폐경 이후에 수많은 여성들이 경험하는 기억력 저하와 정신 기능 저하가 향상된다.

- **아주 나쁜 불량한 영양상태**: 영양 결핍은 대부분 노인에서 중대한 문제를 일으키는데 그 중에는 **아연의 감소, 비타민 A, 비타민 C, 비타민 D의 결핍들이 산화스트레스를 증가시키고 이러한 산화스트레스가 곧 치매를 발생시키는데 중요한 역할을 한다. 특히 혈중에 있는 homocysteine은 알츠하이머를 일으키는 위험한 요소이다. Homocysteine이 높으면 엽산의 결핍을 가져오고 Vitamin B_{12}의 결핍을 가져온다.** 따라서 양질의 음식을 섭취하는 것이 치매를 막는 중요한 요소이다.

28 혈관성 치매는 반대로 남성에서 위험성이 더 높은데, 이는 뇌졸중의 주요 위험인자인 흡연이나 음주 등이 여성보다 남성에서 더 많기 때문인 것으로 생각되고 있다.

이렇게 다양한 범위에서 다양한 요인들이 치매(알츠하이머 위주)를 유발할 수 있다는 것을 알아보았다. 상기에 언급한 내용은 모두 치매의 주 증상 중에 하나인 인지 기능 장애의 원인과 밀접하다. 인간의 뇌에는 다양한 발병 요소들이 있다. 이런 요인들은 신경접합체를 파괴하는 반응을 보인다.

우리 몸은 항상성(homeosis)이 언제나 유지되고 있다. 즉 어느 한 방향으로 치우치지 않은 균형이 이루어지고 있어서 마치 동양 의학의 음양(陰陽) 이론 같이 그 균형이 깨지지 않게 유지되고 있는데, 이것이 깨지면 질병으로 이어진다. 치매도 마찬가지이다. **신경 세포의 생산과 파괴가 서로 균형이 맞아야 하는데 그렇지 않아 문제가 되는 것이다.** 그러므로 어떤 것으로 인해 이러한 균형이 깨지는지 문제를 확인하고 그 문제가 되는 근본적인 이유를 해결해야 한다.

지금까지 알츠하이머를 발생시키는 요인들에 대해서 알아보았다. 그러면 이러한 요인들이 우리 몸 속에 어떻게 작용을 해서 발병을 일으키는지 알아보고자 한다. 현재까지 알츠하이머가 여러 원인과 요인들로 인하여 발병하는 것은 여러 연구 결과가 임상을 통해 알게 되었지만 정확히 어떠한 물질이 직접적으로 알츠하이머를 유발시키는지는 알려지지 않았다. 현재까지 여러 학자들이 말하는 일반적인 가설들을 다음과 같이 정리해 보았다.

부교감 신경의 감퇴 이론

부교감 신경[29]감퇴이론은 현재 오늘날 알츠하이머라고 진단을 받으면 대부분 처방을 받는 약물인 아리셉트(Aricept)가 있게 한 이론이다. 이 이론은 전반적

29 부교감 신경은 자율신경계 중 하나로 중추신경계 중 뇌간과 천추부위에서 시작되어 전체적인 내장기관, 대부분의 혈관, 심근, 평활근, 샘, 골반 장기와 연결되어 이를 조절하는데 교감신경과 길항작용을 통해 인체의 동적 균형을 유지하게 한다. 이런 기능을 갖고 있는 부교감 신경은 acetylcholine이라는 신경 전달 물질을 통하여 각 기관에 신호를 전달하고 수용한다.

인 치매가 인지 능력이 떨어진다는 현상을 볼 때 신경 세포 간에 신호 전달의 문제를 해결해주면 치매가 치료되지 않을까 하는 생각에서 출발했다.

지금까지 미국식품의약국(FDA)에서 알츠하이머 치료제로 허가를 받은 품목을 살펴보면, 신경 전달 물질의 분해를 막음(Ach-E inhibitors)으로써 acetylcholinc(아세틸콜린)이라는 신경 전달 물질의 양을 증가시켜 효과를 볼 수 있는 약들이 있다.

또한 신경 전달 물질의 수용체가 과도하게 활성화되지 않도록 NMDA receptor antagonist(NMDA 수용체 길항제)[30]과 같은 물질이 중증 알츠하이머 환자들에게 사용된다. 위 두 가지 성분을 혼합한 복합체도 미국식품의약국의 승인을 받은 약물이다.

따라서 **Aricept와 또 다른 acetylcholine-esterase 억제제 약물[31]은 지금 사용되고 일시적인 기억 개선은 가져오지만 4~12개월밖에 효과가 없다는 것이 치료 핵심이다.** 그 이후에는 뇌세포의 파괴를 Aricept가 막지는 못한다. 이 치료제들은 증상의 심화를 늦추어준다고 알려져 있지만 근본 치료를 할 수 있는 치료제라 말할 수는 없다.

아밀로이드 플라크Amyloid plaque 이론

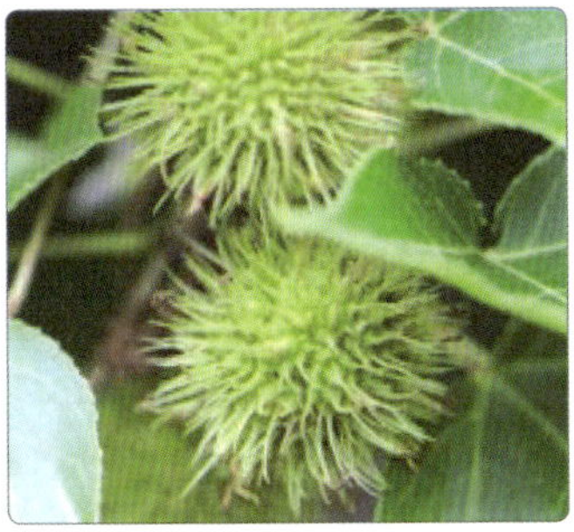

이 이론은 알로이스 알츠하이머 박사가 자신의 치매 환자들의 뇌 속에서 플라크와 tangle을 발견하였는데, 사진과 같이 미국에 서식하는 풍나무의 가시를 닮은 플라크가 주로 beta-amyloid(Aβ)로 만들어져 있어, 이 플라크 덩어리가 치매 환자 뇌의 주 병변으로 여기기

30 이것들의 과도한 활성화는 신경 세포를 죽게 만들기도 한다.

31 암베노늄, 디스티그민, 피리도스티그민, 네오스티그민

시작하였다. 이 amyloid beta가 가지고 있는 기능은 여전히 확인하지 못하고 있지만, 이것은 ❶ 단량체(monomer), ❷ 소중합체(oligomer), 그리고 ❸ 소섬유(fibril)라는 세 가지 형태를 만들 수 있는데, **소중합체만이 신경에 독성을 가지고 있어 알츠하이머를 일으키는 유독한 형태라는 것은 확실한 사실**이다.

그렇다면 이 Aβ를 만드는 분자에 대해서 알아야 할 것이다. Aβ는 아밀로이드 전구체 단백질(amyloid precursor protein, APP)이 프로테아제(secretase)라고 불리는 분자 가위가 분해하는 과정에서 생성이 된다. 자세히 말하자면 'APP가 프로테아제로 인하여 네 개의 펩타이드가 만들어졌느냐?' 아니면 '두 개의 펩타이드로 만들어졌느냐?'에 따라 스위치처럼 우리 몸에 좋은 방향으로 아니면 나쁜 방향으로 흘러가게 된다.

여기서 잠깐! 우리는 APP에 대해서 잘 알고 넘어갈 필요가 있다. 과거에는 APP가 알츠하이머의 주요 악으로 여겨졌지만, APP는 사실 생리적으로 다양한 기능을 하고 있다는 것을 알아야 한다. APP의 기능은 크게 세 가지로 볼 수 있다.

1. 항생제 역할
2. 중금속과 같은 독소와 결합
3. 염증으로부터 보호 작용

따라서 APP가 무조건 나쁘다는 생각을 배제해야 할 것이다. 우리 몸에 있는 물질들은 본래 다 의미가 있다.

계속해서 얘기하면, 먼저 네 개의 펩타이드로 β-secretase에 의해 잘려진 경우에 생성되는 물질은 sAPPβ(APP 베타라 함), Jcasp, C31 그리고 Aβ이다. 이 네 가지 펩타이드 모두 알츠하이머와 관련이 있다. 뇌의 시냅스가 사라지게 하고, 신호 전달을 위해 확장된 뉴런을 쪼그라들게 하며, 뉴런의 자살을 활성화한다.

반면 두 개의 펩타이드로 α-secretase에 의해 잘려진 경우에 생성되는 물질은 sAPPα와 αCTF인데, 이 펩타이드들은 위에 언급된 펩타이드들과 전혀 반대의 기능을 한다. 시냅스를 연결하고, 시냅스가 밖으로 돌출되어 영양을 얻게 하고, 뉴런의 자살을 막는 등 한마디로 알츠하이머를 예방하는 타입의 펩타이드라 볼 수 있다.

α와 β 타입의 secretase의 결정 여부는 netrin-1이라는 분자에 의해 결정이 나는데, 한마디로 좋은 분자(sAPPα와 αCTF)와 결합하면 건강한 뉴런을 생성되게 하며, 나쁜 분자(sAPP, Jcasp, C31 그리고 Aβ)중에 특히 **Aβ와 결합하면 뉴런을 파괴하게** 된다.

게다가 이 Aβ라는 녀석은 APP에게 더 많은 Aβ를 만들도록 유도하여 마치 **광우병의 prion 입자처럼 별다른 유전적인 물질이 없어도 증식하여 결국 Aβ plaque**를 형성하게 되는 것이다.

세포의 칼슘 이온의 항상성 교란을 일으키는 단백질의 독성 형태로 여겨지는 Aβ plaque는 프로그램된 세포 사멸(apoptosis)를 유도한다. 또한 Aβ는 알츠하이머에 걸린 뇌 세포 내의 미토콘드리아에서 선택적으로 증가하고 그것은 또한 **특정 효소의 기능** 및 신경 세포에 의한 **포도당의 사용을 억제한다.**

다양한 염증 과정과 사이토카인 또한 알츠하이머병의 병리에서 역할을 한

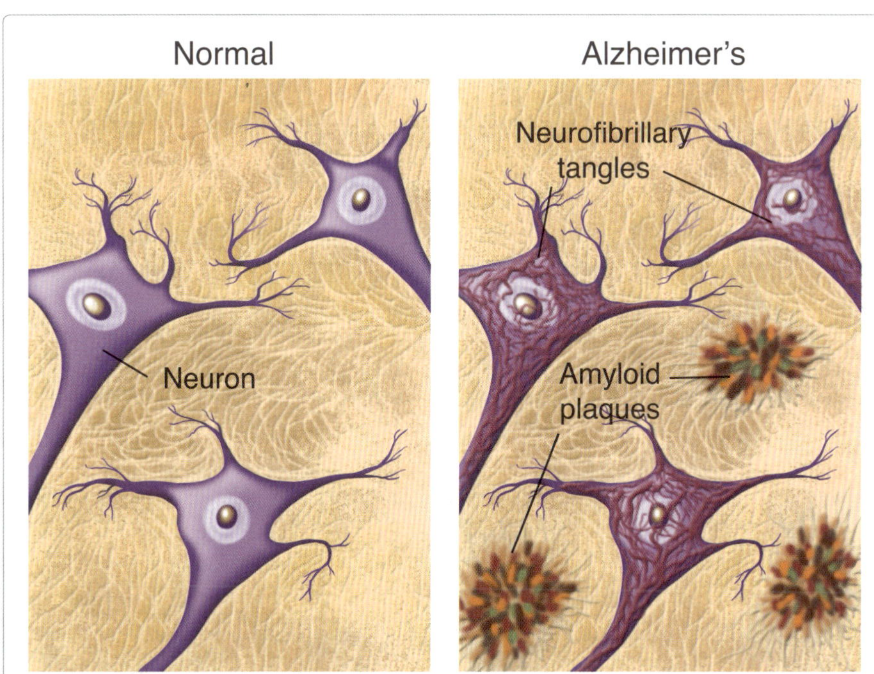

다. 염증은 어느 질병에서나 조직 손상의 일반적인 표지자로, 알츠하이머병에서 조직 손상의 2차적 반응이거나 면역 반응의 표지자일 수 있다. 다른 신경 강화 인자의 분포와 뇌 유래 신경 강화 인자(BDNF)와 같은 신경 강화 인자의 수용체 발현의 변화가 보고되었다.

이러한 기전에 따른 아밀로이드 플라크 이론(Amyloid plaque hypothesis)은 뇌 세포 파괴 과정에서 Aβ의 조각들이 서로 응집되는 것을 말하며 이런 amyloid 설은 몇 가지 실험적 치료 사례가 있다.

처음에는 Aβ protein에 대한 항체를 만들어내어 뇌로부터 Aβ plaque를 제거한 노력이 있었다가 그 다음에는 조기에 백신을 처치함으로써 plaque를 성공적으로 감퇴시켜 정신 기능을 호전시키는 결과를 실험용 쥐에서 보였지만, 그러나 이러한 항체 실험은 인간에 있어서 심각한 부작용으로 실패에 이르렀다.

다른 백신이 2009년에 Aβ plaque를 제거하기 위해서 80명의 지원자에게 시도되었고, 이러한 백신 사용이 지원자에게서 plaque가 완벽하게 제거되는 것으로 나타났다.

얼마 전에 어느 유명한 P 제약 회사에서는 소중합체 형태의 베타아밀로이드에만 결합하는 물질 개발을 연구전략으로 삼아 신약을 개발하였지만, 부작용과 함께 유의성이 있는 효과를 보이지 않은 결과가 나타났다. 이것은 단순

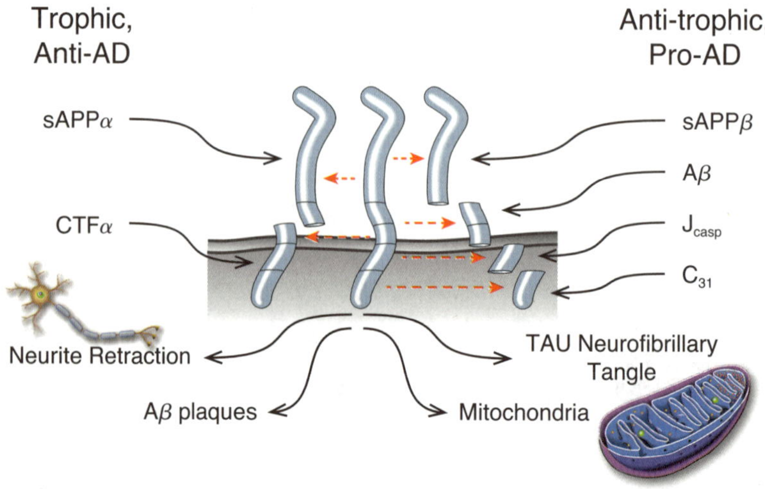

히 Aβ plaque혹은 Aβ의 제거가 질병 진행 과정에서 중요한 영향을 미칠 수는 있지만 그것만이 전부가 아닌 사실을 알 수 있는 대목이다.

타우 단백질Tau protein 이론

비슷한 관점에서 임상에 많이 사용되는 약물은 타우 단백질(tau protein)을 타깃으로 삼고 있는 이론이다. 이 타우 단백질은 원래는 뇌세포의 뇌부구조를 안정시키는데 도움이 되는 단백질이다.

타우 단백질은 신경 세포가 축삭(axon)을 구성하여 먼 거리의 신경 세포에 자극을 전달할 수 있도록 **축삭의 안쪽에 생성되는 미세소관(microtubule, 단백질의 이동 통로)을 단단히 잡아주는 역할**을 한다. 하지만 타우 단백질이 과하게 인산화되면 안정적인 미세소관을 유지하지 못하며 축삭 역시 끊어지고 신경 세포가 퇴행하고 사멸한다.

흥미로운 점은 타우 엉킴(tau tangle)이 퍼지는 현상은 물감이 퍼지듯 한 곳에서 시작해 그 주변으로, 더 먼 곳으로 영향이 펴져나가는 식이 아니라 서로 떨어진 부분에서 타우 엉킴의 영향이 나타난다는 것이다. 다시 말해서 내후각 피질에서 쌓이기 시작한 다우 엉킴은 **해마를 거쳐서 뇌피질에 퍼지는데,** 이러한 현상이 나타나는 위치들이 알츠하이머 병리 증상의 기준이 되는 **브라카 스테이지(Braak stage)와 일치한다.** 그렇기 때문에 '타우엉킴을 제거함으로써 알츠하이머 증상을 완화, 억제, 제거할 수 있지 않을까' 하는, 다우 엉킴을 타깃으로 한 연구의 가설이 만들어졌다.

타우 엉킴이 신경 세포 말단의 시냅스 사이에서 전파되는 것을 방지하기 위해 여러 작동 양식의 약물들이 개발 중에 있는데, 그 중 가장 흥미로운 것이 바로 **오-글렉넥(O-GlcNAc)**이라고 불리는, **당과 타우 엉킴의 상관관계에서 나온 접근법이다.** 타우 엉킴은 타우 단백질이 과다하게 인산화되어 나타나는 현상인데, 단백질에서 특정한 아미노산의 가지에만 인산화가 이뤄진다.

위에서 언급한 오-글렉넥이라는 당이 단백질에 붙었다 떨어지는 과정이

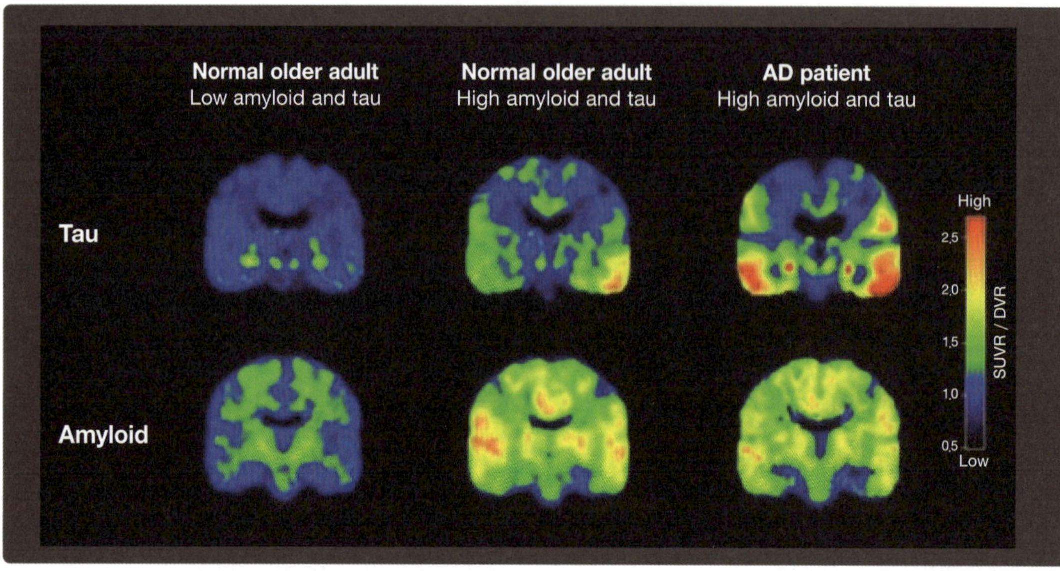

두 효소(O-GlcNAc transferase, O-GlcNAcase)에 의해 조절되는데, 그 당이 붙는 위치가 **타우에서 인산화되는 위치와 정확히 일치하는 것**이다. 따라서 오-글렉넥이 계속 타우 단백질에 붙어 있는다면, 타우 단백질의 인산화를 막을 수 있고, 그 결과 타우 엉킴을 막을 수 있기 때문에 단백질에서 **오-글렉넥을 떨어뜨리는 효소(O-GlcNAcase)의 작용을 막는 저해제**를 만든다면 알츠하이머 치료제가 될 수 있다고 생각하여 심도 깊은 연구가 진행 중에 있다.

염증설

2004년도에 Scripps 연구소에서는 만성염증이 알츠하이머의 주요 병인이라고 발표하였다. 쥐를 이용한 연구에서 염증이 치매 발병을 일으켜서 인지 기능에 감퇴를 가져온다고 발표하였다. 특히 염증 변화는 단백질 변화를 가져왔는데, Scripps이론은 **염증에 의해서 amyloid 단백질이 변형**이 되고 이러한 것들이 축적되고 변형되어서 치매의 **원인이 되는 plaque가** 되는 것으로 보고하였다.

과학자들은 항염증약물을 치매 환자에게 시도함으로써 치매 발생률을 실제로 낮추는 것으로 보고하였고 이러한 약물의 보호 기능을 분자기전으로 증명하기도 하였다. 그러나 영장류에서는 이러한 설이 확진되지는 못하였고 치매의 예방에 항염증치료가 유효하다고 믿고 있다.

산화 스트레스

뇌는 혈류 중단에 민감하게 반응하며, 신경 세포 재생이나 신경교세포 재생의 자극을 받아도 **뇌세포 재생**이 제한되어 있으며, 노화에 민감하고 포화지방산에 손상받기 쉬운 조직이다. 작은 결핍이 큰 신경 손상 결과를 초래하기도 한다. **과도한 산화스트레스(free radicals)**가 치매의 원인이라는 상당한 증거가 발견되었다.

이 **Oxidative free radicals**는 체내에서 박테리아를 죽이는 멸균 효과 및 당을 에너지로 만드는 등의 중요한 기능을 한다. 그러나 오래된 과다한 양의 유리기는 뇌세포를 죽이게 된다. 이런 유리기는 육체적 손상, 박테리아, 바이러스, 염증, 중금속 그리고 핵 방사선 조사에 의하여 발생하게 되는데, 이 항산화 물질이 이러한 유리기로부터 뇌세포를 보호하는 것으로부터 많은 양일 때에는 뇌세포 자체를 죽이기도 하는 것이다.

산화 물질(ROS: NOx, Complex I, p450s, neurotrophic factor withdrawal)을 가지고 있고 환원 작용이 강한 **Catalytic iron, Monoamines의 자가 산화, Glutamate excitotoxicity, Mitochondria의 catalase 결핍, 신경소교세포 같은 면역 세포들**이 ROS 및 Cytokines 등을 생성해내는 등 뇌세포가 산화에 의해서 심한 손상을 입게 된다.

A. 건강한 사람의 뇌는 이러한 뇌혈관관문(blood brain barrier, BBB)이 **독물의 유입을 감소시키는 기능**이 있으며

B. 뇌에서 다수의 유리기(free radicals)에 대항하여 **항산화 보호 기능**을 갖게 된다.

C. 만약에 유리기가 과다하면 **뇌세포가 사멸되는 신경 변성**이 일어나게 되는데, 여러 개의 항산화 치료에는 **Vitamin E, Selenium, Coenzyme Q10 병용요법, Glutathione 그리고 Lipoic acid 등**이 있다.

이러한 치료들로 치매 환자의 **수명이 늘어나는 임상 결과**는 있지만 뇌세포의 사멸을 중지시키는 능력은 보이지 않았다.

금속 대사 장애설

다수의 연구 결과 치매의 발병원인이 미량의 금속 불균형이라는 발표가 있었다. 호주의 의사인 Ashley Bush는 구리 중독이 뇌에서 Aβ단백질을 증가시킨다는 것을 발견했고, 구리와 철분이 사람 뇌에서 유리기의 주요한 인자가 되며, Aβ 내에서 구리의 농도가 높아진다는 것을 보고하였다. 메탈로티오네인(Metallothionein)[32]과 Cu/Zn SOD가 구리 유리기로부터 뇌를 보호한다.

그러나 메탈로티오네인과 Cu/Zn SOD는 치매 뇌에서 결손이 되어있기 때문에 다량의 구리 농도는 치매 뇌에서 **Aβ의 제거를 방해**하는 것이다. 그러므로 구리의 결핍이나 과량의 존재가 뇌에 해로우며 따라서 구리의 항상성적 조절(homeostatic regulation)이 중요하다.

이렇게 현재까지 많은 학자들의 연구와 이론에 따른 일반적인 알츠하이머의 발병 이론에 대해서 알아보았다. 상당히 수긍되는 이론이지만, 만일 이러한 이론이 주된 이론이었다면 알츠하이머를 포함한 큰 범위의 치매라는 병이 치료 불가한 병이 이미 아니었을 것이라 생각한다.

데일 브레드슨 박사 팀에서 제시한 해결해야 할 다양한 요소는 필자가 생각하는 치매를 해결하기 위하여 접근해야 할 물질들이 야기하는 증상과 상당

---

32 1. 오염 금속에 대한 방어기능
2. 금속 결합 단백질(Thionein)과 결합하여 형성
3. 중금속에 의해서 유도 합성되는 단백질 → 중금속의 생체 내 이행, 체내 축적, 독성 경감

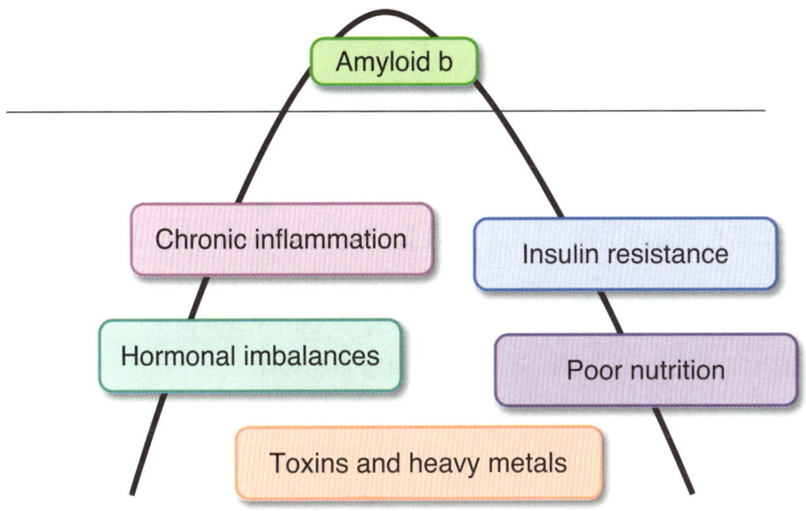

히 흡사하며, 이미 다양한 이론을 통한 해결요소들이 있지만 여기에서 더 나아가 지금부터 언급하는 여러 요소를 모두 제어한다면 (이상적이지만) 치매라는 병이 언젠가 해결되지 않을까 생각한다. 이 다양한 요소는 기존에 우리가 알고 있던 제어해야 할 요소들보다 광범위하면서도 상당히 중요하다고 본다.

다양하고 중요한 요소

- APPβ 분열 감소
- γ-분열 감소
- α-분열 증가
- 카스파제-6 분열 감소
- 카스파제-3 분열 감소
- 아밀로이드 베타 올리고머화 예방
- 네프릴리신 증가
- IDE (인슐린분해 효소) 증가
- Aβ 소교세포 청소 증가
- 자가포식 증가
- BDNF (뇌신경 성장 인자) 증가
- NGF (신경생장인자) 증가
- 네트린-1 증가
- ADNP (활동의존신경 보호단백질) 증가
- VIP (혈관활성성장펩타이드) 증가
- 호모 시스테인 감소
- PP2A (단백질포스파타아제2A) 활동 증가
- 타우 단백질 감소
- 식균계수 증가
- 인슐린 저항 증가
- 랩틴 민감성 개선
- 축색 원형질 수송 개선
- 미토콘드리아 기능 개선
- 산화 스트레스 축소 및 ROS (활성산소종) 생산 최적화
- 콜린성 신경 전달체계 개선

- 시냅스 생성 신호 증가
- 시냅스 분해 신호 감소
- LTP (장기강화작용) 최적화
- 에스트라디올 최적화
- 프로게스테론 최적화
- 에스트라디올 대 프로게스테론 비율 최적화
- 유리 T3 호르몬 최적화
- 유리 T4 호르몬 최적화
- TSH (갑상선 자극 호르몬) 최적화
- 프로그네놀론 최적화
- 테스토스테론 최적화
- 코티졸 최적화
- DHEA (디하이드로에피안드로스테론) 최적화
- 인슐린 기초분비와 신호 최적화
- PPAR-γ (페록시좀) 증식인자 활성화 수용체 감마) 활성화
- 염증 감소
- 해독 개선
- 혈행 개선
- cAMP (고리형 아데노신 1 인산) 증가
- 글루타치온 증가
- 시냅스 구성요소 제공
- 모든 금속의 최적화
- GABA (감마 아미노낙산) 증가
- 비타민 D 신호 증가
- SirT1 (휴지정보조절자 T1) 증가
- NF-κb (핵 전사 인자) 감소
- 말단 소체 길이 확장
- 아교세포 흉터 형성 감소
- 줄기세포가 관여하는 두뇌 회복 개선

이렇게 개선해야 할 주요 요소들에 언급해 보았다. 물론 이 목록이 전부는 아닐 것이다. 이렇게 다양한 요소들을 한꺼번에 한 가지의 약물이나 방법으로 제어하고 치료하는 것은 어려울 것이다.

그렇지만 이러한 요소들 중에 동시에 여러 방법을 이용하여 제어할 수 있다면 지금보다 치매 치료의 질이 나아질 수 있을 것이라 보며, 그 여러 방법 중에 ReCODE(Reversal of Cognitive Decline)란 프로그램은 필수불가결한 것이라 생각된다. 약물과 함께 ReCODE란 프로그램을 병행하면 지금까지의 치매 치료와 다른 결과를 보이지 않을까?

05 어떤 증상을 치매라 하지?

치매라는 질병은 우리가 감기에 걸렸을 때 전형적으로 나타나는 증상들, 예를 들면 오한, 발열, 기침, 코 막힘 등처럼 평소에 잘 일어나지 않았던 증상들이 드러나서 쉽게 알아차릴 정도의 증상을 보이지 않는다.

초기에는 정말 일반인들과 구별이 가지 않을 정도로 나타나는 증상이 미비하고, 아니 심지어 일반인들도 간혹 너무 바쁘다거나, 충분한 수면을 취하지 못했을 때 생길 수 있는 정신적 사고 장애로 인하여 나타나는 증상들이기에 정확히 치매가 발생하는 전조증상에 대한 뚜렷한 정의가 보이지 않는다. 그러면 치매의 증상은 어떠한 것들이 있는지 하나씩 알아보도록 하자.

치매 증상의 A, B, C

- ADL (activities of daily living)

  식사, 용변, 목욕, 옷 입기, 거동, 전화, 장보기, 음식, 세탁, 돈 관리 등에 정상적 수행이 어려우며 교통수단 이용이 힘든 상태이다.

- Behavior
  망상, 환각, 우울, 불안, 초조, 배회, 불면, 거부, 흥분 등의 행동 장애를 보인다.
- Cognition
  기억력, 지남력, 언어 능력, 시공간 능력, 실행 및 실인증, 집행 기능, 판단력 등의 장애 및 문제 해결 능력에 지장이 있다.

인지적 장애 증상

❶ 기억력 장애

초기에는 새로운 것을 잘 기억하지 못하지만, 진행할수록 오래된 것도 망각하게 된다. 많은 사람들이 흔히 하는 **치매에 대한 오해 중 하나가, 옛날 일을 잘 기억하고 있으면 기억력이 괜찮은 것이므로 치매가 아니라고 생각하는 것**이다. 오래된 일은 치매 중기에 이르러서야 손상되기 시작하므로 옛날 일을 기억하고 있다고 해도 **최근 일에 대한 기억이 현저히 저하되었다면** 얼마든지 **치매일 가능성**이 있다.

기억력은 일화 기억(Episode memory)과 의미 기억(Semantic memory)으로 나눌 수 있으며 치매에서는 초기부터 두 가지 모두 장애를 보이는 경우가 대부분이며, 일화 기억이 가장 이른 시기에 장애를 보이기 시작하는 것으로 추정하고 있다.

• 일화 기억 Episode memory

새로운 문맥의 정보를 배우고 기억하는 능력을 말한다. 임상적으로 기억을 통합하고 오래 기억하는 것에 어려움을 호소하며 빨리 잊어버리는 증상을 보인다. 단어들의 목록을 기억하게 하거나 짧은 이야기 또는 기하학적인 모양을 기억하게 하는 방법으로 평가할 수 있다.

● **의미 기억** Semantic memory

문화적으로 공감된 단어, 개념, 기호, 규칙과 그에 관련된 것들에 대한 일반적인 지식에 대한 장기적인 기억을 말한다. 교통수단-버스와 교통수단-당근의 연결을 가려낼 수 있는 능력 등을 평가할 수 있다.

❷ 지남력 장애

시간, 장소, 사람에 관한 파악력이 저하되는 것으로 일반적으로 시간에 대한 장애가 먼저 나타나 날짜 관념이 흐려지기 시작하고 점차 진행되면 계절이나 밤낮도 구분하지 못하게 된다.

장소에 대한 파악력이 흐려지게 되면 늘 다니던 길도 헷갈리게 되어 길을 잃는 일이 생기며, 나중에는 집 안에서도 방이나 화장실을 구분해서 찾아가지 못하게 된다.

치매가 상당히 진행된 다음에야 사람에 대한 지남력이 손상되는데, 심하지 않을 때는 가끔씩 만나는 사람을 알아보지 못하다가 말기에 이르게 되면 자신의 자녀나 배우자와 같이 매우 가까운 사람도 알아보지 못하게 된다.

❸ 언어 장애

말을 표현하는 능력이나 이해하는 능력이 점차 감퇴되는 것으로, 초기에는 적절한 단어를 떠올리지 못해 말문이 막히는 정도의 증상을 보이다가, 점차 다른 사람이 하는 말을 제대로 이해하지 못해 엉뚱한 대답을 하거나, 횡설수설하기도 하며 말기에 이르면 아예 표현력을 상실하여 함구증 상태가 되기도 한다.

❹ 기타 고등 인지 기능

치매에 걸리면 판단력, 추상적 사고력, 실행 능력, 공간 구성력 및 지각력, 계산력 등 다양한 고등 인지 기능들이 손상되는데, 치매의 종류나 심각도에 따라 다양한 양상으로 나타난다.

정신 행동 증상

치매 환자 자신이나 환자를 돌보는 가족을 고통스럽게 만들어, 병원이나 요양 시설 등의 입소에 이르게 하는 것은 기억력 감퇴와 같은 인지 기능 장애가 아니라, 다양한 형태의 비인지적 문제 행동 증상들이다.

이러한 증상들은 초기보다는 중기 이후에 빈번하게 나타나다가 와상 상태[33]에 가까울 정도로 기력이 저하되는 단계에 이르면 오히려 줄어드는 경향을 보인다. 그런데 이러한 증상들 중 상당수는 정신과적 약물치료를 통해 상당 부분 개선될 수 있다.

'파페즈 회로'는 이성과 감정을 통제하는 대뇌피질과 변연계를 말하는데, 다시 말하면 **대뇌피질의 경험은 해마로 투사**되고 이어서 뇌궁을 통해 전달받은 **시상하부는 감정표현을 통제**하게 된다. 또한 해마를 통해 처리된 정보는 시상하부뿐 아니라 변연계의 일부인 편도체로 보내져 **다양한 감정이 입혀지고 관련된 대뇌피질에 저장**이 된다.

치매는 바로 이러한 회로가 다양한 원인으로 인하여 손상이 가게 되어 **이성적 판단, 감정적 판단에 큰 장애를 미치게 되어 정신 행동 이상 증상이 나타나게** 되는 것이다.

❶ 망상

망상 중에서 가장 흔한 형태는 자신의 물건을 누군가 훔쳐갔다는 내용의 도둑망상이다. 그 밖에도 누군가 자신을 해치려 하거나, 버리려 한다는 내용의 피해망상, 간병인이 사기꾼이라는 내용의 망상, 배우자가 부정한 짓을 했다고 믿는 부정망상 등 다양한 형태의 망상이 출현할 수 있다. 이러한 망상으로 인해 난폭 행동이나 우울, 불안, 초조 행동이 유발되기도 한다.

---

33 일주일에 4일 이상, 하루 22시간 이상을 침대에서 누워서 지내는 경우를 말함

❷ 환각

환각이란 실제로 존재하지 않는 것을 마치 있는 것처럼 느끼는 것이다. 치매에서 가장 흔한 환각은 환시이고, 환청도 비교적 자주 나타난다. 그 밖에 드물긴 하지만 촉각이나 후각, 미각 등에서도 환각이 일어나기도 한다. 이러한 환각 증세도 망상의 경우와 마찬가지로 난폭행동이나 초조 행동을 유발하는 요인이 될 수 있다.

❸ 오인

환각과는 달리 실제로 존재하는 것을 실제와는 다르게 인지하는 것을 말한다. 가장 전형적인 예로는 거울에 비친 자신의 모습을 보고서 마치 다른 사람을 대하듯이 행동하거나, 텔레비전에 나온 인물의 영상을 보고서 마치 자신 앞에 실제로 존재하는 사람을 대하는 것처럼 반응하는 것 등을 들 수 있다. 이 밖에도 방에 놓여있는 베개를 자신의 아기인 것처럼 다루는 행동과 같이 물건에 대한 오인도 나타날 수 있다.

❹ 우울증

치매 환자에게 나타나는 우울증은 일반 노인에게 나타나는 것과 같은 형태로 나타날 수 있다. 즉 잠깐 동안 나타나는 경미한 우울감에서부터 극단적인 허무감, 비관적 사고, 죽음에 대한 집착, 의욕이나 즐거움 상실, 식욕 상실 및 체중 감소, 초조감, 죄책감, 울음 등을 보이는 주요 우울증까지 다양한 양상으로 나타나며, 환자 자신의 심적 고통과 함께 치료나 재활에 대한 거부적 태도, 식사 거부 등의 문제로 이어져 예후에 부정적인 영향을 미칠 수 있다.

초기 치매 환자의 경우 자신의 지적 능력이 점차 저하되고 있다는 것을 스스로 인식하면서 심리적인 반응으로 우울감을 겪게 되기도 하지만, 치매 자체로 인한 뇌 손상이나 동반되는 신체 질환 등 기질적 요인이 원인이 되어 나타나는 경우가 더욱 많다.

❺ 불안 증세

망상과 관련된 걱정, 주변 상황이 파악되지 않는 데 따른 막연한 불안, 특정 대상에 대한 공포 반응, 공황발작, 긴장되어 보이는 얼굴표정이나 몸가짐 등 다양한 양상으로 불안 증세가 나타날 수 있다.

❻ 초조 행동

초조 행동이란 사회적으로 부적절한 언어(또는 음성) 및 신체 활동을 총칭하는 용어이다. 넓은 의미에서의 초조 행동에는 공격적 행동이 포함되나, 공격적 행동을 따로 구분하는 경우도 있다.

언어적 또는 물리적인 공격행동 이외에 초조 행동에 속하는 것들로는 명백한 이유 없이 방황하면서 돌아다니는 **'배회 행동'**과 무의미해 보이는 부적절한 동작의 반복, 안절부절못하면서 왔다 갔다하는 행동, 동일한 문장이나 질문, 불평 등을 되풀이하는 것 등의 **'반복 행동'**이 있다. 초조 행동들은 여러 가지 선행 요인에 의해 유발되거나 악화되는 경향을 보이다.

그 중 대표적인 유발 요인이 앞서 언급한 망상, 환청 등 정신병적 증상이며, 그 외에도 신체적 통증, 급성 신체질환, 미숙한 간병 등이 흔히 선행 요인으로 작용한다.

또 한가지 중요한 요인이 간병인의 심한 피로 상태이다. 피로 상태는 우울증, 졸림, 불안, 화남, 인내력의 상실 등으로 나타나는데 이러한 간병인의 상태가 바로 환자의 초조 및 공격 행동의 발생이나 악화에 영향을 주게 된다.

❼ 성격 변화

치매 환자가 성격의 변화를 보이는 경우는 드물지 않다. 가장 흔한 경우는 활동이 이전에 비해 위축되고, 소극적 수동적인 자세를 나타내며, 원래 즐겨 하던 취미활동이나 집안 대소사에 대해 무관심, 무감동해지는 등의 변화를 나타내는 것이다. 그 밖에 병에 걸리기 전과는 달리 쉽게 짜증이나 화를 내거나, 이기적인 성격으로 변하기도 한다.

이러한 성격 변화는 다른 치매 증상들이 분명해지기 이전부터 나타날 수 있으며, 특히 **전두엽성 치매와 같은 경우에는 기억력 감퇴가 두드러지기 훨씬 이전에 심한 성격 변화가 나타나게 된다.** 따라서, 노인에게서 이러한 성격 변화가 두드러지게 나타날 때 치매가 시작되는 것은 아닌지 관심을 가져야 한다.

❽ 수면의 변화

정상 노인에게도 노화 과정의 일부로서 총 수면 시간의 감소나 수면 중에 깨는 횟수의 증가 등의 변화가 나타날 수 있으나 치매 환자에서의 수면 변화는 이보다 훨씬 더 극심한 형태를 띠는 경우가 많다. **치매와 관련된 수면 장애**로는 **심한 불면증** 및 이에 동반되어 나타나는 **초조 행동, 수면주기의 변화, 착란 상태** 등이 있으며, 이러한 수면 장애는 간병인을 지치게 만드는 주요 요인 중의 한가지이다.

❾ 식욕의 변화

많은 환자들이 치매의 진행과 함께 식욕이나 음식 기호도의 변화를 보인다. 이러한 변화로 인해 영양상태나 체중의 심각한 변화가 초래되기도 한다.

❿ 성욕의 변화

드물긴 하지만 일부 환자에게서 언어적 혹은 신체적인 성적 표현을 노골적으로 하거나, 다른 사람이 있는 데서 자위행위를 하는 등과 항진된 성적 행동을 나타내는 경우가 있다.

치매의 행동 증상: 행동 및 정신심리적 증상(BSPD[34]), 신경정신병적 증상(NPS[35])

환청, 망상, 우울 및 불안 증상, 불면증, 흥분, 난폭, 배회 등의 행동 증상을 보이고, 이런 행동 증상은 치매 진단에 절대적인 것은 아니지만 흔한 증상이다. 이것은 인지 장애 기능으로 인한 일상생활의 수행 장애보다 더 위험하고 생활에 불편을 주는 증상으로 질병의 진행에 영향을 주고 환자, 가족, 사회에 심각한 문제를 일으킨다. 그러나 다른 증상보다 치료에 효과적 반응을 한다.

단계(Stage)	특징
1. 인지 장애 없음 (No cognitive decline)	**일상적으로 정상** 환자는 기억 장애를 호소하지 않고, 면담에서도 기억 장애가 나타나지 않음.
2. 매우 경미한 인지 장애 (Very mild cognitive decline)	**망각기 (phase of forgetfulness)** 이 단계에서 가장 흔하게 호소하는 양상은 • 자주 쓰는 물건을 어디에 두었는지 기억이 나지 않음. • 전부터 잘 알고 있던 사람의 이름이 기억나지 않음. 임상 면담상 기억 장애의 객관적인 증거는 없고, 직장이나 사회 생활에 문제도 드러나지 않음. 환자는 이러한 자신의 증상에 적절한 관심을 보임.
3. 경미한 인지 장애 (Mild cognitive decline)	**분명한 기억 장애를 보이는 가장 초기 단계 (earliest clear cut clinical deficit)** 숙련된 임상가의 자세한 면담에 의해서만 객관적인 기억 장애가 관찰되는 단계로 집중력 저하가 두드러질 수 있음. 흔히 보이는 양상은 • 금방 소개 받은 사람의 이름을 기억하기 어렵고, 책을 읽어도 전에 비하여 기억하는 내용이 없음. • 단어나 이름을 금방 떠올리지 못해 가족이나 친구들이 알아차리기도 함. • 귀중품을 엉뚱한 곳에 두거나 잃어버릴 수 있으며 처음 가는 낯선 곳에서는 길을 완전히 잃어버리기도 함. • 종종 환자는 이러한 사실을 부인하며, 약간의 불안을 보이기도 함. 특히 과거에는 가능했던 직업적, 사회적 기능을 기능 저하 상태에서 수행해야 하는 상황에서 처하면 환자는 불안이 더욱 두드러짐.

34 *Behavioral and psychological symptoms of dementia*

35 *Neuropsychiatric symptoms*

단계(Stage)	특징
4. 중증도의 인지 장애 (Moderate cognitive decline)	**혼동이 심해진 단계 (late confusional phase)** 주의 깊게 면담할 때 분명한 인지 장애가 관찰됨. • 생활 중 최근 일들과 현재 벌어지는 세상사에 관한 지식이 감소함. • 자세한 면담에서는 과거 기억을 못할 수 있음. • 순차적 빼기(serial subtractions)에서 집중력 장애가 관찰됨. • 혼자서 여행하는 것과 금전 관리에 어려움을 보임. • 더 이상 복잡한 일을 효율적이고 정확하게 수행할 수 없음. • 자신의 문제를 부정하는 것이 흔하고, 감정이 둔화되고 도전적 상황을 회피하는 경향을 보임. 그러나 대개 시간이나 사람에 대한 지남력, 아는 사람과 낯선 사람을 구분하는 능력과 익숙한 길을 다니는 능력에는 장애가 없음.
5. 초기 심한 인지 장애 (Moderately severe cognitive decline)	**초기 치매 단계 (early dementia)** 이 단계에서는 일부 다른 사람의 도움이 반드시 필요함. 주된 양상은 • 자신의 현재 삶과 관련된 중요한 것들을 기억하지 못함. (ex. 집 주소나 전화번호, 손자와 같은 가까운 가족의 이름 또는 자신의 출신 학교 이름을 기억하지 못함) • 흔히 시간(날짜, 요일, 계절 등)이나 장소에 대한 일부 기억을 하지 못함. • 고등교육(well educated)을 받은 사람이 40에서 4씩 또는 20에서 2씩 거꾸로 빼는 것을 하지 못하기도 함. 그러나 다음 영역은 유지되고 있음. • 자신이나 타인에 관한 중요한 사실을 알고 있음. • 자신의 이름을 기억하며, 대개는 배우자와 자녀의 이름도 알고 있음. • 화장실 사용이나 식사에 도움을 필요로 하지는 않으나, 시기 적절한 옷을 선택하지 못하고 간혹 옷 입는 방법을 잊기도 함.
6. 심한 인지 장애 (Severe cognitive decline)	**중증도의 치매 장애 (middle phase of dementia)** • 종종 환자는 자신이 전적으로 의존하고 있는 배우자의 이름을 잊음. • 최근의 사건들이나 경험들을 거의 기억하지 못함. • 과거 기억은 일부 기억하나 매우 피상적임. • 일반적으로 주변 상황, 연도, 계절을 알지 못함. • 1부터 10까지 혹은 거꾸로 세는 데 어려움이 있을 수 있음. 일상생활(ADL)에 상당한 도움이 필요함. (ex. 대소변 실금) • 외출 시 도움이 필요하나 때때로 익숙한 곳에 혼자 가기도 함. • 낮과 밤의 시간 판단의 혼란. • 성격 및 감정의 변화가 나타나고 기복이 심함 (ex. ❶ 망상적 행동(배우자가 부정하다고 믿음, 주위에 마치 사람이 있는 것처럼 얘기하거나 거울에 비친 자신과 얘기함) ❷ 강박적 증상(단순히 바닥을 계속 쓸어 내리는 현상) ❸ 불안증, 초조, 심지어 과거에 없었던 난폭한 행동. ❹ 인지적 의지 상실증(cognitive abulia)). 즉 목적을 두고 행동을 결정할 만큼 충분한 사고 능력이 없기 때문에 나타나는 의지의 상실임. 그러나 거의 항상 자신의 이름은 기억하며, 잘 아는 사람과 낯선 사람의 구분은 대개 가능함.

단계(Stage)	특징
7. 아주 심한 인지 장애 (Very severe cognitive decline)	치매 말기 (late dementia) • 모든 언어 능력이 상실되어 말을 하지 못하고 웅얼거리는 정도임. • 요실금이 있고 화장실 사용과 식사에도 도움이 필요함. • 기본적인 정신 운동 능력(psychomotor skills)이 상실됨(ex. 걷기 불가능). • 뇌는 더 이상 신체에 적절한 전달을 하지 못하는 것처럼 보임. • 전반적인 피질성 또는 국소적 신경학적 징후나 증상들이 나타남.

치매가 의심되는 대표 증상 10가지

- 최근에 본인이 무엇을 했는지 잘 기억나지 않는다.
- 물건이나 사람의 이름이 떠오르지 않아 단어 표현이 어렵다.
- 이유 없이 화가 나거나 갑자기 우울해진다.
- 움직이거나 속옷을 갈아입는 것조차 싫을 정도로 매사가 귀찮고 힘들다.
- 냄새를 잘 못 맡고[36](후각), 다른 사람의 말이 잘 안 들린다(청각).
- 주변에서 "요즘 무슨 일 있느냐?"는 얘기를 들을 정도로 멍해질 때가 많다.
- 거스름 돈 같은 간단한 물건 값 계산이 안 돼 장보기 힘들고, 지갑에는 잔돈이 쌓인다.
- 잠이 안 올 정도로 불안하고 잠꼬대가 심하다.
- 늘 다니던 길이 낯설거나 길을 잃고 헤매기도 한다.
- 이유 없이 체중이 빠진다.

이러한 치매가 발생되는 주요 병태생리적 기전에는 ❶ 뇌의 신경 조직 손상 ❷ 뇌 신경조직 압박 ❸ 전반적인 염증성 과정 ❹ 생화학적 환경 변화 등이 있다.

36 치매의 초기 증상 중 하나

1) 뇌의 신경조직 손상

치매에서 보이는 여러 증상들은 질환에 따라, 또 진행 정도에 따라 달리 나타난다. 이러한 다양한 임상 양상은 첫째로 손상된 부위의 많고 적음과 둘째로 특정 부위의 손상 여부에 의해 나타나는 것으로 추정되고 있다. 치매에서 보이는 인지 기능 장애를 일으키는 정확한 부위는 아직 확실하지 않다. 그러나 지금까지 연구된 치매에서 나타나는 증상과 연관된 특정 부위는 다음과 같이 요약해 볼 수 있다.

- 기억 저장 능력 장애: 간뇌, 측두엽, 기타 대뇌 여러 부위
- 언어 기능 장애: 우성 반구의 전두엽, 측두엽, 두정엽의 실비우스 주위 조직
- 계산력과 읽기 능력: 우성 반구의 뒤쪽 병변
- 공간 구성 능력 장애: 열성반구의 두정엽

치매는 주로 대뇌, 간뇌, 기저핵의 구조적 이상과 연관성이 있다. **알츠하이머는 ❶ 대뇌 피질 연합 부위**와 **❷ 내측 측두엽의 변성**과 연관성이 높은데, 이런 부위의 일차적 변성 후에 대뇌 백질부에 이차적 변성이 뒤따라 오게 된다. **헌팅톤병에서는 미상핵을 위시한 기저핵 부위에 주로 변성이 온다.**

2) 백질 부위 압박

이 기전에 의해 치매가 발생하는 질환에는 만성 수두증과 만성 경막하 혈종이 있다. **뇌압이 180 mmHg 이하로 만성적으로 수두증이 진행되면 정신 기능에 이상이 초래되는데,** 이 경우에 백질 부위가 압박을 받아서 치매가 진행된다. 반면에 만성 경막하 혈종에서는 대뇌 반구가 압박을 받음으로 인해 치매가 발생된다.

3) 전반적인 염증성 신경 손상

전반적인 염증성 과정이 진행되면 일부 신경조직이 괴사되고 신경원의 기능이 변화하게 되어서 치매가 진행될 수 있다. 이는 여러 중추신경계 감염 질환에서 치매가 발생하는 주요 기전이다.

4) 생화학적 환경 변화

대사성 질환이나 독성 질환이 장기간 있게 되면 중추신경계의 생화학적 환경이 변화되어서 신경 기능에 장애를 초래하여 치매와 유사한 증상이 나타날 수 있다.

Brain fog(뇌 혼란)

Brain fog(뇌 혼란)는 치매 증상을 앓고 있는 환자들이 공통적으로 호소하는 초기 증상이며 중요한 의의가 있다. '안개 낀 뇌'라 하며 뇌 기능이 정상적으로 작동하지 않아 사고 후 혼란 그리고 나쁜 기억 그리고 우울하고 걱정스러운 정서적 장애가 동반되면서, 어떠한 사건들을 확실하게 생각해내지 못하는 정신 혼미의 상태를 말하는 것으로 환자는 위와 같은 증세를 호소한다.

이러한 상황으로 집중이 안 되고 갑자기 적절한 단어가 생각나지 않으며 최근에 배운 지식을 금세 잊거나 동시에 두 가지 이상의 일을 수행할 수 없거나, 피로감과 오래 앉아있지 못하거나 물건을 보관한 장소를 기억하지 못하거나 비밀번호를 잘 기억해 내지 못하는 상태를 말한다.

이러한 **Brain fog**를 가져올 수 있는 여러 질환들이 있는데 이때는 치매와 구별해서 진단해야 한다. 이런 Brain fog를 동반하는 상황은 다음과 같다.

Brain Fog Underlying Health Conditions (Brain Fog 유발하는 근본적 신체 조건들)

- 주의력결핍 과잉 행동 장애ADHD
- 심방중격결손ASD
- 부신 피로adrenal fatigue
- 불안anxiety
- 외상성 뇌 손상Traumatic brain injuries
- 캔디다성 질염Candida albicans
- 만성 통증 증후군chronic pain
- 암cancer (항암 치료 후 인지 장애Chemo brain)
- 우울증Depression
- 경미한 인지 장애MCI
- 당뇨diabetes
- 비만obesity
- 만성피로 증후군Fibromyalgia CFS-Fibro fog
- 중금속 중독Heavy metal toxicity
- 호르몬 불균형 hormonal imbalances(Thyroid fog)
- 저혈당hypoglycemia
- 과민성 대장증후군 irritable bowel syndrome
- 만성 변비chronic constipation dysbiosis
- 셀리악병Celiac disease
- 간질환Liver disease
- 라임병Lyme disease
- 폐경Menopause
- 다발성 경화증multiple sclerosis
- 신경 퇴행성 질환 neurodegenerative disorders
- 신경 전달 물질의 불균형 Neurotransmitter imbalance
- 영양 결핍nutritional deficiency
- 신장질환Renal disease
- 류마티스성 관절염 Rheumatoid arthritis RA
- 쇼그렌 증후군Sjogren's syndrome
- 전신성 홍반성 낭창SLE-Lupus fog
- 계절성 알레르기Seasonal allergies
- 비만 세포증Mastocytosis Histamine
- 약물 남용Substance abuse
- 물질 금단 증상substance withdrawal

등 위 내용처럼 다양하다.

이렇게 다양한 Brain fog를 동반하는 증상들은 공통적으로 아래와 같은 기전을 통해서 나타나게 되는데,

Brain Fog의 기전

1. Brain Fuel: blood flow(hypoxia), nutrition, Glucose, ketone
2. Neurotransmitter imbalance
3. Arousal, sedative pathway, sleep & stress

4. Brain edema, GABA receptor, Dehydration

5. Neuro-inflammation(Gluten), Excitotoxin(MSG), Histamine(Mycotoxin)

6. Hormone(Cortisol, thyroid, pineal gland)

등의 위와 같은 기전은 결국 당 대사의 이상을 초래하게 되는데, 바로 이러한 반응으로 ❶ 세로토닌 레벨을 떨어트리고 ❷ 뇌의 염증을 증가시키고 ❸ BDNF(자연항우울제)를 억제한다 ❹ 또한 혈당이 급격한 변화에 따라 저혈당과 불안이 연결되어 나타나고 **상대적인(relative) 또는 반응적 저혈당(reactive hypoglycaemia)이 오게 되어 'Brain fog'가 유발되는 것이다.** 그 외에 Mast cells과 microglia와 neurons과의 상호영향을 미치는 관계에 대한 그림은 다음과 같다.

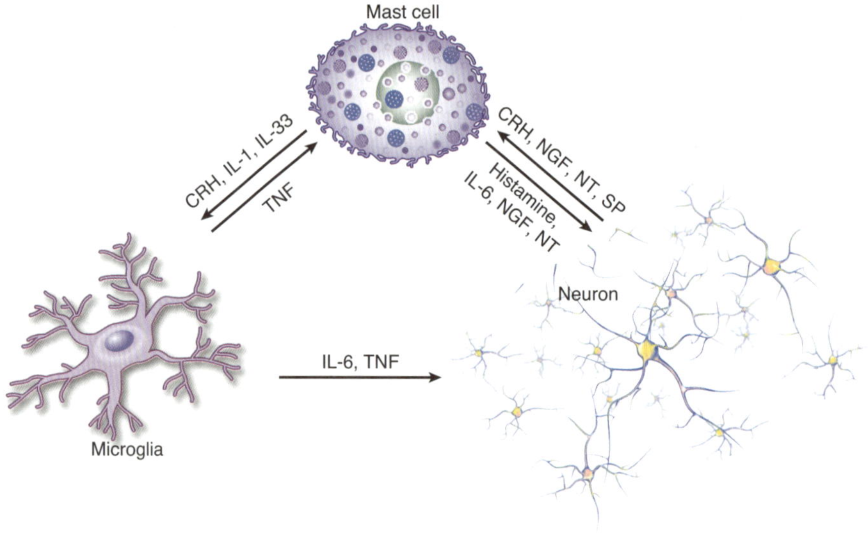

Ammonia Fog는 간 경화 때 혈중 암모니아의 증가로 뇌 부종 및 성상세포(astrocyte)의 부종 그리고 신경 전달 물질과 작용점의 변화, 혈당대사의 손상을 가져와서 결국엔 간성뇌증(hepatic encephalopathy)을 유발한다. **Chemo brain은 항암 치료를 받고 있는 도중이나 항암 치료 이후에 인지 장애 및 정**

신혼미를 호소하는 것을 말하며 대개 그 주요한 병변은 전두엽/피질하/백질/신경회로에 발생한다. 그 병변은 ❶ **탈수초(demyelination)와 염증 반응,** ❷ **H_2O_2(hydrogen peroxide)에 의한 미세 혈관 손상** 등에 의해서 발생한다. 그 외에 fibro fog, lupus fog 등도 있다.

이러한 brain fog 발생시에 치료하는 방법은 식사는 설탕이나 과당, 시럽과 같은 단순당을 섭취하면 안 되고, **적당량의 지방을 섭취**하며 특히 밀가루로 만든 **면, 빵, 도넛과 같은 가공식품**은 피해야 하며 **MSG, 방부제**, 식품 첨가제 등을 피해야 한다. 오후에는 수면에 장애를 유도하는 커피나 카페인 음료를 제한해야 하며 **뇌에 도움이 되는 영양소를 충분히 섭취하여야 된다. 특히 천연멀티비타민, Vitamin B_{12}를 충분하게 섭취해야 하며 위장 장애가 있을 시에 주사제로 투여하며 이 외에 Vitamin D_3, Omega-3(EPA보다 DHA 함량이 많은 것) 투여가 권장된다.**

때로는 정상적으로 노화로 인한 기억력 저하와 치매로 인한 기억력 저하의 구분에 혼란을 빚는 경우가 많다. 그리하여 멀쩡한 사람을 치매 환자로 오인해서 병원에 데리고 오는 경우와, 치매 환자인데도 불구하고 단순히 노화로 인한 기억력 저하로 판단하고 조기 치료에 늦게 되는 일이 허다하다. 두 가지의 차이를 보고 참고하도록 하자.

치매의 대표적인 기억력 장애

- 정상 노인의 기억력 저하
  - 뇌의 자연적인 노화 현상이 원인이다.
  - 경험한 것의 일부를 잊어버린다.
  - 잊어버리는 것이 많아져도 판단력은 유지된다.
  - 잊어버린 사실을 스스로 안다.
  - 일상생활에 지장이 없다.

- 치매 노인의 기억 장애
  - 뇌의 질병이나 손상이 원인이다.
  - **경험한 것의 전체를 잊어버린다.**
  - 기억 장애가 점차 심해지며 판단력도 저하된다.
  - 잊어버린 사실 자체를 모른다.
  - 일상생활에 지장을 받는다.

이러한 증상들이 **치매에 걸리게 되면 나타나는 증상**이다. 그렇지만 이러한 증상은 보편적이고 단계적이지 않아, 병의 진전에 대한 증상을 알아봐야 할 것이다. 전체적인 치매 단계별 증상과 특징은 유사하지만 앞에서 언급하였듯이 주로 **알츠하이머성 치매와 혈관성 치매가 대부분**을 차지하고 있다.

알츠하이머성 치매와 혈관성 치매의 단계적 증상에 대해서 각각 언급하자면,

알츠하이머성 치매의 단계적 증상

1) 조기 경고 사인

알츠하이머 진단 받기 수 년 전에 **미묘한 인지 장애**를 보이게 되고 주변환경이나 일에 대한 **흥미 감소** 및 **정신 인지 감퇴**를 느낀다. (기억 감퇴) 이러한 것들이 대게는 경도 인지 장애(MCI: mild cognitive impairment)에 속하는 것이다.

2) 초기 알츠하이머 (경도: 발병 후 1~3년)

초기 치매의 특징은 '최근 기억의 감퇴'가 시작되는 것이다. 사회생활이나 직업 능력이 다소 상실되더라도 어느 정도 독립적인 생활을 영위할 수 있고, 개인 위생을 유지하며, **비교적 사회적인 판단력은 통상적으로 유지**된다. 하지만 점차 진행되면서 직업적 기능의 유지, 운전하기, 물건 사기, 음식 장만하기 등 일상생활을 하는 데 어려움을 보이기 시작하여 주변 사람들의 도움을 다소

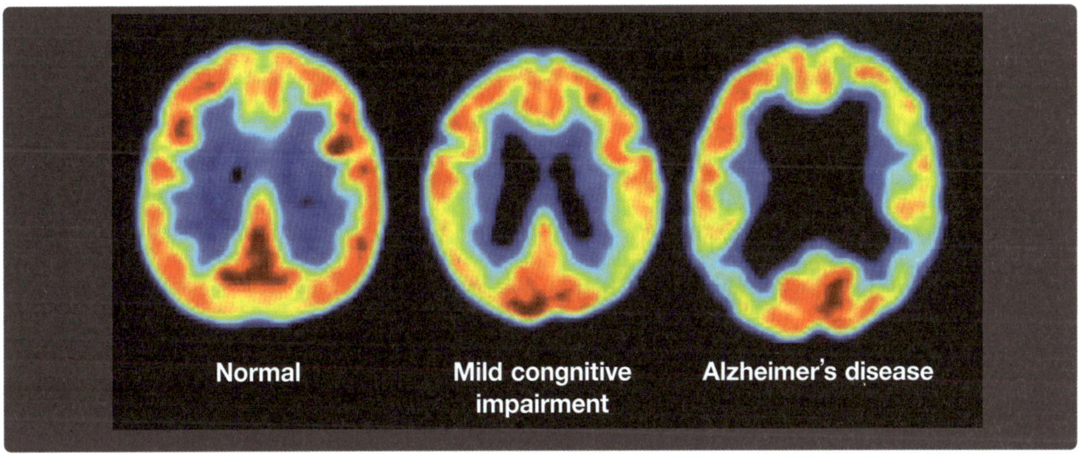

간 필요로 하게 된다. 또한 언어의 어휘력 감소와 대화 기술의 상실이 보이기 시작하여 MMSE test[37]를 시행해 볼 필요가 있다.

증상

- 오래 전에 경험했던 일은 잘 기억하나, 조금 전에 했던 일 또는 생각을 자주 잊어버린다.
- 음식을 조리하다가 불 끄는 것을 잊어버리는 경우가 빈번해진다.
- 돈이나 열쇠 등 중요한 물건을 보관한 장소를 잊어버린다.
- 물건을 사러 갔다가 어떤 물건을 사야 할지 잊어버려 되돌아오는 경우가 발생한다.
- 미리 적어 두지 않으면 중요한 약속을 잊어버린다.
- 평소 잘 알던 사람의 이름이 생각나지 않는다.
- 조금 전에 했던 말을 반복하거나 물었던 것을 되묻는다.

---

37 MMSE test: popular mini-mental state examination, 100부터 3씩 감산하거나 5각형 그림을 완벽하게 그리는 등의 검사이다. 좀 더 정확한 테스트는 컴퓨터를 이용한 computerized CANTAB Test 등이 있고 이 단계에서는 일반적인 일들은 수행하고 즐길 수 있으나 좀 더 복잡하거나 원리가 필요한 일들은 감독이 필요하다.

- 일반적인 대화에서 정확한 낱말을 구사하지 못하고 '그것', '저것'이라고 표현하거나 우물쭈물한다.
- 관심과 의욕이 없고 매사에 귀찮아한다.
- '누가 돈을 훔쳐갔다', '부인이나 남편이 바람을 피운다'는 등 남을 의심하는 말을 한다.
- 과거에 비해 성격이 변한 것 같다.

3) 중등도 알츠하이머 (중증도: 발병 후 2~10년)

신경 세포 등의 손상이 뇌에 전반적으로 미치게 되고 환자는 **일상적인 하루의 삶 ADL(activities of daily living)을 수행할 수 없게** 되는 시기이다. 계속해서 기억 장애가 더 심해지고 자신의 손녀나 최근 친구들을 기억해 낼 수 없게 되고 독서나 글짓기 등을 점차 하기가 어려워지고 환자는 정서 장애, 흥분, 방황, 자주 넘어지게 되고 공격적인 증세를 나타내서 가족들을 당황하게 만드는 시기이다. 이런 중등도의 치매 때는 망상과 배뇨 장애 등이 나타나게 된다. 이때 대부분의 가족들은 환자가 장기 요양 시설로 떠나기를 원한다.

증상

- 전화, TV 등 가전제품을 조작하지 못한다.
- 음식 장만이나 집안 청소를 포함한 가사일 혹은 화장실이나 수도꼭지 사용 등을 수행할 수 없다.
- 외출 시 다른 사람의 도움이 필요하다.
- 오늘이 며칠인지, 지금이 몇 시인지, 어느 계절인지, 자신이 어디에 있는지 등을 파악하지 못한다.
- 적당한 낱말을 구사하는 능력이 더욱 떨어져 어색한 낱말을 둘러대거나 정확하게 말하지 못한다.

- 다른 사람들이 말하는 것을 이해하지 못하여 엉뚱한 대답을 하거나 그저 '예'라는 말로 대신 하기도 하고, 대답을 못하고 머뭇거리거나 화를 내기도 한다.
- 신문이나 잡지를 내용을 전혀 파악하지 못하고 읽지 못하는 경우가 많다.
- 익숙한 장소임에도 불구하고 길을 잃어버리는 경우가 발생한다.
- 집안을 계속 배회하거나 반복적인 행동을 거듭한다.

4) 말기 알츠하이머 (고도: 발병 후 8~12년)

모든 지적 능력이 심하게 손상되고, 일상생활의 능력이 심하게 감퇴되어 대소변을 가리지 못하며 스스로 식사를 할 수 없게 된다. 또한 팔 다리 등 신체에 장애가 없는데도 걷지 못하게 되어 뇌가 더 이상 신체에게 무엇을 지시할 수 없는 것처럼 보이게 된다.

그러므로 이 시기에 환자는 기본적인 일상생활을 유지하기 위해 거의 전적으로 주변의 모든 것을 요양 보호사에게 의존하게 된다.

그리고 무감정의 상황이 되고 방문객을 알아볼 수 없게 되며 마지막 상태에는 침대에 주로 누워있는 상태로 배뇨 장애, 배변 장애 및 식사를 스스로 할 수 없게 된다. 대부분 사망 원인은 폐렴, 요로 감염증, 욕창성 궤양 등의 **감염과 호흡 장애 등이며 알츠하이머 자체가 사망의 이유는 되지 않는다.**

증상

- 식사, 옷 입기, 세수하기, 대소변 가리기 등에 대해 완전히 다른 사람의 도움을 필요로 한다.
- 대부분의 기억이 상실된다.
- 집안 식구들도 알아보지 못한다.
- 자신의 이름, 고향, 나이도 기억하지 못한다.
- 혼자서 웅얼거릴 뿐 무슨 말을 하는지 그 내용을 전혀 파악할 수 없다.

- 한 가지 단어만 계속 반복한다.
- 발음이 불분명해진다.
- 종국에는 말을 하지 않는다.
- 얼굴 표정이 사라지고 보행 장애가 심해지며 근육이 더욱 굳어지는 등 파킨슨병의 양상이 더욱 심해진다.
- 간질 증상이 동반될 수도 있다.
- 결국은 모든 기능을 잃게 되면서 누워서 지내게 된다.

혈관성 치매의 단계적 증상

1. 불안정한 걸음걸이로 바뀌게 된다.
2. 배뇨 기능 조절이 잘 되지 않아 소변을 갑자기 보고 싶거나, 참지 못하게 된다(급박뇨 증상).
3. 계산을 제대로 못하며 언어에 장애가 온다.
4. 기억력이 줄어들어서 소소한 일을 기억하지 못한다.
5. 감정이 크게 변하게 되며 우울했다가 즐거웠다가를 반복한다.
6. 물건의 이름을 잘못 부르거나 이름을 기억하지 못한다.
7. 날짜와 시간에 대한 생각이 줄어든다.
8. 공간을 제대로 인지하지 못해서 길을 잘 잃는다.
9. 늘 보던 사물과 사람을 제대로 기억하지 못한다.
10. 모든 일에 대해서 무관심해진다.

큰 틀에서 알츠하이머성 치매와 혈관성 치매의 단계적 증상은 그리 크게 차이나지 않아 보이지만, 알츠하이머성 치매의 경우는 뇌기능이 기본적으로 퇴화하는 과정에서 뇌세포가 줄어들고 죽어가면서 발생하기에 인지 기능의 장애가 서서히 일어나서 점점 심해지게 된다.

혈관성 치매의 경우는 뇌에 혈액이 정상적으로 공급이 안되면서 발생하게 되어 뇌세포가 손상되면서 갑작스러운 발병을 보이거나 계단식의 악화를 보이게 되어서 기억력에서 깊은 문제가 된다.

일반적으로 혈관성 치매는 일반적인 치매와 증상이 비슷한데, 뇌졸중을 앓은 적이 있거나 발병 초기에 신체의 편측의 마비나 시력의 저하나 요실금 등의 증상이 있기에 선후관계를 생각해 보아야 한다.

주요한 치매 질환의 감별적 특성을 살펴보면 다음 표와 같다.

Alzheimer's dementia	• 단어 목록 기억 등록, 회상부터 잘 안 됨. • 재인식 과제에서 단서를 주는 것이 환자에게 도움이 되지 않는 경우가 많으며, 오히려 침투가 생김. • 구성 회상의 저하도 동반. • 초기부터 명칭 실어증이 발생. • 시공간 구성도 치매 중등도가 진행하면서 특징적 손상.
Vaccular dementia (혈관성 치매)	• 전형적인 기억 관련 과제의 수행 손상과는 다른 양상으로 나타남. • 특정 인지 기능 영역에 국한된 손상만 나타남. • "spotty" neuropsychological profiles. • 검사 결과에 지각 및 운동 능력의 차이가 반영되어 나타남.
Dementia with Lewy Bodies (DLB)	• 초기부터 집행 능력과 시공간 능력의 손상(visual hallucination)이 나타나며 인지 기능의 기복이 있음. • 주의력 저하가 두드러지고 초기 단계에서는 알츠하이머 치매와 달리 기억 기능이 유지됨. • 이름 대기 과제에서는 경도의 수행 저조를 보임.
Frontotemporal dementia (전측두엽 치매)	• 집행 능력 및 인지 유연성을 평가하는 검사에서 수행 저조. • Language-variant frontotemporal dementia에서는 환자가 적절한 단어 찾기의 어려움이나 단어 의미를 잊는 것으로 치매의 시작. • 기억 과제 수행보다 집행 능력이나 언어 능력의 손상을 시사하는 소견을 보일 때 이 치매 아형의 감별에 유의해야 함.
Subcortical dementia (피질하 치매)	• 주의력 저하가 흔하게 나타남. • 기억 과제에서는 지연 회상에서 수행 저조가 나타날 수 있으나, 단서를 주는 경우 재인에서는 알츠하이머 치매에 비해서 수행 양호함. • 집행 능력은 상대적으로 유지되나 언어 유창성 검사에서는 저하가 보여질 수 있음.

임상에서 환자를 진료할 때나 주변에서 '치매인 줄 몰랐어요', '이런 증상도 치매예요?', '아! 나 치매 걸렸나 봐' 등의 말을 들은 적이 많다. 치매를 의심해 볼 만한 징후들은 여러 가지가 있다. 그런데 증상이 비슷한 다른 질환들 때문에 치매를 발견할 기회를 놓치는 경우가 많다. 치매에 대해 잘 모르다 보니 증상의 원인을 다른 병에서 찾게 되는 것이다. 치매와 헷갈리기 쉬운 질환들과 치매의 차이점을 기억해두면 조기 발견에 큰 도움이 된다.

일반적으로 사람들이 치매와 쉽게 혼동하는 질환은 가성 치매, 건망증 그리고 섬망 정도다.

가성 치매Pseudo dementia

사례 60대 초반의 여자 분이 심한 기억 감퇴를 호소하며 치매클리닉을 찾았다. 무슨 말을 들어도 도무지 기억이 되질 않으며, 신문을 읽어도 덮고 나면 뭘 읽었는지 하나도 생각나지 않고, 음식을 가스 불 위에 얹어놓고 잊어버려 태우는 일이 다반사라면서 자신이 치매에 걸린 것이 아닌지 몹시 걱정을 하고 있었다.

처음에는 기억력만 괜찮으면 자신은 아무런 문제가 없다고 하였으나, 자세한 문진 결과 **기억 장애뿐 아니라 가슴이 답답한 상태로 이른 새벽에 깨서 더 이상 잠들지 못할 때도 많고 식욕도 없어 끼니를 거르고 지나기도** 다반사였다. 또한 가슴이 몹시 두근거릴 때가 잦아 여러 병원을 전전하면서 많은 검사를 받았지만 신경성이라는 말만 들었을 뿐 특별한 병은 없다고 들었다.

몸도 괴롭고 정신도 흐려지는 것 같으면서 자꾸 비관적인 생각만 들고, 손주들이 재롱을 떨어도 별로 웃음이 나질 않았다. 인지 기능 검사를 시행한 결과 집중력이 좀 떨어지기는 하였으나 기억력 손상이 심각한 정도는 아니었고 뇌영상 검사, 혈액 검사 등에서도 아무런 문제가 없었다. 검진 결과, 뜻밖에도 병명은 치매가 아니라 **노인성 우울증**이었다. 겉으로 보기에는 치매 같아 보였으나 면담 후에 우울증을 진단받고 우울증에 대한 치료를 시작하면서 증상에 호전을 보이기 시작하였다.

노인성 우울증은 기억력과 집중력 저하 같은 초기 인지 장애 증상이 치매와 흡사해 '가성 치매'라고 불린다. 치매처럼 보이지만 치매가 아니라는 뜻이다. 치매라고 생각하고 병원에 오는 **노인 10명 중 4명이 가성 치매라는 연구 결과가 있을 정도로 두 병은 구분하기가 어렵다.**

우울증 자가 진단 테스트[38]

- 현재의 생활에 대체로 만족하지 못한다.
- 요즘 들어 활동량이나 의욕이 많이 떨어진다.
- 요즘 기분이 자주 불쾌한 편이다.
- 불길한 일이 닥칠 것 같아 불안하다.
- 자신이 헛되이 살고 있다고 느끼는 경우가 많다.
- 생활이 지루하게 느껴질 때가 많다.
- 바깥에 나가기 싫고 집에만 있고 싶다.
- 요즘 나는 비슷한 나이의 다른 노인들보다 기억력이 더 나쁜 것 같다.
- 평소 대체로 마음이 즐겁지 않은 편이다.
- 절망적이라는 느낌이 자주 든다.
- 지금 내 처지가 아무런 희망이 없는 것 같다.
- 내가 다른 사람들 처지보다 더 못한 것 같다.
- 현재 살아있다는 것이 즐겁지 않다고 느낀다.
- 지금의 나 자신이 아무 쓸모 없는 사람인 것 같다.
- 기력이 좋지 않은 편이다.

두 질환은 증상이 나타나는 순서도 정반대다. 어느 날부터 **갑자기 눈에 띄게 기력과 의욕이 떨어지고 기억력 감퇴를 호소하면, 치매보다 가성 치매를 먼저 의심해봐야** 한다. 가성 치매의 경우에는 치매에 비해 **증상이 급성**인 편이

38 다음의 항목 중 8개 이상이면 우울증을 의심하고 전문의와 상담하기를 바란다.

고, 유발인자가 있는 경우가 많으며 불면증, 초조함, 식욕 저하 같은 우울증 증상이 먼저 나타난 뒤에 기억력 저하가 따라오는 경우가 대부분이다.

치매 환자가 보이는 **심한 언어 장애를 가성 치매 환자에게 잘 찾아볼 수 없다는 것도 차이점이다.** 하지만 치매의 경우에는 앞에서 언급하였듯이 기억력, 언어 기능, 판단 능력, 시공간지각력 등의 인지 기능 저하가 서서히 진행되어 이후 우울증을 겪고 식사하기, 대소변 가리기, 물건 사기 등 일상생활 수행에 지장이 점점 나타나게 되며, 증상들이 점점 진행되게 된다. 성격과 행동 변화를 동반하는 경우도 있어 주변 사람들이 당황하게 되는 경우도 있다.

병원이나 보건소에서 인지 기능 검사만 해봐도 가성 치매는 금세 구분해낼 수 있다. 열심히 검사에 임하면서 **"나는 문제가 없다"고 과잉 방어하는 경우는 치매 환자, 검사를 귀찮아하거나 "잘 모르겠다"면서 대강대강 답하는 경우는 가성 치매 환자일 가능성이 높다.** 그러다 보니 **가성 치매 환자는 검사할 때마다 결과의 기복이 심한 편**이다. 치매와 가성 치매를 혼동해서 초기 대응을 잘 못하면 병세가 순식간에 악화되거나, 동시에 두 질환을 앓게 될 수도 있다.

특히 가성 치매는 전체 환자 중 제대로 치료받는 환자가 10%밖에 안 되는 것으로 알려져 있다. 하지만 방치했다가는 **자살로 이어질 확률이 아주 높고,** 치매 발병률이 두 배 이상 높아지기 때문에 최대한 **빨리 발견해 약물치료를 받는 것이 좋다.** 가성 치매는 뇌세포에는 문제가 없는 정신병이어서 초기에 적절한 치료를 받으면 완치율이 80% 이상이다.

나이가 든다는 것은 이전과 다르게 기능이 저하되기도 하고, 없던 병이 생기기도 하고, 내 곁에 있는 사람들이 하나둘 떠나기도 하고, 급작스러운 변화들이 많이 일어나는 시기로서 본인도 모르는 사이에 여러 증상들이 나타나기에 한편으로 당연히 여기면서 우울증을 잘 모르고 지나가는 경우도 많다. 그럴수록 주변 가족들이나 지인들이 관심을 갖고 적절한 시기에 치료를 받게 해야 할 것이다.

치매 환자에게도 두 질환의 구분이 중요한 건 마찬가지다. **보통 치매 환자 3명 중 1명이 우울증 증상도 함께 보이는데,** 치매를 **가성 치매로 오인해 내버려**

표 치매 vs 가성 치매[39]

	치매	가성 치매
발생 시작	증상이 서서히 나타나기 때문에 발병 시점을 잘 모름.	**갑자기 증상**이 나타나기 때문에 발병 시점을 비교적 정확하게 앎.
증상 발견	가족들이 환자의 증상과 심각도에 대해 잘 모름.	가족들이 환자의 증상과 심각도에 대해 비교적 정확하게 앎.
과정	증상이 발현된 후에도 서서히 진행됨.	증상이 발현된 후에는 **빠르게 진행**됨.
과거 병력	과거 정신과적 병력이 없는 경우가 많음.	과거 정신과적 병력이 있는 경우가 많음.
인지 기능 결함과 우울증의 전후 관계	인지 기능 결함이 우울증보다 선행.	**우울증이 인지 기능 결함보다 선행.**
불평	인지 기능의 결함을 감추려고 애쓰며 호소한다고 하더라도 대체로 모호함.	인지 기능 결함의 호소가 두드러지며 매우 상세함.
평상 시 행동	행동이 인지 기능 결함의 심각도와 일관됨.	**행동이 인지 기능 결함의 심각도와 일관되지 않음.**
사회적 기능	비교적 유지됨.	초기에 문제가 나타날 정도로 두드러짐.
심리 검사 시 행동	잘 하려고 애쓰거나[40] 관심이 아예 없음.	아주 단순한 과제에서도 노력하지 않으며 실패를 과장하여 호소함.
주의력	대체로 주의 집중력상의 문제가 있음.	때로 주의 집중력이 비교적 잘 유지됨.
응답 경향	아슬아슬하게 틀리는 반응이 많음.	'잘 모르겠다'의 반응이 많음.
기억 기능	최근 기억이 과거 기억에 비해 손상이 훨씬 더 심각함. 일정 기간 동안의 기억 상실이 드묾.	최근 기억, 과거 기억의 손상 비교가 어려움. 일정 기간 동안의 **기억 상실이 흔함.**
과제 난이도에 따른 수행 변산	난이도에 따른 수행이 일관됨.	난이도가 유사한 과제도 **수행이 일관되지 않음.**

두면 인지 능력이 급속도로 떨어진다. 가족 중 누군가 기억력 감퇴를 호소한다면 치매로 의심되든 가성 치매로 의심되든 바로 인지 기능 검사와 우울증 검사를 받게 해 최대한 빨리 병명을 확인해야 한다. '치매는 인지 장애고, 가성 치매는 기분 장애'라는 구분과 편견을 깨라는 얘기다.

39 *Pseudodementia.* Am J Psychiatry 36: 898, 1979에서 발췌 및 요약

40 본인이 치매가 아니기를 바라는 마음으로 초기 치매 환자에게 자주 보이는 행동

건망증 Amnesia

건망증의 정확한 원인은 밝혀지지 않았지만 일상에서 흔히 경험하는 스트레스, 피로, 수면 부족이 건망증을 부추긴다. 여성의 경우 폐경 이후 호르몬 변화와 우울증 때문에 건망증 증세가 심해지기도 한다.

40대 이후 갑자기 건망증이 심해졌다면 나이 들면서 생기는 자연적 노화 현상으로 볼 수 있다. 우리 몸의 모든 부분에서 40~50대 이후 본격적인 노화가 시작되는 것처럼 뇌 또한 정보를 이해하고 저장하며 집중하는 정보 처리 능력이 떨어지는 것이다.

아직 건망증의 정확한 원인은 밝혀지지 않았지만 의학계에서는 **기억력과 관련한 신경 전달 물질인 아세틸콜린을 분비하는 신경계와 측두엽, 대뇌백질에 문제가 생기면서 건망증이 나타나는 것으로 추정**하고 있다.

이러한 뇌의 문제를 일으키는 원인은 남성과 여성 사이에 조금 차이가 있다. 남성들의 경우 **술, 스트레스, 수면 부족이 직접적 원인**이다. 우리 뇌에서 **감정을 조절하는 소뇌와 기억력을 담당하는 해마는 술에 특히 민감하다.**

자주 술을 마시고 필름이 끊기는 현상이 반복된다는 것은 뇌가 공격받는다는 것을 의미하며, 반복적으로 손상을 받다 보면 결국 기능을 상실하게 되는 것이다. 심할 경우 **알코올성 치매가 발생하는 것도 이런 이유**다. 스트레스는 뇌의 기능을 약화시키고, 수면이 부족하면 집중력이 떨어져 건망증이 생기기 쉽다.

건망증의 발생 원인

- 복잡한 환경에서 지속적 스트레스 및 긴장감으로 뇌가 복잡할 때
- 우울, 불안감이 너무 오래 지속되고 생각을 집중했을 때
- 몸의 피로
- 떨쳐버리지 못하고 특정한 생각이나 사건에 집착하는 강박증이 있을 때
- 지속적 흡연, 커피, 음주[41]

41 지속적인 음주는 뇌의 신진대사를 방해하고 기억력을 떨어뜨림

- 수면부족
- 불규칙적 활동 (문화, 예술 종사자, 외과 전문의 등)
- 비타민 결핍
- 가사에 종사하는 단순노동의 중년 여성[42]

여성의 경우 여성호르몬 변화와 심리적 스트레스, 피로 등이 주 원인이다. **전문의들에 따르면 건망증이 심한 환자의 60% 이상이 여성이고, 주부의 80% 이상이 건망증**으로 고민한다. 여성호르몬인 에스트로겐은 기억 장애와 관련이 있다. **폐경기 이후 여성호르몬을 투여하면 그렇지 않은 여성에 비해 알츠하이머에 걸릴 확률이 절반으로 줄어든다.**

폐경기 여성은 호르몬의 변화뿐 아니라 자신이 늙어간다는 불안감, 여성성 상실에 대한 스트레스 등 중압감에 시달린다. 이러한 심리적 문제 때문에 집중력이 떨어지고 건망증이 심해지는 것이다. 단순한 가사노동이 반복되는 일상 또한 주부건망증을 부추긴다.

가사노동은 대부분 노련한 기술이 필요하지 않고, 어느 정도 익숙해지면 아무 생각 없이 습관적으로 하게 되는 단순노동이다. 가사노동처럼 평소 뇌에 지적 자극이 없는 생활을 반복하다 보면 건망증이 생기게 된다.

건망증을 호소하는 주부의 대부분이 불면증이나 우울증 등 정서적 장애를 갖고 있는 경우가 많다. 이때는 **단순히 건망증을 치료하기보다 우울증부터 치료하는 것이 급선무다.** 건망증 증상은 사람마다 다르게 나타난다. 심하지는 않지만 젊었을 때에 비해 기억하는 반응 속도가 느려지거나 단기 기억력이 떨어지는 경우가 일반적이다. 일상생활에서 집중력·사고력·판단력도 다소 떨어졌다는 것을 느낀다.

또 어떤 일의 세세한 부분은 잘 잊어버리지만 전체적인 일은 제대로 기억할 수 있다. 이런 변화를 스스로 느끼는 정도라면 크게 걱정할 필요 없다. 하지만 스스로 생각하기에 남들보다 증세가 심각하다거나 주위 사람들이 '이상하

---

42 단순하면서도 반복되는 일은 주의력을 떨어뜨린다.

다'는 느낌을 받을 정도라면 전문의를 찾는 것이 좋다. 건망증은 진행되는 질환은 아니지만 치매 초기 증상과 비슷한 부분이 많다. 말하려는 단어가 순간 떠오르지 않는 경우가 잦다면 건망증일 수 있고 치매 초기 증상일 수도 있기 때문에 전문의의 진단을 받거나 시간을 두고 지켜봐야 한다.

표 치매 vs 건망증

	치매	건망증
기억 장애	자주 잊어버려 생활에 지장	가끔 잊어버림
작업 장애	작업 자체를 잊음	작업 과정의 실수 발생
언어 이상	쉬운 단어를 잊고 엉뚱한 단어 사용	정확한 단어를 생각 못함
시공간 감각 소실	길을 잃고, 시간 개념이 사라짐	가끔 시간 개념 없고, 길을 잃지 않음
판단력	날씨와 상관없이 옷을 입음	날씨와 맞게 입으려고 노력함
복잡한 추상적 사고	계산의 숫자 개념 자체를 이해 못함	계산이 틀리거나 잊는 경우
물건의 분실	엉뚱한 곳에다 두고 잊음	어디에 두었는지 잊음
기분과 행동 변화	기분과 상관없이 행동의 빠른 변화	기분 변화에 따라 행동 변화 보임
성격 변화	돌발적인 성격 변화	완만한 성격 변화
자발성	추구하던 어떠한 일을 하지 않으려 함	일상생활을 지치지만 반복함

많은 사람들이 건망증이 심해지면 치매가 오는지 궁금해한다. 정확한 정답은 '알 수가 없다'라고 해야 할 것이다. 경미한 기억력 상실이 치매 초기 증세인지, 단순한 건망증인지 구별하기가 쉽지 않다. 말하려는 순간 단어가 떠오르지 않는 언어 장애, 시간과 장소를 혼동하는 판단력 장애 등도 건망증과 초기 치매에 공통적으로 나타나는 증상이다.

하지만 건망증과 치매는 원인이 전혀 다르고, 건망증이 심하다고 해서 치매에 걸리는 것은 아니다. 병원에서는 일단 병력을 자세히 들어보고 원인과 상태를 점검한다. 필요할 경우 신경 심리 검사로 기억력을 평가하고, 뇌 영상촬영, 혈청 검사를 통해 초기 치매 여부도 감별하게 된다.

의학적으로 볼 때 건망증과 치매는 전혀 다른 문제다. **건망증은 단기 기억**

장애 또는 뇌의 일시적 검색 능력 장애다. 건망증은 시·공간적 맥락에서 과거와 현재를 잇는 고리인 기억 현상에 차질이 생긴 것으로 기억 훈련이나 주의 집중훈련을 통해 얼마든지 개선할 수 있다.

하지만 **치매는 뇌신경조직이 손상돼 지적 능력이 크게 떨어지는 질병이다.** 치매는 단기 기억뿐 아니라 기억력 전체가 심각하게 손상됨은 물론 판단력과 언어 능력, 작업 능력도 현격히 떨어지게 된다. 뇌기능 영상사진을 찍어보면 치매 환자의 뇌세포는 상당 부분 죽어 있는 반면 건망증은 뇌 손상 없이 정상으로 나타난다.

건망증과 치매의 차이점은 자신이 잊은 사실을 알아채는지, 알아채지 못하는지에 있다. 오후 7시에 만나기로 한 친구가 조금 늦게 와서 "바쁘다 보니 약속을 잠시 잊었어"라고 말한다면 건망증이고, 끝까지 나타나지 않고 나중에 대뜸 "내가 언제 약속했느냐"고 되묻는다면 치매일 가능성이 높다. 즉 누군가 힌트를 주었을 때 바로 사실을 깨닫는 상황이라면 건망증이라고 보면 된다.

건망증 자가 진단법[43]

- 사람 이름이나 전화번호를 자주 잊어버린다.
- 약 먹는 시간을 자주 놓친다.
- 어떤 일이 언제 일어났는지 기억하지 못할 때가 있다.
- 여러 가지 물건을 사러 갔다 한두 가지를 빠뜨린다.
- 며칠 전에 들었던 중요한 이야기를 잊는다.
- 가스 불 끄는 것을 잊어버린 적이 있다. 또는 음식을 태운 적이 있다.
- 오래 전부터 해오던 일은 잘하지만 새로운 것은 배우기 힘들다.
- 물건을 둔 장소를 잊어버리고 엉뚱한 곳에서 찾는다.
- 반복되는 일상생활에 변화가 생겼을 때 빨리 적응하기 힘들고 당황한다.

43 해당 사항이 6개 이하면 정상, 7~14개면 건망증 훈련이 필요한 위험군, 15개가 넘으면 스스로 치료가 어렵기 때문에 전문의와 상담하는 것이 좋다. (세브란스정신건강병원)

- 어떤 일을 해놓고도 했는지 안 했는지 몰라 확인한다.
- 본인에게 중요한 일(가족 생일, 결혼기념일 등)을 잊을 때가 있다.
- 물건을 두고 다니거나 또는 가지고 갈 물건을 놓고 간다.
- 같은 사람에게 같은 이야기를 반복해서 한다.
- 하고 싶은 말이나 표현이 금방 떠오르지 않는다.
- 물건을 어디에 두었는지 몰라 헤맨다.
- 약속해 놓고도 잊을 때가 있다.
- 남에게 같은 질문을 반복한다.
- 이야기 도중 자기가 무슨 이야기를 하고 있었는지 잊을 때가 있다.
- 과거에 가본 장소를 기억하지 못한다.

섬망 Delirium[44]

섬망은 정신적 능력이 저하된 심각한 상태로 환자는 혼란스러운 사고를 보이고 환경에 대한 인지 능력이 떨어진 질병을 말한다. 젊은층보다는 **노인층에서 자주 발견되는 증상이다.** 생생한 환각, 초조함과 불안함, 떨림이 나타난다.

주로 노인층에서 발견되는 섬망은 입원 시 치료, 수술 중 의식이 흐려질 경우 발병하는 경우가 많고 대표적으로 두 가지 종류가 있다고 한다. 열성섬망과 진전섬망이 있는데 **열성섬망**은 고열로 인한 질병으로 인한 경우가 많고 진전섬망은 알코올성 과음으로 인한 경우가 많다.

이러한 정신착란은 몇 시간이나 며칠 안에 갑자기 발생하게 된다. 증상이 좋아졌다가 안 좋아졌다가 하루 종일 변동하며, 증상이 완전히 사라지는 기간도 있을 수 있다. 섬망 증상은 어두운 밤과 익숙하지 않은 장소에서 더 심해지는 경향이 있으며, 몸의 나트륨 농도가 낮거나, 약을 복용하거나, 감염, 수술

44 Reference-https://www.mayoclinic.org/diseases-conditions/delirium

후, 알코올 복용 등 다양한 원인에 의해서 섬망이 발생할 수 있다. 섬망으로 인해 나타날 수 있는 증상은

- 수면 장애, 주로 밤에 불면 증상을 보인다.
- 환시: 커튼이나 벽에 있는 옷을 보고 "도둑이다." 혹은 "남자가 저기 있다."라고 하며 겁을 먹는다.
- 지남력 저하: 날짜 개념이 없어지고, 가까운 가족이나 의료진을 알아보지 못하고 자신이 있는 곳이 병원인지 집인지 구별을 잘 하지 못한다.
- 의식 장애, 집중력 저하: 어떤 일을 시켜도 잘 집중하지 못한다.
- 사고 장애: 입원 환자의 경우 비논리적인 사고, 피해망상, 의심 등을 흔히 보인다.
- 의료진이 "자신을 죽이려고 한다", "독극물을 주사한다"는 등의 피해망상을 보일 수 있다.
- 정신운동장애: 과다각성, 초조, 과민성, 산만함을 보이는 경우도 있으며, 반대로 삭성서하, 혼동, 진정 등을 보이는 경우도 있다.
- 위와 같은 여러 증상들로 인하여 적절한 판단을 하지 못하게 되므로 공격적인 행동을 보이거나 충동적인 돌발 행동을 보일 가능성이 있다.
- 증상은 하루 중에 변동이 심하며 주로 밤에 심해지고 낮 동안에는 호전되는 경우가 많다.

이렇게 섬망의 증상을 보면 치매의 증상과 상당히 비슷하다는 것을 느낄 수 있다. **정신착란이 발생한 경우 치매와 구별하기 어렵고, 실제 환자는 섬망과 치매를 동시에 가질 수 있다.** 또한 치매가 있는 환자에서 섬망이 자주 발생한다. **치매와 섬망의 차이점은 크게 증상의 진행 속도와 의식 수준, 증상의 변화 그리고 회복력 등에서 차이를 볼 수가 있다.**

표 **치매 vs 섬망**[45]

	치매	섬망
발병 양상	서서히 점진적으로 발병	급성으로 빠르게 발병
인지 기능 장애의 유병 기간	보통 몇 개월~몇 년	보통 몇 시간~며칠
의식 수준	초기에 의식 수준 이상 없음	의식 수준이 떨어짐
각성 수준	정상적	초조, 흥분 또는 혼미
회복 가능성	대부분 점차 악화됨	대부분 정상으로 회복됨

섬망의 치료는 **첫 번째가 원인 제거**이다. 예를 들어 약으로 인하여 섬망이 유발된 경우는 사용을 중단하고 감염에 의해서 섬망이 발생한 경우에는 그에 맞는 치료를 함으로써 **유발 요인을 해결**하는 것이다. 그런 다음 몸이 다치고 뇌를 진정시키기 위하여 **보조적 치료가 필요**하다.

45 동국대학교 경주병원 정신건강의학과 곽경필 교수 〈치매와 섬망의 구별〉

CHAPTER 06

치매 중의 치매 알츠하이머

70세 남성환자는 12년 전부터 기억 상실이 서서히 진행되고 있다. 병원을 찾아간 그와 그 부부는 병원에서 실시한 다양한 검사 결과 ApoE4의 양성(이형접합), FDF-PET(Positron Emission Tomography: 양전자 방출 단층 촬영) scan 결과, 전형적인 ○○○○○의 병변을 보였고 신경성신학적 검사를 여러 차례를 나누어 진행한 결과, 동 연령에 비해서 인지적 감퇴가 84%에서 3%로 감소하였으며, 비밀번호, 그가 세웠던 다양한 계획들, 주변 사람들에 대한 기억 상실과 수리적 개념 상실로 인하여 일상생활을 할 수 없는 상태에 이르게 되었다. 결국 그는 ○○○○○란 진단을 받게 되었고 그와 그의 아내는 절망에 빠졌다.

위의 사례는 어떤 특별한 병을 말한 사례가 아니다. ○○○○○는 바로 알츠하이머를 가리키는 말이다. 알츠하이머는 이 시대를 살고 있는 현대인들의 일부가 되었다. 많은 언론 매체, 블로그, 영화에서 알츠하이머 환자들의 다양한 사연들을 다큐멘터리 형식으로 제작된 것을 끊임없이 보고 들은 적이 있을 것이다.

하지만 그 이야기의 끝은 암울함 그 자체로 끝나게 되는 경우가 많다. 아니 언제나 그렇게 끝난다. 그래서 누구나 자기나 자기 가족들은 알츠하이머만큼은 걸리지 않기를 내심 바라고 있다.

어떤 학회에서 알츠하이머 병을 정의하기를 **불가역적이고 점차 진행하는 뇌 질환으로 기억과 사고력을 서서히 파괴해서 결국에는 간단한 일상생활을 수행할 수 없는 상태의 질환**이라 하였다. 때문에 알츠하이머는 어느 순간부터 현대인들의 일부이자 세상에서 가장 두려운 병이 되었다. 그 이유는 무엇일까?

어렵게 생각할 것도 없다. 하나의 이유는 현재까지 효과적인 치료제가 단 하나도 없다는 점이다. 물론 현재 임상에서 사용하고 있는 알츠하이머, 치매 약이라고 불리는 제품은 아리셉트(Aricept)와 메만틴(Memantine)이라는 약이지만, 실제로 이 약들은 진정한 치료제라고 할 수 없다. 또 하나의 이유는 **알츠하이머(치매)는 단순한 불치병이 아니기 때문이다.** 불치병은 아직도 많다. 그리고 불치병이 아니지만 암이라는 무서운 질병도 있다.

그렇지만 알츠하이머에 걸리게 되면 죽는 것보다 더한 고통을 환자 본인은 물론이거니와, 가족들까지 짧게는 몇 년 길게는 몇 십 년 동안 받기에 큰 절망에 빠지게 만드는 병이다. 그렇기 때문에 환자들은 알츠하이머라 진단을 받게 되면 뚜렷한 **치료법의 부재와, 현재 자신의 일상생활의 모든 것에 대한 포기(예를 들어 자동차 면허증의 취소, 장기 요양의 필요)가 뒤따라 오기 때문에 심리적으로 육체적으로 고통을 받게 된다.**

결국 그 어떠한 대책도 없이 그저 하루하루 질환이 진행되어 가는 것만 바라보다가 자신이 어떠한 사람이었는지도 모르는 몽매한 상태에서 죽음을 맞이하게 된다.

이렇게 알츠하이머가 무엇이길래 이렇게 무서운 병인지, 이 편에서는 알츠하이머에 대한 정보를 자세히 알아보도록 하자. 조금은 어려운 내용이 있을 수 있지만 그 만큼 알츠하이머라는 병이 복잡한 질병이란 것을 알고 살펴보도록 하자.

많은 사람들이 오해하는 점의 하나는 '알츠하이머=치매'라고 생각하는데, 알츠하이머는 치매의 한 형태이며 모든 알츠하이머 환자들은 치매를 갖고 있으며, 치매 환자 전부가 알츠하이머 환자는 아니다. 알츠하이머병(Alzheimer's disease (AD)=Alzheimer disease)은 치매의 가장 흔한 형태이며 75%의 치매 환자가 알츠하이머병이다. 1906년 독일의 정신과 의사인 알로이스 알츠

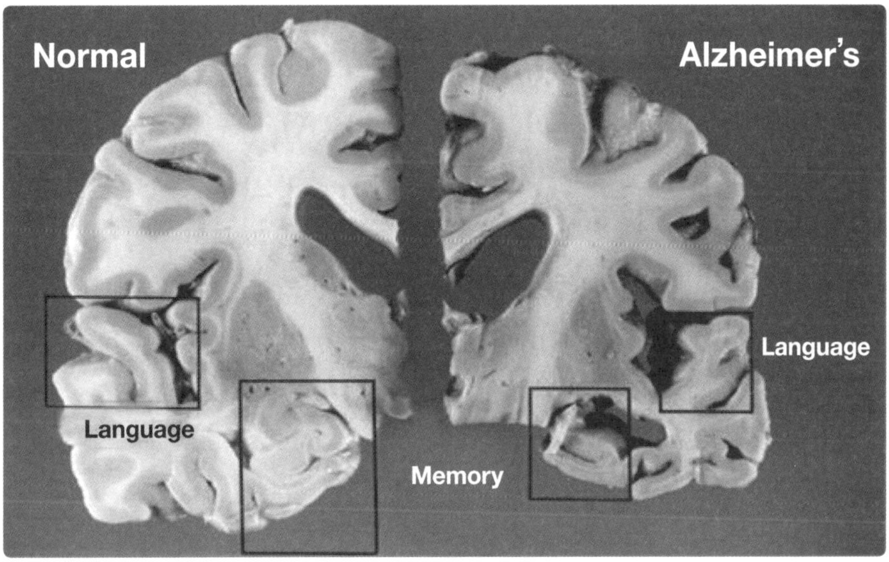

하이머(Alois Alzheimer)에 의해 알려졌다. 대부분의 경우 알츠하이머병은 65세가 넘어 발병하지만, 드물게 그 이전에 발병할 수 있다. 미국에서는 65~74세 인구의 약 3%, 75~84세 인구의 약 19%, 85세 이상 인구의 50%가 이 병을 앓고 있다.

이미 앞에서 알츠하이머의 증상과 그 증상에 따른 단계별 알츠하이머의 진행 정도에 대해서 언급한 바가 있다. 알츠하이머병은 치료될 수 없는 퇴행성 뇌 질환이기 때문에, 환자는 다른 이에게 점차 의존하게 된다.

환자는 보호자에게 굉장한 짐이 되는 것으로 알려져 있다. 질병은 보호자의 삶에 사회적, 생리적, 물리적, 경제적 측면을 포함한 넓은 범위의 부담을 가져온다. 그리하여 선진국에서 알츠하이머는 사회적으로 가장 많은 비용이 드는 질환이기도 하다.

2011년 미국의 대통령 오바마가 나파밸리에서 미국 내에서 세 번째로 높은 사망 원인으로 지목되는 '치매와의 전쟁'을 선언할 정도면 가히 미국 내에서도 치매중의 치매라고 불리는 알츠하이머의 문제가 어느 정도 심각한지 알 수 있는 대목이다.

알츠하이머병은 신경변성 질환으로 분류된다. 질병의 발병 요인은 완전히 이해되지 않은 상태이며 공통적으로 많은 의학자들에 의해 연구되고 주 요인으로 여겨지는 아밀로이드 플라크(Amyloid plaque) 이론이다.

이미 앞서 3장 치매의 원인 편에서 언급하였지만, 아주 간단히 말하자면, 아밀로이드 전구체 단백질(amyloid precursor protein, APP)이란 물질이 있는데 우리 몸에서 다양한 역할을 하며 신호 전달을 관여한다.

예를 들면 APP가 에스트라디올(estradiol)과 결합하여 많은 전사 인자들에게 영향을 주는데, α-secretase의 증가는 항 알츠하이머가 되지만, 만약 그 신호 전달이 잘못되어 NF-κb와 같은 전사 인자의 활성이 발생되면 β-secretase의 증가로 이어져 APP가 sAPP, Jcasp, C31 그리고 Aβ로 네 개의 펩타이드로 잘려지게 된다.

특히 Aβ가 APP와 결합하면 더 많은 Aβ를 만들도록 유도하며, Aβ끼리 뭉쳐 Aβ plaque를 형성하여 뇌의 시냅스를 사라지게 하고, 신호 전달을 위해 확장된 뉴런을 쪼그라들게 하며, 뉴런의 자살을 활성화시킨다.

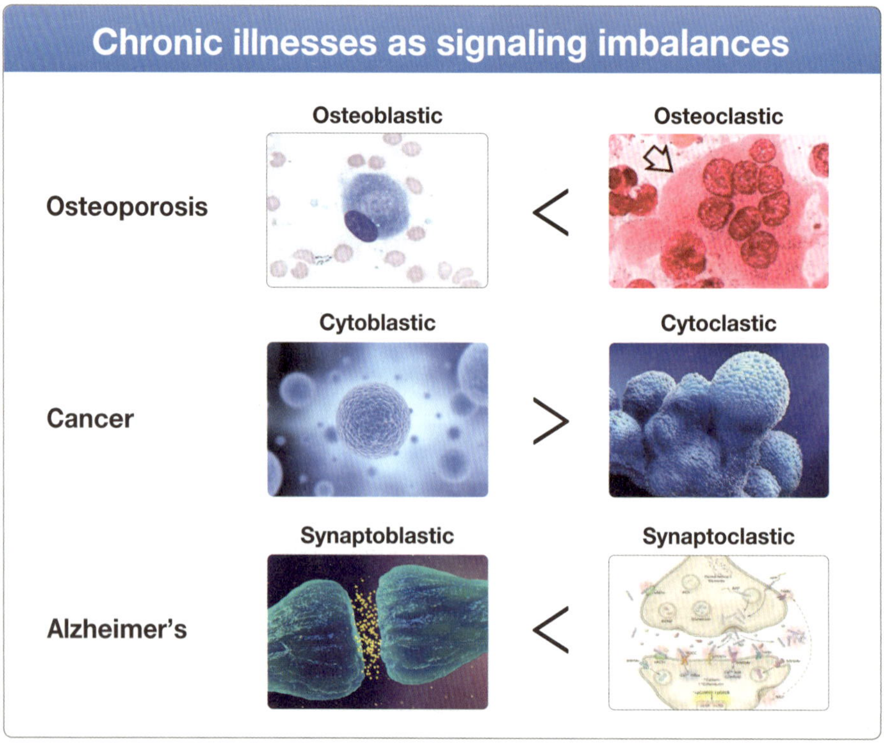

골다공증과 암으로 비유하자면, 골다공증은 뼈 파괴 현상인 osteoclast가 뼈 생산 현상인 osteoblast보다 더 많이 일어나고, 암은 악성 세포의 증식 현상인 cytoblast의 비율이 세포의 사멸 현상인 cytoclast보다 높기 때문에 병변이 생기는 것처럼 알츠하이머 역시 마찬가지이다.

결국 우리가 눈사람을 만들 때 조그마한 눈뭉치를 굴리면 점점 커지듯이 잘못된 APP는 알츠하이머의 병세를 좌우할 수 있다. 이러한 현상으로 인해 조직병리학적으로는 뇌의 전반적인 위축, 뇌실의 확장, 신경섬유의 다발성 병변과 초로성 반점 등의 특징을 보인다.

Aβ plaque는 베타-아밀로이드 펩타이드와 뉴런의 외부나 주위의 세포 물질로 구성된 조밀하고 대부분 불용성인 적체물이다. 엉킴(신경 섬유 엉킴 tangles)은 과인산화된 미세소관-관련 타우(tau) 단백질과 세포 자체의 내부 축적물의 응집체이다.

많은 노인들에게서 노화의 결과로 일부 플라크와 엉킴이 발생하지만, 알츠하이머병 환자의 **뇌는 hippocampus(해마), amygdala(편도체) 그리고 medial temporal lobe(중앙 측두엽) 같이 특정 뇌 영역에서 더 많은 병변이 존재한다.** 이러한 점은 루이 소체(Lewy bodies)성 치매 병변과 비교할 수 있다.

한편 알츠하이머병은 타우 단백질의 이상 응집에 의한 타우 병증으로 간주된다. 모든 신경 세포는 세포 골격, 즉, 부분적으로 미세 소관이라는 구조물로 만들어진 내부 지지 구조를 가지고 있다. 이 미세 소관은 세포의 몸체에서 영양소와 분자를 안내해서 축삭의 끝까지 그리고 다시 되돌아오게 하는 트랙과 같은 역할을 한다.

타우라 불리는 단백질은 인산화되었을 때 미세 소관을 안정화시키므로 미세 소관-연관된 단백질이라 불린다. **알츠하이머병에서 타우는 과인산화되는 화학적 변화를 겪게 된다.** 그 후 다른 미세 선들과 쌍을 이루기 시작하여 신경섬유의 엉킴을 만들고 신경 전달계를 붕괴시킨다. **알츠하이머병은 대뇌 피질 및 특정 피질 아래의 영역에서 뉴런과 시냅스의 소실이 특징이다.**

이러한 손실은 측두엽, 두정엽과 전두엽 피질과 띠모양의 회전부(cingulate gyrus) 부분의 변성을 포함한 피해 지역의 총 위축을 가져온다. 변성은 또한 파란색 반점 핵(locus caeruleus) 같은 뇌간 핵에도 존재한다. MRI와 PET를 이용한 연구는 경도의 인지 장애에서 알츠하이머병으로 진행됨에 따라, 그리고 건강한 노인에서의 비슷한 이미지와 비교할 때 알츠하이머병 환자들에서 특정 뇌 영역의 크기 감소를 보고하고 있다.

우리는 앞서 치매를 다양한 유형으로 나누어 분류를 해보았다. 그런데 사실 그게 완벽히 분류한 게 아니고 큰 틀에서만 분류를 한 것이었다. 그런데 정작 가장 중요한[46] 알츠하이머성 치매의 범주 안에서 나누지 않았다. 정말 복잡하지 않은가? 알츠하이머를 유발하는 요인들도 다양하다고 말하고, 그러한 발병기전 역시 현재까지 밝혀진 것만 해도 다양한데 아직까지 모든 것을 밝히지 않아서 치료를 할 수 없을 정도로 복잡하고 질 나쁜 질병인데, 그러한 녀석이 한 종류가 아니고 여러 종류가 있다고?

안타까운 이야기지만 사실이다. 알츠하이머성 치매도 당뇨병처럼 여러 유형이 있다. 확실히 난해하고 어려운 질병들은 공통적으로 발병 원인 및 요인도 다양하지만 그 안에서의 유형(type)도 다양하다.

알츠하이머의 유형은 데일 브레드슨 박사 팀과 윌리암 월시 교수가 실험과 연구를 통해서 알아낸 사실에 근거해 나누게 되었다. 알츠하이머의 병변 장소는 **뇌**이다. 뇌가 특정 위협에 대해서 그에 상응하는 반응 과정, 즉 면역 반응이 일어나는 과정에서 알츠하이머 증상이 나타난다.

쉽게 말하면 우리가 손가락을 베었거나 넘어지게 되면 조그마한 출혈이 있고 얼마 후에 피딱지가 생기게 된다. 생겨난 피딱지는 어느 정도의 시간이 지나면 피딱지는 저절로 탈락하고 없어져 버리고 상처가 난 곳은 그 전의 상태와 비슷하게 되는 것이 일종의 면역 반응으로 인한 우리 몸의 변화인 것이다.

다시 돌아가서 얘기해보면 상처가 난 곳이 손가락이 아니라 뇌라고 생각해보자. **다양한 외부 위협에 뇌는 정상적으로 면역 반응에 성공**한다. 위협에 훌륭하게 처리한 뇌는 다시 원래의 건강했던 상태로 돌아가려고 준비를 한다. 그런데 이러한 위협이 하나가 아니고 동시다발적으로 끊이지 않고 강한 위협

46 전체 치매의 60~80%가 알츠하이머성 치매이기에 중요하다.

이 지속되게 되면 뇌는 이러한 위협에 다변화된 대응을 반복하게 되며 결국에 방어 체계는 무너지게 된다.

고대의 전쟁으로 비유하자면 성을 공격하려는 성 밖의 군을 맞이하여 성 안의 대응은 성벽 위에서 활을 쏘거나 성문을 걸어 잠그는 등의 방어를 하게 된다. 양 군의 수가 그렇게 차이가 나지 않는다면 대부분 성벽을 지키는 성 안쪽의 군이 승리하게 된다. 하지만 성 안의 군사 수보다 성 밖의 군사 수가 몇 배 이상이 많거나 성벽을 무너뜨릴 수 있는 강력한 무기를 이용하고 사방에서 동시에 성을 공격을 한다면 어떻게 될까? 처음에는 위협을 느낀 성 안의 사람들은 군사, 백성 너나할 것 없이 하나가 되어 필사적으로 성을 지킨다. 그렇지만 계속해서 공격해오는 성 밖의 군으로 인하여 결국 성은 무너지게 된다.

이와 같이 방어 체계가 무너진 뇌는 기능에 문제가 오게 되어 알츠하이머라는 질병이 생기게 된다. 알츠하이머는 인간의 뇌가 다음 세 가지 신진대사의 위협을 적절히 방어하지 못할 때 발병한다고 알려져 있다.

1. 염증(감염, 식단, 기타 원인)
2. 뇌에 필요한 호르몬이나 비타민, 뉴트리언트 또는 영양 요소들의 결핍
3. 금속이나 생물 독소(곰팡이와 같은 미생물이 만들어내는 독성) 등의 독성 물질

이 세 가지의 신진대사는 바로 **APP에서 만들어지는 아밀로이드 베타**의 활동과 일치한다. 아밀로이드 베타는 염증 반응에 대응해 감염을 막고, 호르몬과 비타민, 영양소, 다른 영양 요소에 맞게 시냅스를 조절하며, 수은과 구리 등의 금속에 반응한다. 따라서 이러한 세 가지의 신진대사의 위협에 따라 알츠하이머를 세 가지 유형으로, 아니 **네 가지 유형**으로 나눌 수 있다.

응? 세 가지의 위협이라면 세 가지 유형이 아닌가?라고 할 수 있지만 세 가지 위협이 매번 한 개씩 작용을 하는 것은 아니지 않은가? 동시에 두 가지가 작용을 할 수 있기에 네 가지 유형으로 나눌 수 있다고 본다. 먼저 방금 언급하였던 세 가지의 위협에 따른 유형에도 hot, cold, vile의 세 가지가 있다.

1) 염증형hot 알츠하이머

원시시대에 조상들은(500만~700만 년 전) ApoE4라는 유전자만 가지고 있었다. 원시시대에는 수렵생활 위주의 생활 패턴이 이루어졌기 때문에 탄수화물이 비교적 적은 음식을 섭취하였고 그것은 ApoE4 유전자의 변형이 보이지 않았다.

하지만 22만여 년 전부터 어떠한 원인으로 인하여 우주 방사선이나 화학변이(chemical mutagen) 등에 의하여 ApoE4의 유전자의 변형이 이루어져 ApoE3 유전자가 출현하게 되었고, 약 8만여 년 전에 농경시대로 접어들면서 많은 탄수화물을 섭취하게 되면서 ApoE2가 발현되기 시작하였다.

고대의 우리 인간의 조상들의 유전자에는 ApoE4밖에 없었다는 사실은 그리 놀라운 것은 아니라고 본다. ApoE4의 유전자는 염증과 관계가 되어 있고 이러한 염증은 사실 외부 침입에 대한 면역 체계 반응 중 하나이다.

원시시대의 삶을 보낸 그들은 맨발로 살면서 다양한 오물을 밟거나 발에 상처가 나거나 병균이 가득한 날고기를 먹는 등 수렵생활을 하는 과정에서 자연스럽게 발생한 상처를 가지고도 생존하였다. 이 말은 결국 ApoE4라는 유전자가 있었기 때문에 염증 반응을 일으켜 이 모든 상황에서 목숨을 위협하는 감염으로부터 신체를 보호하고 살아남았다는 것이다.

현대에 들어와서 **ApoE4라는 유전자가 심혈 관계 질환, 관절염, 그리고 그**

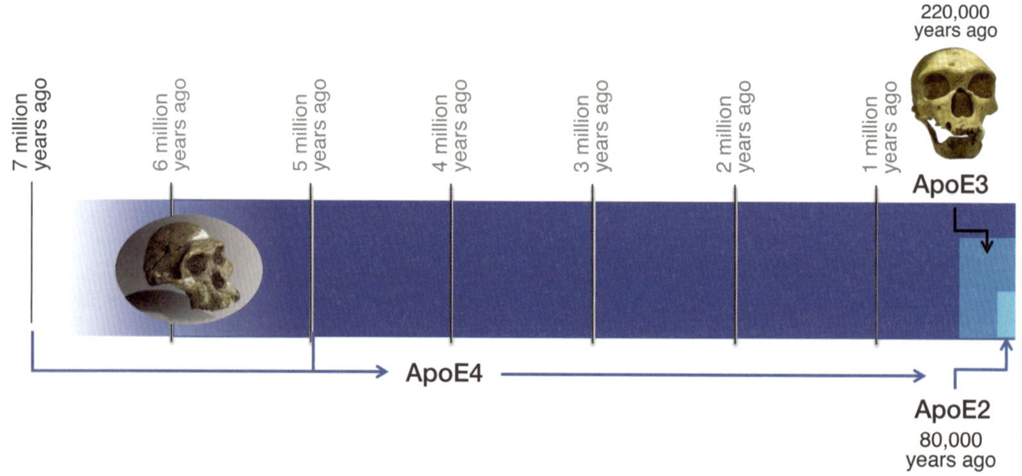

외의 질병들과도 관련이 있다는 것을 다양한 연구를 통해서 밝혀서 좋지 않은 유전자로 취급을 하고 있지만 당시 고대의 조상들에게는 필수적인 유전자였음에 틀림이 없다.

물론 그들도 여러 위협 요소들로부터 살아남아서 그 시대에서 장수를 한 사람들도 알츠하이머 병이 실제로 많이 발생했을 것이라고 생각되지만 그 시대의 평균 수명은 지금과 비교할 수 없을 정도로 짧았으며, 활동적이고 탄수화물을 적게 먹고 가공된 요리도 적게 섭취하여서 현재의 삶보다 알츠하이머 발병 요인 노출이 적었을 것이라고 추측할 수 있다.

지금의 현대인들은 대부분의 사람들이 동형 접합의 **ApoE3를 가지고 있다.** 연구에 따르면

- 동형접합의 ApoE3 유전자: 알츠하이머에 걸릴 확률이 9%
- 이형접합형인 ApoE3/ApoE4 유전자: 알츠하이머에 걸릴 확률이 30%
- 동형접합인 ApoE4 유전자: 알츠하이머에 걸릴 확률이 50%

로 높아진다는 사실은 ApoE4 유전자가 알츠하이머와 염증과의 관계를 설명할 수 있는 근거가 된다. 게다가 **동형접합 형태인 ApoE4인 경우**에 발병시기가 **일반적인 알츠하이머의 발병 연령보다 훨씬 빠른 40대 후반이나 50대에 발생**하고, 이형접합인 경우에는 50대 후반이나 60대 초반에 발생한다는 사실은, 일반적으로 65세 이상부터 발병한다는 알츠하이머보다 빠른 것을 알 수 있는 대목이다. **물론 ApoE4라는 인자가 없는 사람이 알츠하이머에 걸리지 않는 것은 아니지만 다소 늦은 나이 연령대에 걸리게 된다.**

기억은 대뇌 신피질과 해마가 관련된 뇌의 핵심 기능으로, 에릭 캔들의 연구진은 해마의 기억 형성 과정을 연구해 기억에 관한 분자 수준의 이해를 밝혀냈다. 차츰 기억에 대한 연구 결과가 쌓이면서 기억을 정의하고 분류할 수 있게 되었다. 기억의 분류는 신경과학자 래리 스콰이어(Larry Ryan Squire)의 분류 방법으로, 다양한 양식의 기억을 보여준다. 장기기억은 서술기억(declarative memory)과 비서술기억(nondeclarative memory) 으로 구분된다.

서술기억은 외현기억(explicit memory), 비서술기억은 암묵기억(implicit

memory)이라고도 하는데, 서술기억은 해마를 중심으로 하여 내측두엽에서 생성된다. 내측두엽은 관자놀이 쪽에 있는 측두엽 안쪽 부위를 말하는데, 해마형성체, 해마방회(해마이랑), 내후각뇌피질 모두 기억에 관여한다.

하나의 기억(memory)이 처리되는 데 뇌의 서로 다른 세 영역이 관여한다는 사실이 미국의 과학자들에 의해 확인됐다. 단일한 기억이 해마(hippocampus)를 비롯해 전대상회피질(anterior cingulate cortex)과 기측부 편도(basolateral amygdala) 등 세 곳의 뇌 영역에서 처리된다는 것이다.

우선 해마는 상황에 대한 기억을 처리하는 과정에 일차적으로 관여한다. 그리고 대뇌피질의 일부인 앞 띠다발 피질은 불쾌한 자극에 대한 기억을 유지하는 기능을 담당한다. 마지막으로 측두엽에 존재하는 편도 영역은 기억을 통합 정리해서 상황과 불쾌한 자극에 대한 정보가 저장되도록 처리하는 기능을 갖는다.

따라서 우리의 뇌는 어떠한 정보를 오랫동안 기억 및 저장하기 위해 해마라는 장치를 이용하는데, 만일 알츠하이머와 같은 질병이 뇌 손상을 유도하게 되면 우리의 뇌 부위 중에서 해마라는 부위만이 부피의 감소를 가져오게 된다. 이것은 기억의 감퇴라는 증상을 보이게 되고, 병의 진행에 따라 측두엽과 두정엽에까지 뇌 손상이 진행하게 되면 대화 및 계산, 재인식, 글쓰기와 같은 기능이 떨어지게 되고, 뇌 속에 들어온 포도당의 사용이 줄어들며 뇌 자체의 활동이 감소하게 된다.

다음의 사례가 있다. 66세의 남성, 건망증이 심함, 양친 모두 알츠하이머의 병력이 있다. 유전자 검사 결과 ApoE3/ ApoE4 타입이며, 아밀로이드 PET가 양성이며, FDG-PET scan 결과 역시 전형적인 알츠하이머의 병변을 보이고 해마의 위축이 보였다.

신경정신학적 검사결과 MCI(경미한 인지 장애, Mild Cognitive Impairment)의 결과를 보였다 Hs-CRP 수치 9.9, 호모시스테인 15.1, 비타민 D_{21}, 테스토스테론 264, 자유 T3(fT3)2.4, TSH 2.21로 나왔다. 제1형 알츠하이머, 즉 염증성 알츠하이머라고 진단, 대사적, 인지적, 용량적으로 접근하여 ReCODE로 적용한 결과, 지금은 정상의 진단을 받았다.

66M ApoE4/3	2014	2015 (Rx 10 mos.)
Fasting insulin	32	8
Hs-CRP	9.9	3
Homocysteine	15	8
Vitamin D_3	21	40
Symptoms	Struggling	Working full-time
MRI hippocampal volume	17%ile	75%ile

염증이 원인이 되는 염증형 알츠하이머는 새로운 정보의 저장 능력이 손실되는 것부터 시작된다. 즉 **해마의 기능이 점점 떨어지게 되어서** 결국 병변이 진행이 되는데, 염증성 알츠하이머의 환자들을 생화학적으로 검사를 해보면 다음과 같은 항목에 대한 공통점을 볼 수 있다. 이 때의 생화학적 표지들(biochemical markers)은 다음과 같다.

- C-reactive protein의 증가
- Albumin과 Globulin의 감소
- Interleukin-6의 증가
- Tumor necrosis factor의 증가
- Insulin resistance의 증가

이러한 생화학적 표지들은 염증에 관련된 입자로서 다른 유형의 알츠하이머 환자들보다 전형적으로 이러한 표지들의 변화가 눈에 띄는 게 특징이다. 염증을 동반하고 인지 장애를 발생하는 염증성 알츠하이머는 ReCODE의 환원 protocol[47] 프로그램에 대한 반응이 가장 빠르며 효과가 있다고 알려져 있다.

47 ReCODE 편에서 다룰 예정임

✓ 1형 염증성 알츠하이머 요약

뇌에 급-만성 염증을 일으키는 것은 무엇이든 알츠하이머를 일으킬 수 있다.

염증을 유발하는 항목

→ 최종당화산화물(AGEs), 유전자 ApoE4(ApoE3)의 타입, 렉틴이 포함된 식이, 지방산의 불균형, 감염, 인슐린 저항성, 장 누수 증후군 혹은 혈관뇌관문 누수, 신경염증, 금속물을 포함한 독성 물질.

2) 위축성cold 알츠하이머

이 종류의 알츠하이머 증후군은 ApoE4 형질을 이형접합 혹은 동형접합을 가진 사람들 사이에서 더 자주 발생되며, 염증으로 인한 알츠하이머보다 **10년 정도 늦게 발병한다.** 때문에 1형이라 불리는 염증성 알츠하이머의 환자보다 나이가 더 많고(70~80세), 전형적인 기억 상실을 보이지만 자각 증세가 없어서 자기자신의 틀림을 모르고, 호르몬 분비상태의 감소가 보인다.

이 유형의 알츠하이머 역시 새로운 정보를 기억하는 능력을 잃는다. 하지만 말하고, 쓰고, 계산하는 능력은 유지된다. 전형적으로 **해마의 위축을 보이며 수용체 및 호르몬 반응에 뇌 환경의 최적화가 일어나지 않아** 어떠한 자극에 의한 반응이 낮은 소견을 보인다. 또한 염증성 알츠하이머와 다른 점은 위축성 알츠하이머의 염증 수치는 오히려 일반적인 수준보다 낮다. **뇌의 시냅스에 필요한 모든 영양소가 말라버린다.**

- 갑상선, 부신, 에스트로겐, 프로게스테론, 테스토스테론, 프로그네놀론을 포함한 호르몬 수치가 대개 정상보다 낮다.
- 비타민 D 수치가 감소된다.
- 인슐린 수치가 너무 낮다.
- 호모시스테인이 높아질 수 있다.
  (다만 첫 번째 유형에서도 호모시스테인은 높아질 수 있다.)

예를 들면 75세의 여자 정신과 의사인 환자 A는 2년 전부터 새로운 정보를 기억하는 데 어려움을 겪었지만 조직적으로 기획하고 계산하는 능력이나 옷을 입거나 말을 하는 것에는 어려움이 없었다.

이 환자의 유전자 유형은 **ApoE3의 동형접합의 타입**이었으며, FDG-PET scan 결과 c/w 알츠하이머였고, 해마의 크기는 백분위가 16밖에 되지 않았다.

혈중검사에 호모시스테인의 수치는 높았고, 비타민 D, 프로그네놀론, 프로게스테론, 에스트라디올, 비타민 B_{12}의 수치가 모두 낮았으며, MCI를 측정한 결과 2형 경도의 인지 장애(알츠하이머 전 단계) 진단이 내려졌다. 온라인을 이용한 인지 기능은 평가는 같은 연령대 대비 백분위가 9에 불과했다.

MCI의 결과를 통해 바로 환자에게 ReCODE 프로그램을 적용했고, 어떠한 부분은 제외한 채 진행하였지만 12개월 후 눈에 띄게 증상이 개선되었다. 환자의 인지 능력 평가는 백분위 점수 9에서 97로 개선되었고, 재앙수준이었던 그녀의 기억력이 기적적으로 정상으로 회복되었다.

이후 검사에서 비타민 D, 프로그네놀론, 프로게스테론, 에스트라디올, 비타민 B_{12}, 호모시스테인 수치도 개선된 것으로 나타났다. 지금은 위축된 해마 부피의 회복과 함께 신경정신학적 회복을 기다리고 있는 중이다.

제2형의 알츠하이머는 전형적으로 **해마의 위축 위주의 병변이 특징**이고, 염증수치에는 큰 변화가 보이지 않기에 일반적으로 다른 유형의 알츠하이머보다 증상의 완화를 보이기가 힘들고 ReCODE의 반응이 1형보다 느린 것으로 알려져 있다.

✓ 2형 위축성 알츠하이머 요약

이러한 유형의 알츠하이머는 보통 내분비계의 불균형과 영양 고갈 그리고 신경 전달 물질의 손실에 의해 발생한다.

→ ApoE4의 유전자, 호르몬 불균형(비타민 D, 성호르몬, 신경호르몬, 갑상선), 인슐린 저항성, Methylation문제점, 미토콘드리아 손상, 신경 마비(뇌 위축), 영양 고갈.

3) 1.5형의 당 독성sweet 알츠하이머

앞서 언급하였던 세 가지 위협 요소에 대해서 기억하는가? 위협 요소는 세 가지이지만 유형은 네 가지라고 말했던 것도 기억하는가? 그렇다. 지금부터 말하려고 하는 유형은 알츠하이머 1번 유형인 염증형과 2번 유형인 위축형이 같이 발생하여 생기는 유형, **1.5형의 당 독성 알츠하이머이다.**

이 유형은 당 독성을 띠고 있고, AGEs의 일부분(RAGE)이 염증에 관여한다. 위축에 관련된 것은 인슐린 저항성과 관련 있으며(IRS-1 타입의 S/T인산화), Goetzl은 알츠하이머 환자로부터 인슐린 저항성이 100% 신경 엑소좀에 있다고 지적하였다(IRS-1패턴에 따른 측정).

다시 말해서 염증이 있으면서 2형에서는 원활한 시냅스 기능을 유지하는데 필요한 영양소가 부족한 것이다. 따라서 이 1형과 2형의 혼합형은 type 1.5형이라고 불리며 **당 독성(sweet)형**이라 한다. 다시 정리하자면,

- 혈당 수치가 높아서 다양한 단백질의 변화(당화반응)와 염증이 확인된다.
- 지속적으로 당 수치가 높아 당화반응을 일으킨 다양한 단백질들과 염증이 나타난다. 그리고 높은 혈당에 반응하여 인슐린이 과다 분비가 되어 결국 인슐린 저항에 빠지게 되고 인슐린은 신경영양분자로 작용하지 못하게 되고 이러한 영양물질공급 감소가 type2의 특징이다.
- 이러한 1,2형의 특징이 동시에 작용하여 시냅스 사이 간에 생성과 파괴의 불균형이 오는 것이다.

외국의 사례를 보면 69세의 회사원인 한 남성은 3년 전부터 기억력이 저하되어서 병원을 찾았다. 병원에서 그는 다양한 검사를 측정하였다. 그 결과 MRI 판독결과 용량분석은 하지 않은 외형결과는 정상으로 판독, 공복 인슐린 농도는 14, hbA1C 수치는 5.8, 공복 혈당은 102, hs-CRP 수치 0.1, ApoE3 타입의 동형접합, BMI 33, 정상적인 구리/아연 비율, 마그네슘, 비타민 D, 수은, 호르몬 수치는 모두 정상이었다. 결국 그는 1.5형의 당 독성형 알츠하이머로 진단을 받았다.

1.5형의 대표적인 병증은 대사 증후군이다. 대사 증후군이란 만성적인 대사 장애로 인한 내당능 장애, 고혈압, 고지혈증, 비만, 심혈 관계 죽상 동맥 경화증 등의 여러 질환이 한 개인에게서 한꺼번에 나타나는 것이다.

대사 증후군이 발병하는 원인은 명확하게 알려지지는 않았지만 일반적으로 **인슐린 저항성(insulin resistance)[48]이 근본적 원인**이 되는 것으로 추정하고 있다. 대사 증후군이 생기는 원인이 무엇이라고 하나로 단정지을 수는 없지만 여러 복합 요소들이 모여 생길 수 있다.

인슐린 저항성의 가족력 외에 중심성 비만은 내장지방세포에서 지방산이 과다하게 유리되어 혈중 유리 지방산이 많아져 인슐린 저항성을 촉진한다. 또한 교감신경이 활성화되면 지방 분해를 촉진하고 이로 인해 유리지방산이 증가하여 인슐린 저항성을 유발하고 대사 증후군이 발생할 수 있다.

여러 질환에 영향을 주기도 하는 스트레스는 뇌와 부신의 축의 균형에 영향을 주어 혈중 코티졸의 양의 증가시키고 이로 인해 인슐린과 혈당이 증가하게 된다.

이러한 반응이 진행됨에 따라 내장 비만을 촉진하고 이상지질혈증, 고혈압 등의 문제를 일으킬 수도 있다. 미토콘드리아의 유전자는 손상을 받기 쉽게 노출되어 있어 에너지 생성을 위한 과정 중 발생하는 활성산소에 의해 손상을 받게 되는데, 이것 때문에 미토콘드리아의 기능이 점차 감소하고 인슐린 저항성이 상승하며 대사 증후군이 발생할 수 있다.

신체 활동이 떨어지면 내장지방이 축적되고 고밀도지단백콜레스테롤이 감소하며 중성지방, 혈당, 혈압 등이 높아져 대사 증후군이 발생할 수 있다. 대사 증후군은 대개 무증상이지만 대사 증후군의 각 구성 요소에 따른 증상이 나타날 수 있다.

---

48 인슐린 저항성이란 혈당을 낮추는 역할을 하는 인슐린에 대한 몸의 반응이 감소하여 근육 및 지방세포가 포도당을 잘 섭취하지 못하게 되고 이를 극복하기 위해 더 많은 인슐린이 분비되어 여러 문제를 일으키는 것을 말한다. 인슐린의 작용이 감소함으로써 근육과 간 등에서 혈당을 이용하지 못해 고혈당이 유발되고 이로 인해 당뇨병 전 단계 또는 당뇨병이 유발될 수 있다. 또한 인슐린이 높아지면 염분과 수분이 증가하여 고혈압이 생기기도 하고 지방이 축적되는 것을 유도하여 비만을 촉진하며 중성지방의 혈중 농도를 높여 이상지질혈증이 나타나기도 한다.

즉 고혈당이 심할 경우 당뇨병의 증상이 나타날 수 있고 대사 증후군과 동반된 죽상경화증의 증상이 나타날 수 있다. 따라서 합병증이 발생하기 전에는 증상이 없기 때문에 빠른 진단과 조절이 중요하다고 할 수 있다. 대사 증후군은 각 기관마다 진단기준이 조금씩 다르며 여러 진단 기준이 있지만 일반적으로 아래 기준 중 세 가지 이상이 해당되면 대사 증후군이라고 한다.

1. 중심비만(복부비만)으로 남자의 경우 허리둘레가 90 cm 이상, 여자의 경우 허리둘레가 85 cm 이상일 경우
2. 고중성지방혈증(hypertriglyceridemia)으로 중성지방이 150 mg/dL 이상일 경우
3. 고밀도지단백콜레스테롤(HDL-cholesterol)이 낮을 경우로 남자의 경우 40 mg/dL 미만, 여자의 경우 50 mg/dL 미만일 경우
4. 공복 혈당이 100 mg/dL 이상 또는 당뇨병 과거력이나 약물 복용을 했었던 경우
5. 고혈압으로 수축기 혈압이 130 mmHg 또는 이완이 혈압이 85 mmHg 이상인 경우

이다. 대부분의 대사 증후군을 가진 환자는 비만이거나 과체중이기 때문에 생활 습관 개선을 통한 체중 관리, 특히 복부비만의 관리가 중요하며 체중 감소는 인슐린 저항성뿐만 아니라 이상지질혈증, 고요산혈증, 혈전인자, 비정상적인 혈관 상태의 개선에 매우 중요하다.

대사 증후군에 있어서 인지 기능을 저하시키는 요소는 미세혈관 및 큰 혈관 질환, 염증, 그리고 지방의 축적, 그리고 인슐린 저항성 등이 치매를 일으키는 기전으로 보인다. 이러한 low-grade inflammation은 뇌의 미세구조를 손상시키고 그러한 미세구조 손상은 주로 전두엽 손상을 가져와서 인지행동 기능의 저하를 가져오는데 그것은 CRP(C-reactive protein)를 체크함으로써 알아낼 수 있다.

1.5형의 당 독성형 알츠하이머는 1형의 특징과 2형의 특징을 모두 가지

고 있기 때문에, 무엇보다 먼저 당 독성으로 인한 염증을 줄이고 그에 따른 ReCODE 프로그램을 실행하는 것이 중요할 것이다.

✓ 1.5형 당독성 알츠하이머 요약

당독성은 뇌에서 당/인슐린의 불균형을 형성하게 한다. 췌장은 IDE라 불리는 인슐린을 낮추는 효소를 아밀로이드 베타분해를 위해 분비한다. 만약 IDE가 너무 높은 당분 섭취로 인해 소모된다면, 아밀로이드 베타를 분해할 수 없다. 염증성 1형과 위축성 2형과의 조합이기 때문에 1.5형이라 부른다. 예를 들어 혈중 포도당 농도가 높으면 염증이 생기고 인슐린의 부적절한 활용은 신경을 위축하는 촉진제로서 작용하게 된다.

4) 독성형 알츠하이머

제3형의 알츠하이머 형태는 독성(toxic) 물질로 인한 것이다. 이 종류는 ApoE4가 아닌 일반적인 ApoE3 형질을 가진 사람들에게서 발생한다. 제3형은 비교적 젊은 나이인 40대 후반부터 60대 초반에 발생한다.

앞서 언급했던 유전자ApoE4의 동형접합이 있을 경우와 비슷한 연령대에서 발병하게 되는 특징이라 간혹 유전자 검사를 하지 않으면 정확한 유형을 판단하기가 어렵다. 대개 심한 스트레스 이후에 발생하고, 초기에는 기억력 손상보다는 숫자, 언어, 조직력 상실을 동반한 인지 기능 장애부터 시작된다.

1형과 2형의 시냅스 생성 속도가 늦어지면서 점진적으로 뇌를 파괴하는 것이라면, 3형은 수류탄으로 건물을 폭파시키는 것에 비유할 수 있다. 따라서 모든 것이 위험하고 **최근 기억뿐만 아니라 오래된 기억도 소실되고** (여기에서 말하는 기억은 일상적 기억(episodic memory) 및 우리 일생에서 일어났던 명확한 사실에 대한 회상과 기억을 포함하며 말하는 것, 복합적 일의 수행 등을 포함한 절차적 기억(procedural memory)를 모두 포함) 이런 종류의 알츠하이머를 앓고 있는 환자들은 수리적 판단에 어려움을 가져 팁을 주거나 물건값을 계산하는 데 어려워하고, 적절한 단어를 찾지 못하고 철자를 모르고 글을 잘 읽지 못한다. 정신적 증세인 우울증이나 집중력 부족 및 주의력 부족이 흔히 동반된다.

52세의 여성이 2년 동안 인지 기능 장애가 발생하여 숫자를 헤아리지 못하고 팁과 물건 값을 지불하는 데 어려움이 있었다. 치매에 관한 가족력은 없었고 수 개월 후에는 정부의 보조를 요청하게 될 정도였고 이러한 문제들이 발생하기 전부터 직장을 그만두게 되는 스트레스와 가족 간의 갈등, 일자리 관계된 문제들, 4번의 마취를 경험하는 등 중요한 삶의 스트레스를 겪었다.

폐경이 지난 후에 그녀는 갑자기 아이처럼 행동하기 시작했다. 몬트리올 인지 기능 평가 점수(MoCA)는 30점 만점에 19점이었고 MRI 영상은 나이에 비해 전반적인 뇌 전체의 부피가 또래보다 훨씬 줄어들어 있었다. 'FLAIR(fluid attenuated inversion recovery)' 상에서는 피질하 및 뇌실 주변부위에 백질의 변성이 심하게 여러 곳에서 나타났으며, 뿐만 아니라 소뇌의 위축(AD에서는 손상되지 않는 부위)을 보였고, 이 외에도 뇌 척수액 소견은 알츠하이머 소견이었다. (즉 아밀로이드 베타는 감소하였고 phospho-tau는 증가하였다.)

유전자는 ApoE3/3이었고, hs-CRP는 약간 높은 1.4였고, A/G ratio는 1.57로 낮았고 A1c는 5.3% 이었으며 공복 인슐린은 4.5로 정상이었다. TSH는 2.14로 높았고 유리 T3는 4.2로 정상, Free T4는 1.0으로 정상이었고 프로게스테론은 < 021로 낮았으며 에스트라디올은 3으로 낮고, 하이드록시프레그네놀론은 14로 낮았다.

아침 코티졸 수치는 9, 비타민 D는 22로 낮았고 혈중 copper는 101로 정상이었지만 아연 수치는 56으로 낮아 따라서 아연과 copper의 비율은 1.8:1로 높았다.

이러한 결과는 경도의 염증 소견으로 부신피로 증후군에 합당하며 갑상선 기능은 정상 이하였고 비타민 D_3는 낮은 상황이었기에, 아연 수치는 낮아 구리/아연의 비율은 높게 나왔다.

사실 의학계에서는 제3형 유형에 대해서 다양한 의견이 제기되고 있다. 앞서 언급하였던 것처럼 극심한 **장기적 스트레스로 인한 활성산소의 독성으로 인한 알츠하이머**이기에 그 밖의 외부 독성, 예를 들어 유독성 물질이나 감염에 의한 발병은 알츠하이머의 주원인이 아니라고 말하고 있다.

일례로 치과용 충전재로 많이 사용되고 있는 아말감 충전재로 인한 독성이 그 대표적인 예인데, 어떤 연구에서는 아말감 충전재가 알츠하이머 위험을 높이지 않는다고 주장하는 반면, 다른 연구에서는 **아말감 속의 수은이 우리 몸에 독성으로 작용하여 알츠하이머 가능성을 높인다고 주장**하고 있다.

후자의 의견에 전적으로 동의하는 바이다. 우리 몸에 발암 물질로 취급되는 물질 중 하나인 수은이 함유된 아말감이라면, 당연히 독성이 있는 것이 아닌가? 발암 물질로 취급하는 물질이 뇌의 신경 세포에는 문제가 되지 않는다? 앞뒤가 안 맞는 이론이다.

알츠하이머의 3형을 야기하는 독성 물질 및 병원균의 감염은 병리학적 가설 자극제 역할을 하며, 유전적 요인과 상호작용하며 Aβ의 누적 또는 형성을 하며, 타우단백질의 높은 인산화반응의 형태와 그리고 알츠하이머의 뇌에서의 염증을 일으킨다.

또한 헤르페스 같은 단순성 바이러스 감염(hsv-1)과 다른 병원체 *Chlamydia pneumonia*균이 뇌를 감염시키고 숙주의 면역 반응을 피하며 알츠하이머성 뇌에 독성 물질 및 병원균이 쌓여서 병리학적 염증 반응을 일으키는 병원균은 직접적 간접적으로 뉴런을 손상시키고 파괴할 수 있어서 일련의 과정의 결과는 신경저하와 질병의 악화로 이어진다고 보고 있다.

전염 원인으로서 진드기 감염(*Borrelia, bartonella, babesia*), *H. pylori*, 바이러스들(EBV, CMV, HHV-6, HSV-1,2), 세포내박테리아(*Mycoplasma, Chlamydia pneumonia*), *Streptococcus* (ASO), 곰팡이 감염, 전염병 등을 볼 수 있고 극심한 인지 장애를 동반하고 그 중에서 난치성 피로증을 앓고 있는 환자들은 중요한 치료과제를 안고 있는데 *Parvoviruses*, HHV6, *Epstein-Barr*, *Cytomegalovirus*, *Mycoplasma*, 그리고 *Borrelia burgdorferi* 균의 변종에 따른 정교한 면역 회피 전략은 평생 감염을 확립할 수 있는 다양한 만성적인 노출의 위험이 있다.

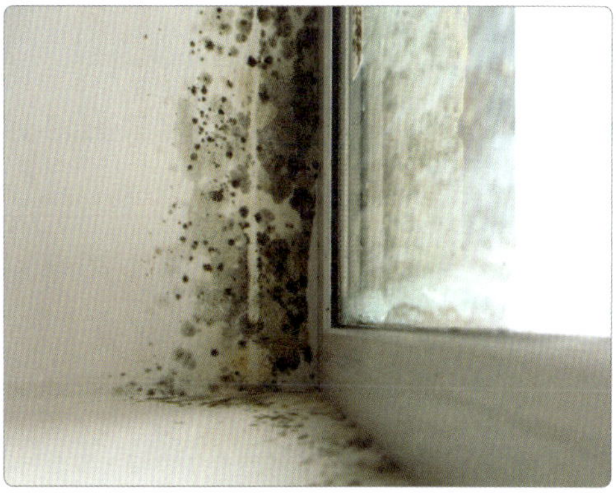

다양한 연구 결과를 보면 신경 퇴행성 질환

에 대한 일반적인 병원성 메커니즘이 존재한다는 가설을 뒷받침하기 위한 증거로 선천적인 감시 체계의 저하와 그로 인한 세포 죽음이 매개된다는 것을 들 수 있다. 또한 소변을 검사한 자료를 보면 *Borrelia burgdorferi*, *Babesia divergens*, *Batonella bacilliformis*, *Bartonella henselae*의 균이 검출되는 것을 볼 수 있는데, 돌발적이고 산발적으로 발병하는 알츠하이머는 다양한 병원균 사이에서 중요한 연관성이 있으며 여기에는 HSV-1, *Chlamydophila pneumoniae*, *spirochetes*, *Helicobacter pylori* 등의 균이 연관이 있다는 것을 알 수 있다.

Cytomegalovirus 또한 알츠하이머와 큰 관련이 있으며, 진단학적 수치에서 뇌척수액, 혈액에서의 림프구의 증식과 신경 세포의 얽힘(NFTs)이 형성되고 인터페론감마의 증가와 면역 체계에 전반적인 문제가 야기되는 것을 알 수 있다.

MCAS[49](Mast Cell Activation Syndrome; 비만세포 활성화 증후군)는 비만세포의 활성화로 인하여 다양한 증상을 일으키고 뇌에도 연관이 된다. 일반적으로 MCAS는 인구의 14~17%에게 전염되는데, 뇌를 포함한 여러 시스템에 영향을 미치게 되어, 인지와 기억력 감퇴와 더불어 면역 체계의 기능 저하가 야기된다.

MCAS 검사는 24시간 소변을 검사해보면 프로스타글란딘 D_2, 히스타민, 혈청에서는 브라드키닌, IgE와 같은 알레르기와 관련된 지표와 함께 염증성 지표들이 증가된다.

이러한 근거를 가지고 환자들을 살펴보면 Biotoxins의 노출과 일치하는 병력, 징후 및 증상이 있고 육안적인 곰팡이의 존재, 퀴퀴한 냄새 탐지, 일반적으로 WDB에서 종을 입증하는 테스트, 다른 경우(Ciguatera 독소, 미소시스틴 등)의 사례를 통해서 Biotoxins의 중요성을 언급할 수 있다.

Biotoxins은 이온투과담체(작은 크기)로 세포 안으로 이동하거나 세포 밖으로 이동할 수 있기에 혈액 속에서 쉽게 탐지할 수 없고, 유전적으로 취약한 사람들은 독소에 표지를 할 수 없어 독소가 제거되지 않아, 면역 체계의 만성

49 우리 몸을 지키리라 믿었던 세포가 돌연변이를 일으켜 도리어 몸을 공격하는 병이다. 자신을 둘러싼 세상 모든 것에 알레르기 반응을 일으키는 무서운 병이다.

적 자극으로 이어지며, 인슐린 수용체와 관련된 효소에 붙어서 세포가 포도당을 처리하는 기능을 마비시킨다.

이러한 상황은 외부의 항원이 몸 안에 머무르며 면역 체계가 계속해서 저항하게 하고, 만성 질환을 유발하는 염증과 전신증상을 일으켜서, 악순환의 연속으로 인해 결국 온몸에서 면역 반응이 일어나게 된다. 그 밖에 HLA에 민감한 일배체형 (단상형) 식별에 기초한 바이오톡신 관련 질병에 대한 유전적 소인과 VCS(VISUAL COTRAST 감도)테스트에 의해 발견된 이상 수치, 그리고 CIRS를 특정 짓는 신경 면역, 혈관 및 내분비계 이상 징후와 일치하는 바이오마커 등을 통해서도 Biotoxins의 중요성을 언급할 수 있다.

제3형의 알츠하이머의 특성은 다음과 같이 확인할 수 있다.

- 해마뿐만 아니라 뇌 전체 여러 부분이 위축되고(shrunk) 다양한 뇌의 부분에 영향을 미친다. MRI를 찍어보면 전체 뇌의 크기가 줄어든 것이 확인된다.
- MRI에 FLAIR 상에서 보면 다수의 비정상적 적은 백색 결절들을 볼 수 있으며 이것은 신경염증과 혈관누출을 의미한다.
- 아연이 피 속에서 현저히 낮고 구리는 높고, 구리와 아연의 비율이 따라서 높아지며 그 비율은 정상에서는 1 정도이며 수치는 각기 100 mcg/dL이다. 그러나 이 3형 알츠하이머 dementia의 아연은 50s이었고 구리는 170s이어서 그 비율이 1보다 훨씬 높다.
- 대게 이 3형 알츠하이머는 처음에는 전측두엽치매나 우울증이나 비전형적 알츠하이머로 진단되지만 PET scan에 비정상 소견이나 척추액 소견은 알츠하이머에 합당하다.
- 호르몬 변화는 스트레스에 반응하는 시상하부 및 뇌하수체와 부신의 기능 장애를 가져온다. 다시 말해서(합쳐서 HP-axis의 기능장애) 즉, 코티졸이 낮고 RT3는 높고 free T3, pregnenolone, estradiol, testosterone은 낮다.
- 혈중에 독성화학 물질인 수은이나 곰팡이에서 생산되는 균독소의 수치가 높다.

수은은 뼈나 뇌에 침적을 형성하기 때문에 **혈중에서는 그 수치가 꼭 수은 수치 증가를 나타내는 것이 아니다.** 그래서 수은의 농도 평가는 해독 물질인 킬레이트(chelating)방식을 사용하여야 하며 이 방식을 사용한 6시간 이후 때 소변에 수은량이 비정상적으로 증가하게 되고 이것은 곧 조직 내에 수은 수치가 높다는 것을 의미한다.

사례 남성, 55세, 1년 동안 인지 기능의 장애를 겪었다. 그는 지출 내역을 제대로 계산하지도 못했다. 원래 뛰어나게 포커 게임을 잘했지만 카드 용어 사용을 잘못하거나, 원하는 용어를 틀리게 말했다. 사람 이름을 다르게 부르기도 했다. 집중력도 떨어졌다. 농구를 보는데, 어떤 팀이 공격 중이었는지를 잊었다. 생각이 계속 엇갈렸고, 가벼운 우울증이 생겼다. 알츠하이머 가족력은 없었다.

PET 사진에서는 약하긴 했지만, 전형적인 알츠하이머 증상이 확인되었다. 그는 약한 인지 기능 손상과 알츠하이머 전 단계인 경도 인지 장애로 진단을 받았고. 일 년 이후에 추적 검사하는 것을 권고 받았으며 이후 ApoE4 유전자는 없었으며 유전자형은 ApoE3의 동형 접합이었다.

수은을 포함한 진균독 독성(아플라톡신, 오크라톡신, 글리오톡신, 트리코테센) 등의 곰팡이균 검사를 하였을 때, 검사 결과 수은 중독의 수치가 상당히 높았고, 그로 인한 ReCODE 치료와 함께 해독 프로그램을 진행한 결과 그 효과가 굉장히 좋게 나왔다. 그래서 전체적인 인지 장애가 개선이 되었으며 물론 포커도 다시 잘할 수 있게 되었다.

최근에는 1형과 3형의 결합형이 있는 것으로 보고 있다. 어떻게 보면 1형과 2형의 결합형인 1.5형만큼이나 임상적으로 많이 관찰될 것으로 보고 있다.

공기오염이나 미세먼지 등은 당뇨와 비만을 일으키는 환경독소로 작용을 하며 이러한 것들이 결국 carcinogen과 autogen으로 작용하여 암과 자가 면역 질환 및 치명적인 심혈관 질환을 유발한다. 그러한 것들 중에는 Mercury와 Pesticides(organophosphate, organochlorine) 등이 시냅스에서 acetylcholineesterase를 억제함으로써 신경계에 중대한 손상을 일으키는 것이다.

그리고 이러한 신경독성 물질들은 tryptophan-kynurenine pathway를 거쳐 성상세포 및 신경 세포에 quinolinic acid가 축적되게 되면 우울증(depression)과 치매를 일으킨다.

또한 **장 누수 증후군 역시 1형과 3형의 결합형**이라고 보고 있는데, 장 누수 증후군이란 장관점막세포가 자극이나 손상 또는 감염에 의해 세포 사이의 간극(tight junction)이 약해지면서 세포 사이의 틈으로 여러 고분자 물질들이 왕복할 수 있는 투과성이 증가되어 나타나는 임상증후군이다.

즉 장관의 투과성(Intestinal permeability)이 증가되는 것으로 이럴 경우에 장관벽의 lamina propria를 뚫고 항원이 진입하며 T cell 반응에 의하여 염증성 Cytokines이 장관막을 파괴하는 것으로 이러한 장내 세균이 발생하는 뇌독소에 의해 간세포의 염증과 뇌세포에 있어서 뇌 면역을 깨트리고 뇌척수염(Encephalomyelitis)을 일으키게 된다.

결국 BBB를 뚫고 신경 자가면역(Neuroautoimmunity)의 영향을 미치게 되는데, 이러한 Gut-Brain Axis를 통해 발생하는 임상으로서는 다양한 정신, 뇌 질환을 일으킨다.

장내 세균의 불균형에 따른 독소가 곧바로 BBB를 뚫고 뇌에 염증을 일으켜서 인지 장애를 일으킨다는 논리로서 모든 질병이 장으로부터 시작된다는 Hippocrates의 논리와 같다. 그것은 동양의 약식동원(藥食同源) 논리이고, 약이 곧 음식이고 음식이 곧 약이라는 Hippocrates 말씀과도 상통한다.

✓ 3형 독성형 알츠하이머 요약

독성 및 감염 유형인 알츠하이머는 환경적이며 다음의 항목에 의해 발생한다.

➡ ApoE3 유전자, 생물독소, 중금속(아말감 포함), 호르몬 불균형, HPA-Axis불균형, 감염(곰팡이, 라임, HSV 활성형EBV, 장내 세균 불균형), 낮은 아연, 높은 구리 비율, 독극물(환각제, 살충제, NSAIDs, PPIs등의 중독)

앞의 내용을 다시 정리하자면, 다양한 치매 중에 알츠하이머성 치매의 비율이 전체 치매 환자 중에 가장 많으며, 그 안에서도 크게 세 개의 유형으로 나뉠 수 있다. 또 두 가지의 유형이 같이 보이는 경우도 있기에, 알츠하이머 환자나 전 단계 환자들 그리고 알츠하이머에 걸릴 위험이 있는 잠재적 환자들을 잘 치료하기 위해서는 어떠한 요소가 인지 기능 약화에 영향을 미치는지 알아내야만 하고 각 형의 특이성을 잘 알아야만 한다.

07 조용한 살인자: 혈관성 치매

혈관성 치매(vascular dementia)는 각종 뇌혈관이 원활하게 운행되지 않아 발병하는 것으로 보통 50~60세에 발생하고 남성이 더 많이 발병한다고 통계학적인 결과를 보이고 있다. 혈관성 치매의 용어도 사실 어떤 특정한 질환을 지칭하는 것이라기보다는 뇌혈관 질환으로 인해 치매가 발생하는 많은 경우를 통칭하여 사용하고 있다.

하지만 뇌혈관 질환의 유형에 따라 나타나는 치매의 양상과 예후 등이 다르고, 인지 기능의 발현기전이 모두 다르기 때문에 실제 임상에서는 각 원인적 뇌혈관 질환에 따라 구별하여 사용하고 있다. 국내의 경우 정확한 자료는 없으나, 일반적으로 피질하혈관성 치매가 가장 흔한 타입으로 여겨지고, 다발성 뇌경색 치매는 생각보다 매우 드문 것으로 여겨진다.

또 많은 경우, 특히 고령자에서 알츠하이머병과 뇌혈관 질환이 겹쳐 심한 인지 기능 장애를 유발하는 경우가 많은데, 과거에는 혼합 치매(mixed dementia)라는 용어를 사용하였으나, 최근에는 병리기전과 용어의 의미를 고려하여 **뇌혈관 질환 동반 알츠하이머병(Alzheimer's disease with cerebrovascular disorders)**으로 지칭되고 있다. 또 그 정도에 관계없이, 치매나 경도 인지 장애이거나 뇌혈관 질환에 의한 요인이 관여되어 있는 경우를 모두 포함하여 혈관 인지 장애 질환(vascular cognitive disorders)이라 이야기한다.

혈관성 치매는 뇌혈관 질환에 의해 뇌조직이 손상을 입어 치매가 발생하는 경우이다. 1672년 토마스 윌리스에 의해 뇌졸중 후 치매 증례가 처음 보고된 후 17세기 말경부터 혈관성 치매의 용어가 사용되기 시작하였다. 1970~1980년경에는 반복적인 뇌경색에 의해 발생하는 다발성 경색 치매(multi-infarct dementia)라는 용어가 혈관성 치매와 동일하게 사용되기도 했다.

혈관성 치매는 알츠하이머병 다음으로 흔한 치매의 원인 질환이다. 혈관성 치매는 치매에서 보이는 증상이 나타나며 이것이 뇌혈관 질환과 직접적인 관련이 있다는 뇌 영상 검사상 뚜렷한 증거가 있을 때 진단하게 된다.

그러나 신경영상 기법의 발전 및 관련 연구의 확대로 다발성 뇌경색뿐만 아니라 전략적 **뇌 부위의 미만성 단일 뇌경색, 다발성 열공(매우 작은 뇌경색), 피질하 소혈관 질환, 여러 형태의 뇌출혈 등도 혈관성 치매를 초래할 수 있다는 사실이 알려지면서 현재는 다양한 뇌혈관 질환에 의해 초래되는 치매를 모두 포함하는, 이전보다 확장된 개념으로 혈관성 치매라는 용어가 사용되고 있다.**

대부분의 혈관성 질환은 인지 기능 저하가 갑자기 발생하며 명확한 뇌혈관 질환 주로 피질하의 동맥의 허혈성 변화(대표적으로 경색)를 보이는 경우로 주로 시상핵, 전두엽, 해마 등에 주로 많이 병변이 생기며 Stroke(뇌졸중) 후, 발병하는 것으로 '중풍을 앓고 난 후 갑자기 인지 기능이 떨어졌다'고 하는 경우 혈관성 치매의 가능성이 높다.

그러나 그렇지 않은 경우도 있다. 예를 들어 소혈관 질환의 경우 뚜렷한 마비, 발음 장애, 의식 저하 등 뇌혈관 질환으로 인한 증상이 실제 나타난 적은 없지만 뇌 영상 검사에서는 뇌실질의 허혈성 변화로 마치 알츠하이머병처럼 서서히 진행하는 양상의 인지 기능 저하를 보일 수 있다. 또한 뇌파 검사에서는 slow wave가 많이 보이며, 아세틸콜린의 활성이 저하되어 보통 노인성 치매와 동반되는 경우가 많다.

혈관성 치매의 세부 분류 가운데 임상적으로 중요한 것은 다발성 경색 치매, 주요부 뇌경색 치매, 그리고 피질하 혈관 치매이다. 다발성 경색 치매나 주요부 뇌경색 치매는 임상적으로 뚜렷한 뇌졸중 이후에 발생한다. 이에 비해 피질하 혈관 치매는 임상적으로는 알츠하이머병과 비슷하게 나타날 수 있고, 대개의 경우 환자 자신도 모르게 증상이 나타나며 서서히 진행되기도 한다.

혈관성 치매 종류

- 다발뇌경색 치매(multi-infarct dementia; MID)
- 단일뇌경색 치매(single-infarct dementia or strategic infarct dementia; SID)
- 피질하혈관 치매(subcortical vascular dementia)
- 허혈성 및 저관류 혈관성 치매(Ischaemic-hypoperfusive vascular Dementia)
- 출혈성 혈관성 치매(Hemorrhagic vascular Dementia)
- 피질하 경색과 백질뇌증을 동반하는 상염색체 우성 뇌동맥 질환(CADASIL)

혈관성 치매의 증상은 일반적인 치매와 유사하다. 혈관성 치매에서는 기억 장애가 뚜렷하지 않고, 수행 기능이나 언어 기능 등 다른 영역의 인지 장애가 상대적으로 빠른 시기에 나타날 수 있다. 마비나 감각 이상이 생긴다. 뇌졸중에서 가장 흔히 발생하는 증상으로는 팔다리나 얼굴 부위의 감각이상이나 마비현상으로 뇌졸중이 생기는 반내핀에 발생한다.

언어 장애는 오른손잡이의 경우 95% 정도가, 왼손잡이의 경우 50%가 왼쪽 뇌가 손상되었을 때에 발생하는데, 손상 부위에 따라 말을 하지 못하거나 이해하지 못하거나 글을 읽지 못하는 경우가 발생할 수 있다.

혈관성 치매는 다양한 원인과 병인에 의해 여러 가지 아형으로 분류되는데 **대표적으로 다발경색 치매(multi-infarct dementia), 전략경색 치매(strategic single infarct dementia), 피질하혈관 치매(subcortical vascular dementia) 등으로 구분**한다. 다발경색 치매는 주로 큰 두개 내 혈관의 죽상경화성 협착이나 **심장질환에 의한 뇌색전(cerebral embolism), 또는 저관류로 인해 대뇌피질에 다발성의 허혈성 뇌 손상으로 인지 기능의 장애가 초래된 경우**이다.

다발성 뇌경색성 치매는 동맥경화성 치매와 함께 뇌혈관 질환에 의해 발생되는 대표적인 질환이다. 다발성 뇌경색은 국소적으로 뇌혈관이 막히는 뇌경색이 여러 군데 나타나는 것으로 재발로 인해 점차 치매 증상이 악화되는 양상을 보인다.

알츠하이머는 점진적인 인지 기능 장애를 보이지만, 다발성 뇌경색으로 인한 치매는 계단형 양식으로 재발에 따라 인지 기능이 갑자기 떨어지는 양상을 보인다.

다발성 뇌경색성 치매는 **뇌졸중의 말기적 증상**으로 주로 나타난다. 그래서 병력상 잦은 뇌졸중 재발 기왕력을 알아낼 수 있으며, 전산화 단층 촬영(CT)이나 뇌자기공명영상(MRI) 검사로 뇌경색을 확인할 수 있다.

그리고 뇌경색의 재발을 최대한 예방하기 위해 아스피린과 같은 혈소판 응집억제제를 투여하거나 죽상경화가 진행된 혈관내막을 절제하는 예방적 수술인 동맥내막절제술(Endartectomy)이나 스텐트나 풍선을 이용한 혈관 성형술(Angioplasty)을 시행할 수 있다.

심장 질환으로 인해 색전성 뇌경색이 발생한 경우에는 와파린과 같은 항응고제를 투여하는 것이 바람직하며, 필요한 경우에는 심장 우회로 수술(Cardiac Bypass Surgery)을 시행할 수 있다. 일부 연구에 의하면 뇌졸중 환자에서 혈압을 135~150 mmHg 정도로 유지하면 인지 기능이 호전된다고 한다.

고혈압은 뇌로 혈류를 보내기 위한 인체 보상기전일 가능성이 있고, 또 고혈압 환자는 이미 고혈압 상태에 적응되어 있기 때문에 과도하게 혈압을 낮추려 하는 것은 가급적 피하는 것이 좋다.

다발성 뇌경색으로 인한 치매 환자에서는 갑작스러운 실어증, 반신마비, 감각 장애를 동반하며 인지 기능 장애가 계단식의 악화, 이상운동증, 시야 장애 등, 뇌졸중으로 인한 다른 신경 비교적 뇌졸중과 치매 발병시간과의 인과적 관계가 뚜렷하다.

다발성 뇌경색과 달리 단 하나의 작은 뇌졸중이 병변의 지정학적 위치에 따라 심각한 인지 장애를 초래하는 경우를 전략경색 치매(strategic infarct dementia)라 하는데, 대표적인 부위는 좌측 모이랑회(angular gyrus), 하부내측 측두엽, 내측 전두엽, 시상(thalamus), 미상핵(caudate)등이다. 이는 편 마비 없이 갑작스러운 무감동이나 기억 장애, 수행 능력 장애를 보일 수 있으므로 우울증이나 정신과 질환과의 감별이 중요하다. 증상 발생 후 시간이 지나면서 좋아진다.

피질하혈관 치매는 소동맥 질환에 의한 피질하영역의 다발성 열공성 경색이나 심한 백질 변성으로 생기며, 이전에는 잘 인식되지 않았으나 현재 **혈관**

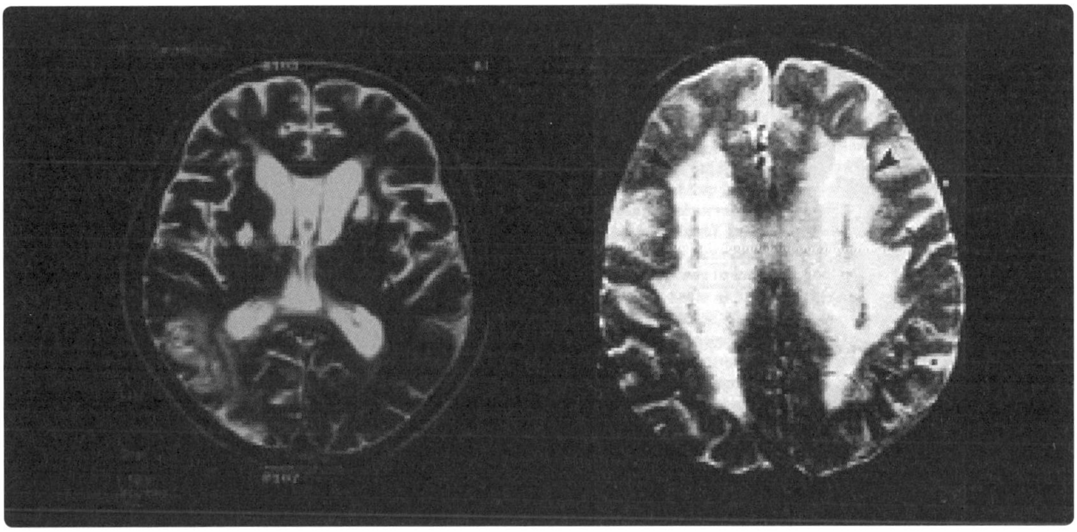

다발뇌경색 치매
Multi-infarct dementia

피질하혈관 치매
Subcortical vascular dementia

성 치매 중 가장 중요하게 생각된다.

열공성 경색은 뇌내 소혈관이 폐쇄됨으로 인해 발생하는 것으로 좌측 각회전(Angular Gyrus), 시상 등에 발생할 때 특히 인지 기능 장애가 잘 나타난다. 또한 열공성 경색은 기억과 관련된 핵심 부위가 손상을 받음으로써 작은 병변으로도 치매가 나타난다.

이렇게 뚜렷한 일과성 뇌허혈발작이나 뇌졸중 병력이 없는 경우도 적지 않으며, **병변은 전두엽의 피질과 피질하부위를 이어주는 신경회로(frontal subcortical circuit)를 절단시켜 실행기능(executive function) 동기유발(motivation)의 장애를 나타내고, 사회생활에서 필요한 행동조절의 장애**를 나타나게 된다.

혈관성 치매의 발생기전에 따라서는 뇌혈관이 막혀 발생하는 ❶ **허혈성 뇌혈관 질환**(뇌경색 또는 뇌 허혈 상태)과 뇌혈관이 터져서 생기는 ❷ **출혈성 뇌혈관 질환**(뇌출혈)으로 나눌 수 있다. 일반적으로 혈관성 치매는 뇌졸중이 여러 차례 재발하면서 뇌의 여러 부분이 상해서 생기는 경우(다발성 뇌경색)가 많지만 때로는 단 한 차례의 뇌졸중으로도 치매가 발생할 수 있다.

혈관성 치매 환자들은 알츠하이머병에 비해 걸음걸이가 더 불편하고 말이

어눌하고 한쪽 마비를 가지고 있는 경우가 많다. 그러나 뇌 속의 작은 혈관들이 조금씩 막혀 들어가는 경우에 환자는 뇌졸중 증상들을 모르고 지내는 수가 있다. **이 경우는 치매 증상이 서서히 진행하므로 침묵의 살인자라고 불리며 알츠하이머성 치매**와 **구별**이 쉽지가 않다.

혈관성 치매는 신경학적 손상이 명확하고 발생 시기가 급성이며 원인 또한 뇌동맥 경화로 인한 뇌혈류의 감소 또는 뇌졸중 이후에 발생한다. 적극적인 예방과 조기 치료로 환원 가능한 치매이므로 새로운 개념으로 적극적인 대처가 필요한 치매이다. **특히 무증상성 뇌혈관 질환으로부터 혈관성 치매가 진행됨으로 이 Silent cerebrovascular disease(Silent CVD)에 대한 대처가 꼭 필요하다.**

무증상성 뇌경색Subcortical silent brain infarct

무증상성 뇌경색은 발병 당시 환자에겐 아무런 증상이 없었고, MRI 사진에서만 **발생시기를 알 수 없는 만성 허혈성 병변**이 관찰되는 경우다. 두통, 어지럼증, 기억력 감퇴, 목 부위 통증, 손발저림 같은 증상 때문에 병원에 와서 뇌 MRI를 찍어보고 우연히 발견되는 경우가 대부분이다.

발병 당시 환자가 뇌경색 증상을 느끼지 못하는 이유는 전형적인 뇌경색 증상이 나타나지 않는 부위에 생겼기 때문이다. 환자가 당초 병원에 올 때 호소하던 증상은 무증상성 뇌경색과 무관한 경우가 대부분이다.

무증상성 뇌경색은 고령자일수록 많이 발생하고, 고혈압 · 당뇨병 등 일반적인 뇌경색 위험인자를 가진 경우 더 많이 발견된다. 무증상성 뇌경색이 발견됐는데 당장 큰 불편이 없다고 치료하지 않고 방치하면 급성 뇌경색이 발생할 확률이 일반인보다 2~3배 높고, 치매 발병률도 2~3배 높다고 알려져 있다.

따라서 무증상성 뇌경색을 겪은 사람은 아스피린 같은 항혈소판제제 약물 처방 등 급성 뇌경색 발병을 예방하는 치료를 반드시 받아야 한다. 무증상성 뇌경색으로 약물 치료를 받는 동안에는 2년에 한 번 뇌 MRI를 찍어서 이전의 뇌 상태와 비교해 봐야 한다.

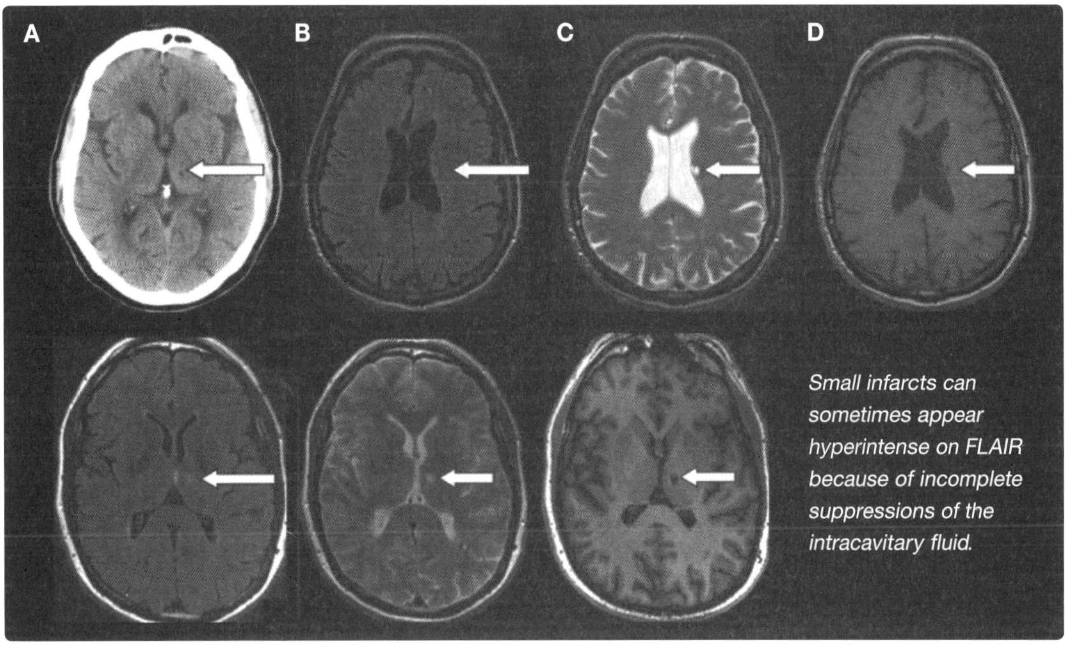

사진의 화살표 부분이 뇌경색 지점이다.

백질 변성White matter lesions of presumed vascular origin

건강에 관련된 프로그램에서 **'귓불 주름을 보면 치매의 여부를 알 수 있다'**라는 주제를 다룬 내용을 본 기억이 있을 것이다. 인지 장애를 갖고 있는 환자, 즉 알츠하이머성 치매와 혈관성 치매를 앓고 있는 환자 471명과 정상인 243명의 귓불 주름을 관찰하여 대각선 귓불 주름이 있는 정상인(107명) 중 대뇌백질 변성을 진단받은 사람은 32명(29.9%)이었지만, 대각선 귓불 주름이 있는 인지 장애환자(279명) 중 대뇌백질 변성을 진단받은 사람은 193명(69.2%)에 달했다라는, 의학적으로 의의가 있는 결과가 보였다는 것을 알 수 있다.

그들은 '대각선 귓불 주름의 존재 여부는 혈관성 치매의 원인인 대뇌백질 변성의 심한 정도와 알츠하이머 치매의 원인인 베타 아밀로이드 양성률과 밀접한 상관관계를 보였다'라 하면서, "다만 대각선 귓불 주름은 노화와 연관된 신체 증후 가운데 하나로, 모든 사람들에게 나타나는 것은 아니다"라고 설명했다.

이러한 백질 변성은 **동맥경화**에 의해 변화되고, 탈수초화, 신경아교증,

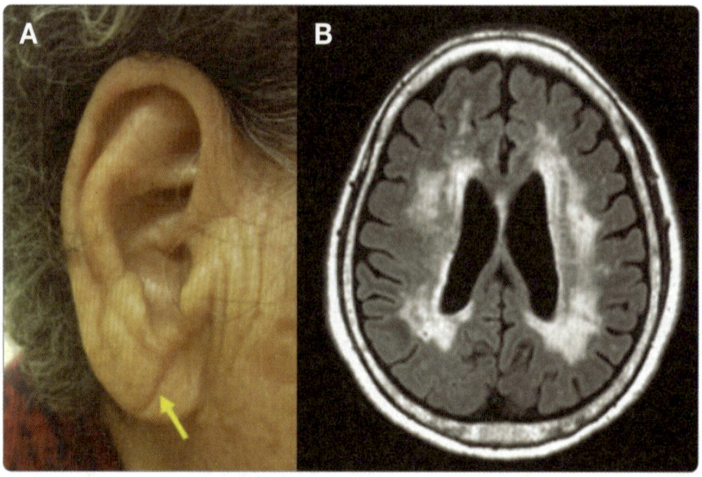

대뇌백질 위축증에 의한 것이 아니다. 따라서 이것은 백질 병변(leukoaraiosis)이나 백질 변화(white matter changes) 또는 미세혈관 허혈 질환(small vessel ischemic disease)으로 알려져 왔다.

MRI를 이용한 연구에 의하면 백질 변성은 평균 65세 이상 노인의 27~38% 정도에서 관찰되며 정상인과 뇌질환을 가진 환자 모두에서 연령이 증가할수록 그 빈도나 정도가 증가한다고 한다.

백질은 피질 바로 아래 위치한 백질과 뇌실 주위 백질의 두 부분으로 나누어지는데 피질 하부의 백질은 짧고 밀도가 높은 U-섬유로 구성되며 이웃 피질과 연결을 담당한다.

반면에 뇌실 주변의 백질은 긴 연합섬유로서 피질과 선조체와 같은 피질하핵, 그리고 멀리 떨어진 피질과의 연결을 맡고 있어, 따라서 MRI에서 보이는 백질 변성의 위치에 따라 서로 다른 인지 기능이 손상될 수 있다.

백질 변성이 있는 환자군 전반적인 인지 기능이 저하되었고 유창성과 주의집중력 같은 전두엽 기능이 주로 손상되었으며, 또한 주로 뇌실 주변의 백질 변성이 전반적인 인지 기능 저하와 대뇌고위 기능 중 유창성과 주의력의 저하가 나타나게 된다.

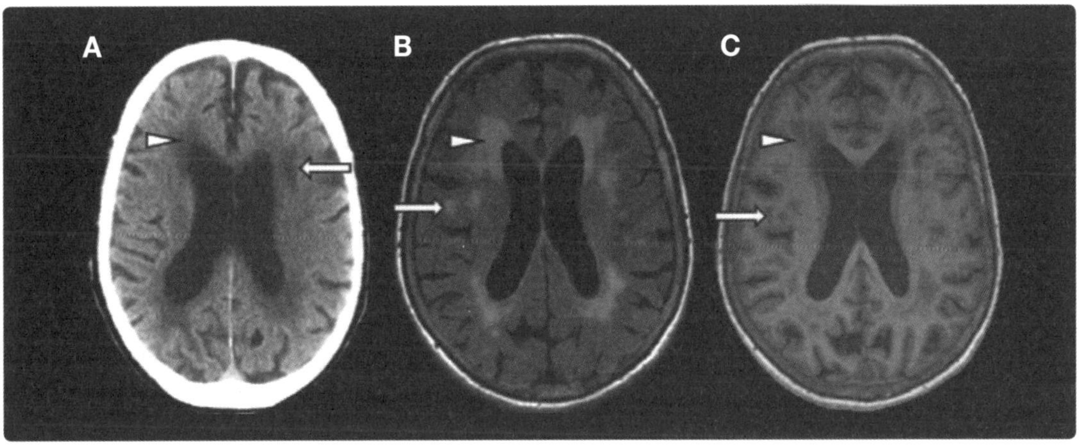

뇌 미세출혈 Cerebral microbleeds (MBs)

뇌 미세출혈은 노화에 따라 뇌혈관 벽이 약해지기 때문에 나이든 사람에게서 일반적으로 나타나며, 뇌 미세출혈은 **대뇌 아밀로이드 맥관병증**[50]이라 알려진 소혈관 질환이 있다는 적신호일 수 있으므로 조기에 발견하는 것이 좋다.

심장 발작, 동맥경화 등의 위험을 예방하기 위하여 아스피린과 같은 약을 복용하는 것은 이미 의학계에서도 유명한 일이다. 하지만 대뇌 아밀로이드 맥관병증과 같은 **소혈관 질환 위험 신호를 가지고 있는 사람은 아스피린에 대한 반응이 다를 수 있으므로 신중히 써야 한다.**

이상의 무증상성 뇌 질환의 세 경우에 있어서 뇌졸중을 예방하기 위해서 알아야 할 중요한 사실이 있다.

- 80세 이상의 노인들에서 25%가 한 개 이상의 무증상성 경색(infarcts)이 있으며 이것은 증상성 stroke의 유병률보다 훨씬 높으며 **10개의 무증상성 뇌경색이 있는 경우에 증상이 있는 stroke로 사료된다.**
- 이러한 무증상성 경색은 역학조사에 의하면 **자각적 인지 장애(SCI)**로 발전되고 이 경우 향후 stroke나 치매 발생 위험성이 높다.
- 이러한 무증상성 뇌경색은 나이에 따라 증가하고 기왕의 혈관질환이나 다

50 아밀로이드가 혈관에 쌓이는 일종의 혈관성 병증

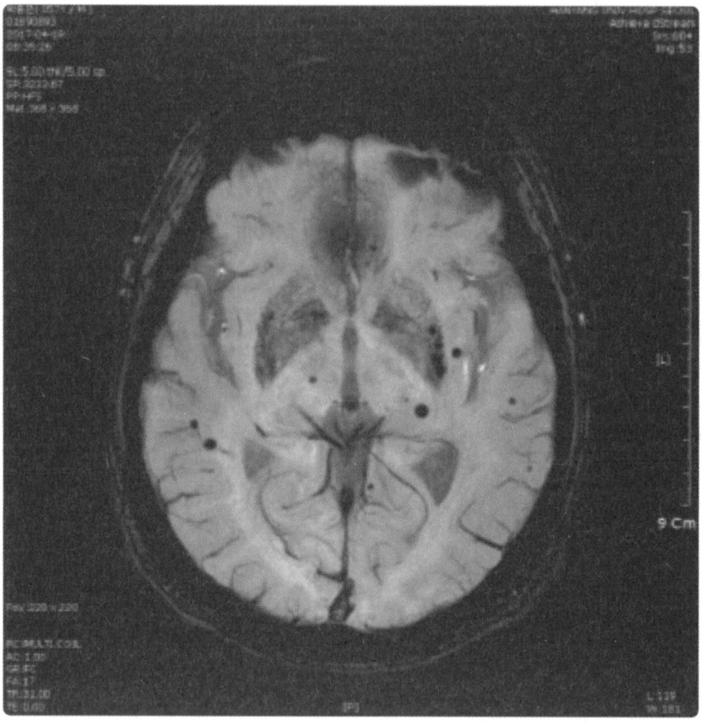

Small(generally 2-5mm in diameter but sometimes up to 10mm) areas of signal void with associated blooming seen on SWI, T2*-weighted MRI, or other sequences that are sensitive to susceptibility effects. SWI > T2*-weighted MRI/GRE

른 위험 요소들이 증가하거나 흡연자의 경우 silent infarcts가 증가된다. 따라서 모든 성인 질환들이 무증상성 뇌혈관 질환(silent CVD)의 원인이 된다.

- 이러한 silent CVD라 하더라도 특히 노령기에서는 감지하기 힘든 정도의 인지나 운동장애가 따르게 마련이다. 다시 말해서 **미세한 인지 기능 저하나 운동 능력 저하가 있는 것이 대부분이어서 결국은 Silent CVD가 아니라 Covert CVD**이다.
- 무증상성 뇌경색이 인지 장애나 stroke의 **발생 위험이 높다.**
- CT보다는 **MRI검사에서 더 잘 나타난다.**

치매는 유전병?

치매 중 가장 흔한 형태인 알츠하이머는 병리학적으로

- 뇌의 전반적인 위축,
- 뇌실의 확장,
- 신경섬유의 다발성 병변(Neurofibrillary Tangle)과
- 초로성 반점(Neuritic Plaque)

등이 주요 특징이다.

이러한 알츠하이머 치매의 첫 번째 증상은 **건망증**이고, 그 이후 병이 진행되면서 **언어 구사력, 이해력, 읽고 쓰기 능력 등의 장애**를 함께 가져온다. 동시에 **우울증이나 인격의 황폐, 격한 행동 등의 정신 의학적인 증세도 동반되고 보통 6~8년 후 죽음에 이르게 된다.** 대부분의 알츠하이머 치매는 산발적으로 발병(Sporadic Disease)하며 유전적 요인이 70% 정도, 비유전적 요인이 30% 정도 영향을 미친다.

복합성 질환 중 알츠하이머 치매는 유전적 요인이 상당히 높은 편이다. 알츠하이머 치매의 위험성과 연관이 높다고 알려진 유전자는 다음과 같다.

✓ 치매의 위험성과 연관이 높은 유전자

- ApoE (Apolipoprotein E)
- APP (Amyloid Precursor Protein)
- PSEN1 (Presenilin1)
- PSEN2 (Presenilin2)

특히 그중에서 ApoE 유전자에 의한 알츠하이머 치매 연관성이 가장 높고, 이에 대해 그동안 많은 연구가 진행되었다. 하지만 이 질병이 100% 유전자로 인해 발병하지 않는다는 점을 기억해야 한다. 비유전적 요인을 잘 조정하면 위험성을 낮추거나 없앨 수도 있다. 다만 일부 가족성 알츠하이머 치매는 100% 유전적 요인에 의해 발생하는데, 이는 아주 희귀한 경우다.

ApoE 즉 아포리포단백질(Apolipoprotein E)은 지방과 결합해서 혈액에서 콜레스테롤을 제거하는 역할을 하는 지단백질(Lipoprotein)을 만든다. 따라서 ApoE 유전자에 변이가 있으면 콜레스테롤 대사에 영향을 미쳐 치매뿐만 아니라 심장병, 심장마비 또는 뇌출혈 등의 발생 위험성을 함께 증가시킨다. **ApoE 변이 유전자**는

- 치매 발생 시 혈관 벽에 비정상적인 **아밀로이드(Amyloid) 단백질을 축적**시키는데 주된 역할을 하고,
- 1,700개 이상의 서로 **다른 유전자를 조절**하고,
- **유전자 조절을 돕는 SirT1을 만드는 유전자를 차단**하고,
- **NF-κb를 활성시켜 염증을 촉진**하여,

혈관 장애를 일으켜 치매 위험도를 높이는 것으로 알려져 있다.

유전자에 발현된 ApoE 단백질은 뇌 속에서 발생하는 해로운 물질들을 분해하는 역할을 하고 뇌의 상처를 치유하거나 항상성을 유지하게 도와준다. 신경망이 서로 원활하게 교신하도록 하는 것도 ApoE 단백질이다. 신경망의 교

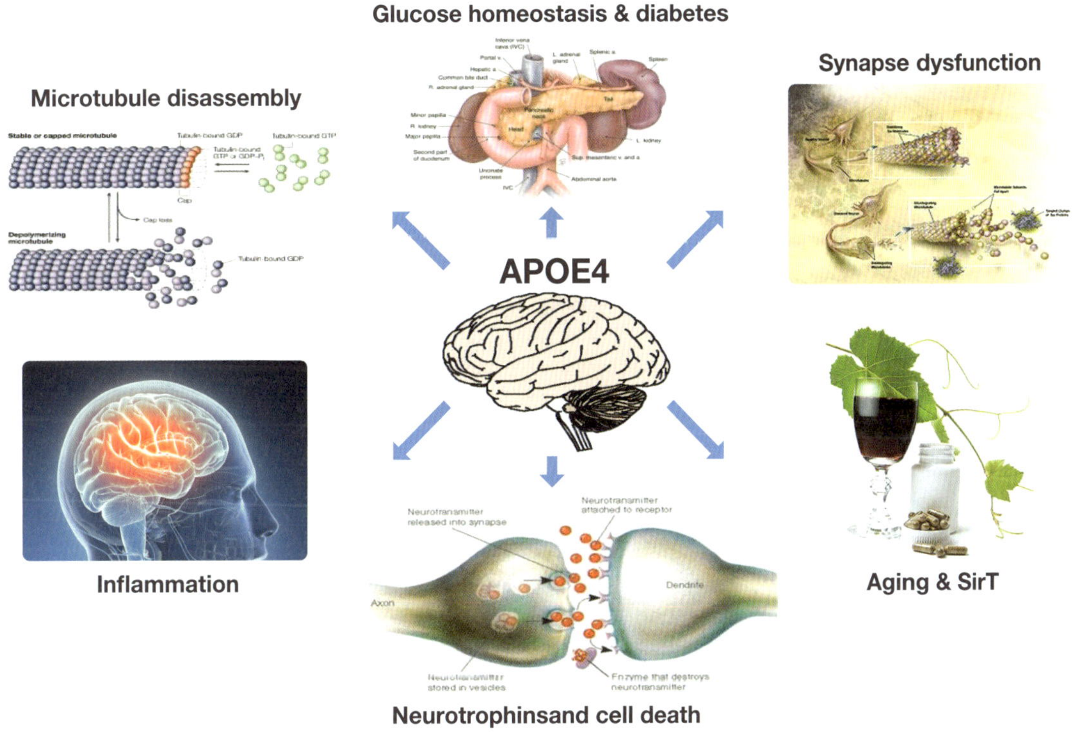

신은 기억력과 학습에 아주 중요한 기능이다. 만약 ApoE 유전자가 제대로 기능을 하지 못하면, 뇌 속에 해로운 물질이 많이 쌓여 구조적 안전성을 잃게 되고 신경망 간의 교신이 원활하지 못하게 된다.

알츠하이머는 신경 synapse를 보호하는 물질들(Vitamin D, BDNF 등)이 부족하다는 신호가 APP에 전달이 되면 APP가 네 개의 조각으로 쪼개지며, 그 조각은 결국 synapse와 신경을 파괴시키는 물질이 된다는 사실은 이미 앞에서 언급한 바 있다.

만일 ApoE4의 유전자가 존재하면 이 유해한 네 가지 조각들이 더 많이 분해되도록 유도하고, Aβ peptides 제거를 잘 못하게 되고 이러한 Aβ는 prion loop를 형성하게 되고 그것들이 뇌에 더 많이 잔류하게 되는 것이다. 그 밖에도 ApoE4는 NF-κB라는 전사인자의 활성을 유도하든지, SirT1이라는 장수에 관여되어 있는 물질을 감소시키는 성질 때문에 심혈관 질환과 염증성 질환과도 깊은 관련이 있다.

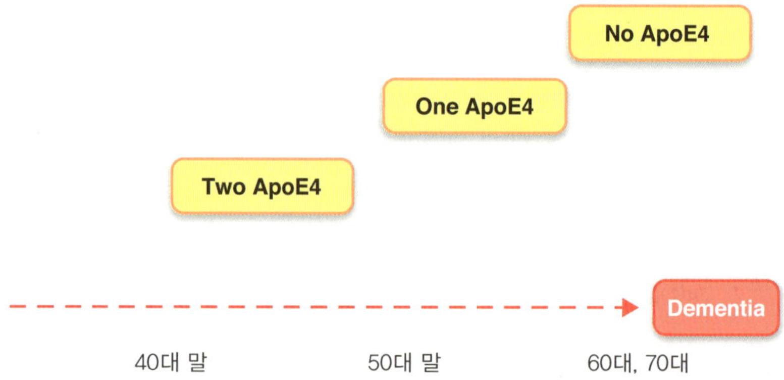

변이 조합에 따라 ApoE 단백질은 ApoE-2, ApoE-3와 ApoE-4 총 세 가지 형태로 나눈다. 일반인에게 가장 보편적인 형은 ApoE-3형이다. 동양인의 경우 ApoE-3형이 82% 정도 차지하고, 보호형인 ApoE-2형보다 낮은 치매의 위험도를 보인다. ApoE-4형은 10% 정도의 사람에게 관찰되고, 일반형이나 보호형에 비해 상당히 높은 치매의 위험도를 나타낸다.

표준형인

1. ApoE-3형의 경우, 정상적인 양의 단백질을 생성하고 온전한 기능을 한다.
2. ApoE-2형은 ApoE-3형보다 더 많은 양의 단백질을 생성하면서 뇌를 보호하는 역할을 한다.
3. ApoE-4형은 필요한 단백질을 제대로 생성하지 못할 뿐 아니라 그 기능 또한 제대로 수행하지 못한다. ApoE-4형의 유전자가 하나라도 있으면 알츠하이머 치매의 위험이 높아진다.

하지만 모든 개인은 한 쌍의 유전자를 가지고 있기 때문에 실제로 아래와 같은 6가지의 유전자형으로 나눌 수 있다. 실제로 이 6가지 유전자형에 따라 질병에 대한 위험도가 각각 다르다.

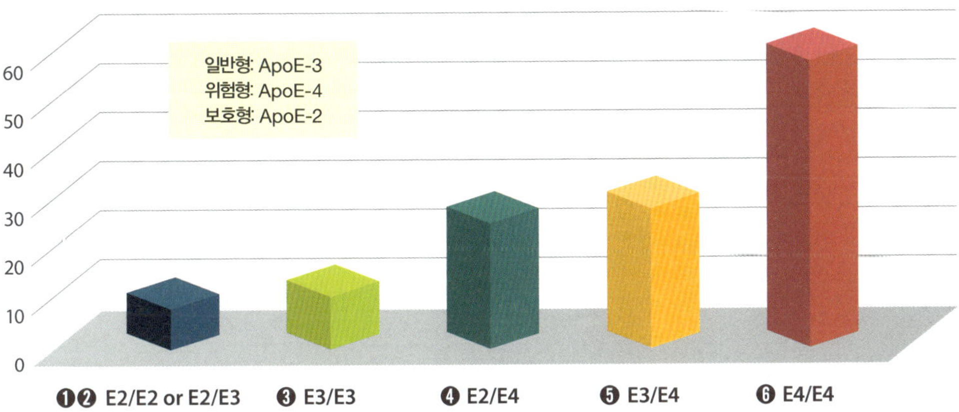

ApoE 유전자형에 따른 알츠하이머 치매 발병 위험도

ApoE 유전자는 ApoE-2, ApoE-3, ApoE-4의 세 가지 형이 있으며 각각 다른 위험도를 보인다. 일반형은 E3이고, E2는 보호형, E4는 위험형이다. 그 조합에 따라 6가지 유형이 만들어지며 각기 위험도가 다른데 가장 낮은 형과 높은 형은 위험도 차이가 15배에 달한다.

ApoE-4형의 유전자 하나를 가지고 있을 경우 그 위험도는 일반형인 ApoE-3형에 비해 4배 증가하며, 2개를 가진 경우에는 12~15배 증가하는 것으로 알려져 있다. 결국 ApoE-4형이 전체 알츠하이머의 환자의 50% 이상을 차지한다고 볼 수 있다.

ApoE-4형이 없는 사람들의 평균 치매 발병 나이가 84세인데 비해 1개를 가지면 75세, 2개인 경우에는 68세 정도에 치매가 발병하는 것으로 알려졌다. 또한 ApoE-4형을 가진 사람은 기억력 감퇴가 60세 이전에 발생하는 경우가 많고, 다른 유전자형에 의한 발병보다 더 진행 속도가 빠르다.

참고로 같은 질병 유발 유전자라 하더라도 동양인과 서양인에게 미치는 영향은 다를 수 있다. 통계에 따르면 서양인보다 동양인의 치매에 걸릴 확률을 더 높이는 것으로 밝혀졌다. 흑인이나 히스패닉계 역시 위험도가 동양인보다 낮다.

APOE	Male(n = 431)	Female(n = 572)	Combined(n = 1,003)
E2	46 (5.3%)	79 (6.9%)	125 (6.2%)
E3	710 (82.4%)	937 (81.9%)	1,647 (82.1%)
E4	106 (12.3%)	128 (11.2%)	234 (11.7%)
E2/E2	1 (0.2%)	8 (1.4%)	8 (0.9%)
E2/E3	28 (6.5%)	47 (8.2%)	75 (7.5%)
E2/E4	16 (3.7%)	16 (2.8%)	32 (3.2%)
E3/E3	302 (70.1%)	392 (68.6%)	695 (69.2%)
E3/E4	78 (18.1%)	106 (18.5%)	184 (18.3%)
E4/E4	6 (1.4%)	3 (0.5%)	9 (0.9%)

동양인의 ApoE 분포도[51]

82% 정도의 동양인이 표준형인 APOE-3를 가지고 있고, 6% 정도는 보호형인 ApoE-2, 위험형인 ApoE-4는 12% 정도다. 가장 위험도가 높은 ApoE-4/ ApoE-4와 가장 낮은 ApoE-2/ ApoE-2는 각각 1% 미만이다.

Continent	Country	*n*	Odds ratio £3/£4 relative to referent (95% confidence interval)	Odds ratio £4/£4 relative to referent (95% confidence interval)
Africa	Nigeria	582	1.33 (0.83–2.13)	1.68 (0.73–3.65)
	Tunisia	129	2.9 (1.27–6.62)	5.4 (1.35–21.48)
Asia	Iran	234	3.2 (1.6–6.5)	12.75 (1.6–104)
	Korea	336	2.9 (1.7-5.2)	24.7 (2.8–214.5)
	Japan	1541	3.9 (1.9–8.0)	21.8 (8.6–55.3)
Europe	France	1447	2.2 (1.5-3.5)	11.2 (4.0–31.6)
	Norway	937	4.2 (2.98–5.89)	12.9 (6.64–26.68)
North America	US Caucasians (clinical)	6305	3.2 (2.8-3.8)	14.9 (10.8–20.6)
	US Caucasians	4858	2.7 (2.2–3.2)	12.5 (8.8–17.7)
	US African-Americans	474	1.1 (0.7-1.8)	5.7 (2.3–14.1)
	US Hispanics	528	2.2 (1.3–3.4)	2.2 (0.7–6.7)
	US Japanese	2313	5.6 (3.9–8.0)	33.1 (13.6–80.5)
South America	Brazil	241	3.22 (1.73–6.01)	9.57 (2.07–44.13)
	Chile	282	2.4 (1.3–4.5)	12.8 (3.9–47.6)

51 Qing Tao er al, *Clinical interventions in Aging* V9, 2014

알츠하이머뿐만 아니라 다른 유형의 치매에서도 유전자가 깊이 관여되어 있는 것을 알 수 있는데 여기서는 혈관성 치매와 최근 발병률이 급속히 증가하고 있는 파킨슨병, 그리고 치매를 발병시킬 수 있는 위험 요소인 우울증에 대해서 알아보고자 한다.

혈관성 치매

혈관성 치매는 각종 뇌혈관이 어떠한 원인에 의해 혈관이 막혀 원활하게 순환되지 않거나 출혈로 인하여 혈액 장애가 생기게 되어 병변 주변의 뇌 신경조직이 손상을 받게 되어 발병하는 치매로 알츠하이머 다음으로 높은 발병률을 차지하고 있다.

우리가 보통 뇌졸중이라고 불리는 현상으로 뇌출혈 및 뇌경색이 대표적으로서 최근에는 뇌경색의 병변이 많이 보이는데, 보통 뇌졸중은 50~60세에 발생이 많으며, 남성이 더 많은 것으로 통계학적인 결과가 있다.

고혈압, 당뇨, 고지혈증 및 동맥경화 등 기본적으로 심혈관 대사에 영향을 끼치는 질병을 갖고 있어 2차 병변으로 인하여 생기는 치매로 급속하게 진행되는 게 특징이다. 이러한 혈관성 치매를 유발하는 데 영향을 끼치는 유전자는 놀랍게도 앞에서 **알츠하이머성 치매와 깊은 관계가 있는 ApoE 유전자**가 있다.

ApoE 유전자에 변이가 있으면 콜레스테롤 대사에 영향을 미쳐 치매뿐만 아니라 심장병, 심장마비, 뇌졸중 등의 위험성을 크게 증가시키는데, 그 중에서 역시 ApoE-4형의 유전자가 뇌졸중의 위험성을 가장 증가시키는 것으로 알려졌다. 관상동맥 질환 CAD의 위험을 높이는 것으로 알려진 9p21 염색체 부위의 변이 또한 뇌졸중의 위험까지 더하는 것으로 밝혀졌다.

부정맥과 관련있는 유전자 변이 또한 뇌졸중에 영향을 미친다. 뇌졸중의 큰 원인 중 하나가 **심방세동(Atrial Fibrillation)**이라 하는 부정맥이기도 하다.

기존에 알려진 PITX2, PRRX1, NEURL, TBX1M, ZFHX3 유전자 이외에도 PPFIA4와 HAND2가 심방세동 발병과 연관이 있는 것으로 확인되었다. 특히 심방세동은 한국인의 1.6% 정도가 겪는 것으로 허혈성 뇌졸중의 15~25%를 차지할 뿐 아니라 심방세동 환자의 70% 이상은 질병 자체를 모르고 있어 더욱 주의가 필요하다. **심방세동은 뇌출혈과도 관련이 있는데 뇌출혈은 대부분 콜레스테롤이나 혈압의 위험성과 큰 상관 관계**를 가지고 있다. 뇌혈관에 콜레스테롤이 축적되어 발생하는 경우가 많으며 혈관이 약해져 뇌 속에서 터져 발생하는 경우도 있다.

뇌졸중보다 흔하지는 않지만 뇌동맥류이라고 불리는 질병도 혈관성 치매와 관련이 있는데, 선천적 또는 어떠한 후천적 원인으로 약한 혈관 벽의 한 부분에 혈류가 계속 부딪혀 혈관이 풍선처럼 부풀어 오른 상태를 말한다. 뇌 동맥류 자체는 유전 질환은 아니지만 가족력과 연관이 있고 유전적인 위험도도 알려져 있다. 그러므로 가족 중에 **뇌 동맥류** 발병자가 있는 경우에는 나머지 가족도 미리 검사를 받는 것이 좋다.

50~60대에 가장 많이 발견되는 뇌동맥류는 발병률이 높지는 않지만 일단 발병하면 치사율이 아주 높으며 발병하게 되면 환원시키기 어려운 위험한 질병이다. 이 때문에 예방이 매우 중요하다. 이러한 뇌동맥류를 일으키는 주요 원인으로는 고혈압, 고지혈증 그리고 두뇌 손상(Head Trauma)과 유전적 요인 등이 있다. 특히 **ADAMTS15, SOX17, CDKN2A 유전자 변이와 뇌 동맥류가 연관**이 있다.

뇌동맥류의 위험이 높은 사람은 혈압 관리에 신경을 써야 하며 금연은 필수다. 뇌동맥류 발병 위험이 있는 아동의 경우에는, 신체 접촉이 많은 운동을 자제하고 머리 보호 헬멧 등을 꼭 착용해 뇌의 충격을 최소화하는 것이 무엇보다 중요하다.

파킨슨병성 치매

파킨슨병의 대략 15% 정도는 가족력이 있는 경우에 발생하지만 그 외 대부분의 경우 질병의 발병을 예측하기 어렵다. 최근 많은 스트레스나 **외부 물질**의 독성 속에서 사는 삶의 증가로 인하여 파킨슨병성 치매는 전체 **치매 중의 비율이 상승하고 있는 뇌신경 장애 질환**이다. 한국의 파킨슨병 환자 수는 2015년 9만여 명으로 **5년 동안 40% 이상 증가**했다. 고령 인구가 급증하면서 치매와 파킨슨병과 같은 신경변성성 뇌질환 환자가 계속 늘고 있는 것이다.

파킨슨병은 중뇌에 존재하는 흑질(*Substantia Nigra*)이라는 부분에 신경 전달 물질인 도파민이 제대로 분비되지 않아 발생하는 퇴행성 뇌 질환이다. 파킨슨병이 발병하면 떨림증, 근육경직, 느린 동작, 자세 불균형 증상이 나타난다. 주요 원인은 뇌의 도파민 부족이지만 발병 후 바로 증상이 나타나는 것은 아니다. 뇌의 **도파민 농도가 80% 이상 감소해야 비로소 증상이 나타나기 때문**에 조기 진단이 어려운 질환 중 하나다.

파킨슨병 환자는 움직임 장애로 인해 우울증이나 인지 기능의 감소가 유발되기도 한다. 파킨슨병을 치료하기 위해서는 부족해진 도파민을 인위적으로 보충해야 하지만 이러한 약물 치료는 부작용이 많아 환자의 증상과 상황에 맞게 처방하는 것이 중요하다.

파킨슨 발병의 유전적 요인은 두 가지가 있다.

- 가족성 파킨슨 유전자(familial Parkinson's Disease)
- 일반적인 질병 연관성 위험 유전자(parkinson's Susceptibility Genes)

10여 개의 가족성 파킨슨 유전자와 다수 연관성 유전자가 파킨슨병의 위험 요소 유전자인데, 가족성 파킨슨 유전자에 비해 일반적인 질병 연관성 위험 유전자는 위험도의 증가가 그렇게 높지 않다.

파킨슨병 발병에 영향을 끼치는 **유전자 변이**로는 **LRRK2, PARK7, PINK1, PRKN, TMEM230, 그리고 SNCA** 등이 알려져 있다. 유전자에 이런 변이가 있다 하더라도 위험성을 증가시키기는 하지만 꼭 파킨슨병을 일으키는 것은 아니다. LRRK2, SNCA와 VPS35 유전자의 경우 체세포의 우성 유전자형으로 발현하고, PARK2, PARK7, PINK1, ATP13A2, FOX07, SLC6A3 유전자는 열성 유전자형으로 질병에 위험을 준다.

가장 잘 알려진 유전자는 **SNCA 알파 시누클레인(Alpha-Synuclein)**으로 가족성 파킨슨 유전자뿐만 아니라 질병 연관성 위험 유전자로도 작용한다. 특히 이 유전자의 변이인 **rs356219 위험 유전형인 G형**은 동양인이나 흑인에서 백인에 비해 훨씬 많이 발견된다. G형이 1개 있을 경우 질병 위험성은 1.3배, 2개면 1.6배로 증가한다.

약물 유전자인 CYP2D6에 변이가 있으면서, 어떤 특정 농약에 노출된 사람은 파킨슨병의 위험도가 최대 8배까지 증가하는 것으로 알려져 있으며, 도파민 수송체를 만드는 SLC6A3 유전자에 변이가 있는 사람은 농약에 노출 시 6배 이상 위험성이 증가된다고 보고되었다.

우울증

우울증은 유전학적, 생물학적, 심리학적 영향력과 스트레스가 결합되어 결과로 발병한다. 음주와 약물 남용 또한 우울증을 가져온다. 우울증은 가족력이 높게 작용하고 유전적 원인에 의해 발생할 수 있으나 가족력이 전혀 없는 사람에게 나타나기도 한다. 유전적 요인으로는

▲ **5-HTT 유전자 변이가 우울증 위험**을 높이는 것으로 알려져 있다. ▲ **엽산의 대사에 관여하는 MTHFR 유전자에 변이가 있는 사람도 우울증 위험**이 상당히 높다. ▲ **SLC6A15 유전자 변이도 우울증 위험**을 높인다.

이 외에도 다양한 유전자가 우울증의 위험과 연관이 있다. 최근 연구에 따르면 우울증 유전자의 일부는 네안데르탈인에게서 물려 받은 것으로 보인다고 한다. 네안데르탈인에 기원한 여러 개의 유전자 변이가 우울증의 위험을 증가시킨다는 것이다.

네안데르탈인의 유전자는 흑인에서는 거의 발견되지 않고 백인, 특히 북유럽인에게 가장 많으며 동양인에게도 일부 존재한다. 흑인들의 우울증 위험이 낮은 것도 네안데르탈인의 유전자를 거의 갖고 있지 않은 것과 연관이 있지 않을까 한다.

유전자가 어떤 유형이냐에 따라서 질병이 생기고 안 생기는 것은 아니다.

단지 유전자의 유형에 따라 질병 발생률이 높을지 낮을지 단지 확률의 문제일 뿐이다. 그리고 우리 몸에는 필요없고 쓸모없는 유전자는 없다. 만약 설령 어떠한 유전자는 **Junk DNA**라고 해서 일명 쓰레기 유전자라고 불리는 것들도 있지만, 현재까지 그런 유전자들의 기능을 밝혀내지 못해서 그렇게 불리는 것뿐이지 분명 우리 몸에 각자 맡은 기능을 하고 있는 유전자라 필자는 생각한다.

앞에서 우리가 말했던 **ApoE4라는 유전자**가 언뜻 보면 염증을 일으키고, 심혈 관계 병증과 각종 치매에 연관되어있다는 사실만으로 쓸데없는 유전자라고 생각에 빠지기 쉽지만, ApoE4라는 유전자가 **염증을 매개로 면역 체계로 작용하고 있는 사실을 잊지 말아야 할 것**이며, 그 밖에 분명 어떠한 기능을 갖고 있기에, 몇 십만 년이 지난 지금도 퇴화되지 않고 존재하고 있다고 본다.

다시 말하자면 유전자는 어떠한 일이 생기게 하는 확률이 올라가는 인자일 뿐이지, 그게 전부라고 생각하면 안될 것이다. 유전자 검사를 통해서 자기의 질병을 예측하여 조심하고 예방한다면 오히려 순작용을 할 수 있는 것이 아닐까?

09 어떻게 치매를 진단할 수 있는가?

치매는 다양한 원인에 의해 발생되며 조기에 발견하여 적절히 치료할 경우 병의 진행을 억제시키거나 증상을 개선할 수 있는 등 치료에 상당한 영향을 끼치는 질병이다. 따라서 많은 여러 검사 방법의 필요성이 강조되고 개발중이며, 환자들에게 적용되고 있다.

일반적으로 치매 진단을 정확하게 하기 위하여 세 단계를 거쳐 검사가 진행된다.

검사종류	검사내용	지원내용
1단계 **선별 검사**	• 치매 선별용 간이 정신 상태 검사(MMSE-DS)	보건소(치매상담센터)
2단계 **진단 검사**	• 전문의 진찰 • 치매 척도 검사(CDR, GDS) • 치매 신경 인지 검사(SNSB, CERAD-K) • 일상생활 척도 검사(ADL)	협약병원 검사비 (8만원) 지원 *소득수준 100% 이하인 자
3단계 **감별 검사**	• 혈액 검사(간 기능 검사, 신장 기능 검사, 갑상선 검사, 매독 검사, 전해질 검사) • 요검사 • 뇌영상 촬영 등	협약병원 검사비 지원 (병원 및 종합병원 8만원, 상급종합병원 11만원) * 소득수준 100% 이하인 자

- 1단계: 치매 선별 검사(MMSE-DS, 뇌 혈류 검사)
- 2단계: 진단 검사(SNSB, CDR, GDS, CERAD, MOCA 등)
- 3단계: 감별 검사(혈액 검사, 뇌 영상 촬영 등)

치매 선별 검사

1) 간이 정신 상태 검사

Mini-Mental State Examination-Dementia Screening; MMSE-DS

세계적으로 가장 널리 사용되고 있는 치매 선별 검사 도구는 Folstein 등(1975)에 의해 개발된 **MMSE-DS**[52]**로 인지 기능의 손상을 간단하고 신속하게 측정하고 선별**하는 데 널리 사용되고 있는 대표적인 검사이다. 1차적인 인지 기능 저하가 의심되는 환자에서 활용되며, 검사 시행 지침이 비교적 쉽고, 검사 시행 시간이 5분~10분으로 짧고, 이 MMES score에 따라 치매 치료제의 국민 건강보험 급여 인정 기준에 활용하므로 중요한 것이다.

치매 선별 검사는 **치매가 의심되는 환자에게 가장 먼저 시행하게 되는 쉽고 간단한 평가방법**으로 추후 평가가 필요한지의 여부를 결정하게 되는 검사이다. MMSE는 인지 기능 장애의 정도를 정량적으로 평가할 수 있고, 반복 측정으로 인지 기능의 변화를 관찰하는 데 유용하다. 비록 MMSE가 중등도 혹은 심한 수준의 치매를 탐지하는 데 신뢰도와 타당도가 입증될 수 있지만, **치매를 확진하거나 치매의 유형을 구별할 수는 없다는 단점**도 있다.

MMSE의 결과는 연령과 교육 수준에 따라 영향을 받는데, 보통 교육 연한이 9년 이하인 경우 바닥효과(floor effect)[53]가 나타나며, 고학력자에게는 천장효과(ceiling effect)[54]가 나타날 수 있으므로 대상자의 교육 연한을 확인하

52 Appendix에 MMSE-DS 문항. 부록 2편

53 바닥효과(floor effect)란 저학력 노인들의 대부분이 치매가 없음에도 불구하고,'경도, 중등도의 치매 수준으로 민감도가 낮게 나타나는 현상을 말한다.

54 고학력 노인들의 경우 MMSE에서 24점 수준에 해당된다는 것을 뜻하는 것으로 치매가 진행 중임에도 불구하고, 치매로 선별될 확률이 매우 낮아지게 되는 현상을 뜻한다.

는 것이 매우 중요하다.

MMSE는 일반적으로 총점 23점을 인지 기능 장애의 평가기준점으로 정하고, 24~30점은 인지적 손상 없음, 18~23점은 경도의 인지 기능 장애, 0~17점은 분명한 인지 기능 장애로 분류하고 있다.

국기 치매 조기 검사에서는 인지 기능 저하가 의심되는 대상자를 선별하는 1단계에서 MMSE-DS로 평가한 대상자의 점수가 해당 연령, 학력, 성별을 고려한 정상 규준 점수에 비해 1.5 표준편차로 저하된 협약 병원에 치매 진단 검사를 의뢰하게 된다.

2) 뇌 혈류 검사

뇌 혈류 검사는 "경두개 도플러 검사"라고도 하는데, 영어로는 Transcranial doppler 또는 줄여서 TCD라고도 한다. 초음파를 이용하여, 뇌동맥이 정상인지 좁아져 있는지를 알 수 있을 뿐 아니라, 협착이 어느 정도인지, 협착이 얼마나 빨리 진행하는지, 뇌동맥이 막힌 경우에는 다른 동맥을 통해서 혈액이 얼마나 잘 공급되는지를 알 수 있다. 혈관 속에서 흐르는 혈액의 속도와 파형, 방향을 알아내어 뇌혈관의 좁아짐이나, 막힘, 측부 순환을 알아보는 검사이다.

1. 뇌졸중(cerebrovascular disease, stroke)
   - i. 허혈성 뇌졸중(ischemic cerebrovascular disease)
   - ii. 급성기 뇌경색(acute stroke)
   - iii. 뇌경색 추적검사(follow up test)
2. 거미막밑출혈(subarachnoid hemorrhage) 후 혈관연축(vasospasm)
3. 동정맥기형(arteriovenous malformation)
4. 모야모야병(moyamoya disease)
5. 편두통(migraine)
6. 쇄골하동맥 도혈 증후군(subclavian steal syndrome)
7. 회전척추동맥증후군(rotational vertebral artery syndrome)

8. 실신(syncope)
9. 뇌사(brain death)
10. 미세 색전 검출(microembolic signal monitoring)
11. 난원공 개존증(patent foramen ovale)
12. 뇌혈관반응도 평가(acetazolamide response)
13. 수술 중 집중 감시(intraoperative monitoring)

등의 검사에 이용이 가능하며, 검사의 결과는 그래프 형식으로 나타나는데, 혈관이 좁아지면, 혈류의 속도가 빨라져서, 그래프의 파형이 높게 나타나고, 내부에는 소용돌이 모양이 보이게 된다. 또한 혈관이 더 심하게 좁아지면, 혈

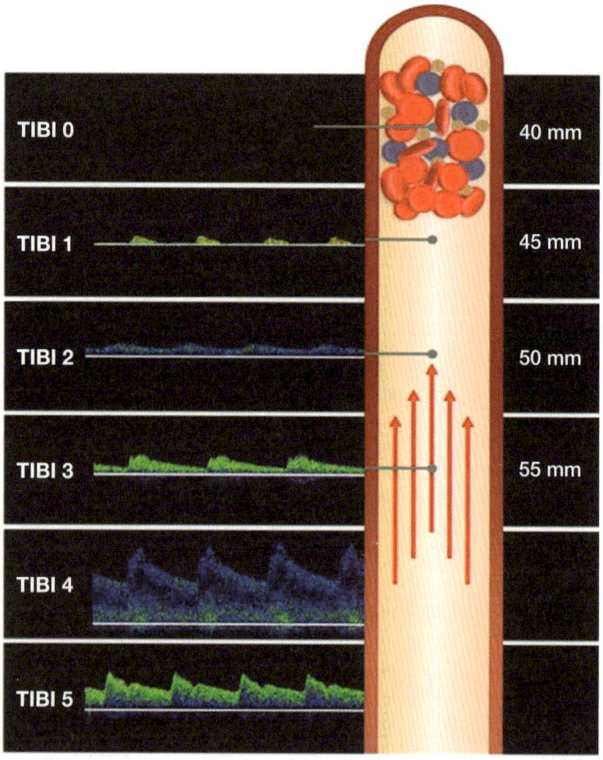

초음파 뇌혈류 검사의 장점으로는 혈류의 방향과 측부순환, 그리고 협착이 진행하는 정도를 알 수 있다는 장점이 있다. 뇌동맥을 전체적으로는 볼 수 없고, 머리뼈가 두꺼운 사람에게는 검사를 할 수 없다는 단점은 있지만 혈관성 치매의 초기 진단에 큰 의의가 있다.

류의 속도가 느려져서 그래프의 **파형이 낮고 희미하게 나타나**게 된다.

진단 검사

1) 서울신경 심리 검사
Seoul Neuropsychological Screening Battery; SNSB

이전에 개발되어 사용되고 있는 여러 검사들은 가능한 짧은 시간 안에 치매를 선별하려는 목적이 강해서 **인지 기능을 포괄적으로 평가하기가 어려웠다.** 신경 심리 검사의 필요성은 환자가 나타내는 인지적 손상이 노화 과정에서 나타나는 정상적인 인지 기능의 저하인지 아니면 **치매의 초기 단계에 해당되는 인지적 결함인지를 변별**하고, 치매의 심각한 정도를 평가하는 데 있다. 환자가 일단 치매인 것으로 판단되면 치매를 일으킬 수 있는 다양한 질환 중에서 어떤 질환에 의한 치매인지 퇴행성 질환에 의한 것인지, 뇌혈관 질환에 의한 것인지, 또는 운동 장애와 관련된 질환에 의한 치매인지 **원인 질환을 변별하기 위하여 SNSB가 개발**되었다.

이 검사의 장점은 **첫째, 학력이 낮은 노인에게도 쉽게 실시할 수 있도록 비교적 검사 지시와 수행이 단순하고, 둘째 어느 곳에서도 쉽게 실시할 수 있도록 기록 용지와 펜 이외에는 다른 도구나 설비가 필요하지 않으며, 셋째 국내에서 표준화 연구가 수행된 검사들**[55]**(K-MMSE, CDR, GDS, B-ADL, KIADL, SGDS)의 기준에 의해 선정되었다.**

검사 항목으로는 **5가지 인지 영역의 검사**들을 포함하며, **주의 집중 능력, 언어 및 그와 관련된 기능, 시공간 기능, 기억력 및 전두엽, 집행 기능의 영역**을 평가한다.

---

55 Clinical Dementia Rating (CDR), Global Deterioraion Scale (GDS), Barthel-Activities of Daily Living(B-ADL), Korean-Instrumental Activities of Daily Living (KIADL), Short Version of Geriatric Depression Scale (SGDS)

▸ 주의 집중 능력

- digit span test: forward / backward
- letter cancellation

▸ 언어 및 그와 관련된 기능들

- spontaneous speech / comprehension / repetition (Korean-Western aphasia battery)
- reading / Writing (K-MMSE)
- Korean-Boston Naming Test (K-BNT)
- Praxis test
- Finger naming / Right-Left orientation / Calculation / Body part identification

▸ 시공간적 지각 및 구성 능력

- Interlocking pentagon (K-MMSE)
- Rey-Osterrieth complex figure test (Copy)

▸ 기억력

- Three word registration / recall (K-MMSE)
- Korean-Hopkins Verbal Learning Test (K-HVLT)
- Rey-Osterrieth complex figure test (Immediate & Delayed recall)

▸ 전두엽 기능

- Contrasting program / Go-no-go test
- Fist-Edge-Palm / Alternating hand movement
- Alternating square & triangle / Luria loop
- Abstract reasoning test
- Word fluency test: Semantic: animal, supermarket list
- Controlled oral word associations test (COWAT)
- Semantic (animal super-market) phonemic: ㄱ, ㅇ, ㅅ
- Stroop test

▸ 기타 검사들

- Korean Mini-Mental State Examination (K-MMSE)
- Global Deterioration Scale (GDS)
- Clinical Dementia Rating (CDR) scale
- Barthel Activities of Daily Living (Barthel ADL) index

● B-ADL과 KIADL

치매는 후천적인 인지 기능 손상과 인격의 변화가 발생하는 질환으로 행동 및 심리 증상이 동반되며, 일상생활을 하는 데 장애가 생기는 것을 특징으로 하고 있다. 따라서 일상생활 능력 ADL에는 기본적 생활 능력(Basic ADL)과 도구적 생활 능력(Instrumental ADL)이 있다.

Basic ADL중에는 Barthel ADL과 Modified Barthel ADL이 있으며, Modified Barthel ADL에는 용변(Toilet) 도움의 필요 정도에 따른 항목이 추가되어 있어 구분 항목이 11가지로 되어 있고, 평가 항목의 과제를 전혀 할 수 없는 경우는 1로 분류하며 바텔 점수는 0점에 해당한다.

	기본적 일상생활 능력 (Basic ADL)	도구적 일상생활 능력 (Instrumental IADL)
정의	자신의 육체를 돌보는 데 필요한 기술	사회생활에 필요한 기술
특징	문화, 성별에 독립적	문화, 성별에 따라 차이
치매 환자 평가 적용	치매이 단계 평가	치매의 진단
설명	• 대,소변 가리기, 화장실 사용, 세면, 목욕하기, 옷 입기, 이동, 보행, 계단 오르기, 식사 • 신체적인 자기 관리 능력을 평가, 초기 치매 단계를 평가하는 데 어려움, 중기 이후 임상적인 경과와 변화 평가에 유용하며, 약물치료 효율을 평가하고, 현재 기능 수준에 맞게 적절한 서비스 제공	• 재정적 업무, 물건 사기, 옷 입기, 집안 일, 취미나 여가활동, 결정 및 판단, 교통수단 이용, 운전, 약 복용, 전화 사용, TV보기, 읽기/쓰기, 의사소통, 기술 등 • 사회생활에 필요한 기술과 행위로 구성 • 환자의 사회-직업적 기능 수행을 평가 • 치매 초기 단계부터 민감하게 감퇴 • 치매 초기 단계 평가에 유용하며, 성별과 문화적인 특성에 따른 영향

✓ 도구적 생활 능력Instrumental ADL 검사의 중요성

❶ 일상생활 기능이 그대로 유지되고 있다면 치매가 아니라 나이에 따른 양성 건망증 등 다른 질환을 고려할 수 있다.

❷ 퇴행성 치매의 경우 B-ADL은 말기까지 유지되나 I-ADL은 신경 심리 검사를 통한 미세한 인지 기능 저하를 발견하는 만큼 초기 치매 진단의 도움이 된다.

❸ 치매에 대한 치료의 효과 판정의 중요한 기준이 된다.

❹ 독립적인 일상생활 정도의 정보로 사용할 수 있다.

Importance of IDAL 중에는 K-IADL과 Seoul-IADL이 있으며, K-IADL은 보호자가 최근 1개월간 환자의 일상생활을 평가하는데 11문항으로 0~3점으로 구성되어 있다. Seoul-IADL은 15문항으로 구성되어 있으며, Lawton & Brody의 IADL을 기초로 하여 0~3점의 척도, 15문항, 현재 실행 능력과 잠재 능력으로 구분, 문화적 특성/성별/임상경험을 고려하여 제작하였고, 점수는 0~45점까지다. 점수가 높을수록 도구적 일상생활의 장애가 있다고 판정하며 8점 이상을 치매로 진단한다.

2) 세라드

CERAD; consortium to establish a resgistry for AD

주요 대학병원의 치매 클리닉의 기본 치매 진단 평가 도구로 사용되고 있는 것으로서 공식적 치매 진단평가 도구로 채택이 되고 있다. CERAD 임상 평가집은 임상의가 치매를 진단하는 데 필요한 환자의 기본적인 정보를 일정한 양식에 따라 체계적으로 얻을 수 있도록 구성되어 있는 평가 양식 및 지침서로 환자 및 정보 제공자에 대한 반구조화된 면담(semi-structured interview), 간단한 인지 기능 검사(MMSE-KC), 신체 및 신경학적 검사(physical and neurologic examination), 임상병리 검사 및 CT나 MRI 등의 뇌영상 검사를 시행하고, 이를 통해 얻어진 정보를 바탕으로 평가집에서 제시되어 있는 기준에 따라 치매를 진단한다.

최근에는 전자책 출시와 함께 진단평가 자료를 데이터 베이스화하여 체계적인 관리가 가능하다. **인지 영역 대부분을 포함하면서도 전체 검사 시간이**

30~40분 정도로 비교적 짧고, 검사 시행과 평가가 다른 검사에 비해 상대적으로 용이해 치매 환자의 평가에 유용하다. 대상자 및 정보 제공자에 대한 인구학적 자료, 치매와 관련된 임상력, 블레스트 치매 척도-일상생활 동작 평가(BDS-ADL), 한국어판 간이 블레스트 검사(SBT-K)를 비롯한 간이 인지 기능 평가, 신체검사 및 신경학적 검사, 임상병리 및 영상학적 검사, 임상치매평가(CDR)척도, 진단적 인상 등으로 구성되어 있다.

검사하는 항목은 아래와 같다.

• CERAD-K 신경 심리 평가

언어유창성 검사(Language/executive)	
평가 영역	Semantic memory, Language ability (Generative naming), Frontal function
평가 내용	1분 동안 동물 이름을 생각나는 대로 모두 말하기
보스턴 이름 대기 검사(Language)	
평가 영역	Language ability (Confrontational naming), Semantic memory, Visual gnosis
평가 내용	15개의 선 그림으로 제시되는 사물의 이름 답하기, 고빈도-중간빈도-저빈도 각각 5개씩 구성
간이정신 상태 평가(Global cognition)	
평가 영역	Global cognition, Orientation/Attention
평가 내용	30점 만점
단어 목록 기억 검사(1차 2차 3차) verbal memory	
평가 영역	학습 능력, 삽화 기억
평가 내용	흔히 사용되는 10개 명사를 사용한 자유 회상 과제, 10개 단어를 2초 간격으로 제시하여 소리 내어 읽게 한 후 90초 동안 가능한 많은 수의 단어를 회상하도록 함, 3회 시행, 시행마다 제시 순서 변경
구성 행동 검사(visual memory)	
평가 영역	시공간 분석 능력, 시공간 구성 능력
평가 내용	3개의 단순한 2차원 도형과 1개의 3차원 도형을 순서대로 보고 그리기

(계속)

단어 목록 회상 검사(verbal memory)	
평가 영역	언어적 지연 회상, 삽화 기억
평가 내용	단어 목록 기억 검사에서 제시했던 10개 단어를 구성 행동 검사 시행 후 회상
단어 목록 재인 검사(verbal memory)	
평가 영역	언어적 재인 기억, 삽화 기억
평가 내용	단어 목록 기억 검사에서 제시했던 10개 단어와 새로운 단어 10개가 쓰여진 카드를 섞어 제시하면서 단어 목록 기억 검사에서 제시했던 단어 구분하게 함
구성 회상 검사(visual memory)	
평가 영역	시각적 지연 회상, 삽화 기억
평가 내용	구성 행동 검사에서 제시되었던 도형을 시간 경과 후 회상하여 그림
길 만들기 검사 A&B(frontal/executive functions)	
평가 영역	a. 검사 A: 주의력, 순서 배열, 시공간 탐색, 정신 운동 속도 b. 검사 B: 검사 A + 정신적 유연성
평가 내용	a. 검사 A: 무작위로 배치된 25개 숫자를 순서대로 잇기 b. 검사 B: 무작위로 배치된 13개 숫자와 12개 문자를 교대로 잇기
스투룹[56] 검사(단어 검사, 색깔 검사, 단어 = 색깔 검사)	

- **CERAD-K 임상평가집 (다음 표 참고)**

이 검사는 경도 인지 장애의 세분화된 진단 기록을 할 수 있으며, 혈관성 치매, 루이소체 치매, 전측두엽 퇴행 등의 자료를 데이터베이스화 하여 치매 진단에 필요한 자세한 설명도 포함하고 있어 의사들의 치매 진단 능력을 체계적으로 향상시킬 수 있다.

56 최근 CERAD-K 2판에서 추가가 된 항목이다.

CERAD-K 임상평가집	CERAD-K 신경 심리평가집
A 인구학적 자료: 대상자	J 신경 심리학적 검사
B 인구학적 자료: 정보 제공자	J0 검사 요약
C 임상력	J1 언어 유창성 검사
• 현병력, 개인과 가족력, 임상력, 일상생활 동작(BDS-ADL포함), 치내행동평가척도(BRSD) 시행을 위한 선별, 한국판 SET-K (Korean Version of Short Blessed Test), 계산, 시계 그리기, 언어 표현 능력 평가	J2 보스톤 이름 대기 검사
	J3 간이 정신 상태 검사(MMSE KC)
	J4 단어 목록 기억 검사
D 임상 진찰	J5 구성 행동 검사
E 임상병리 및 영상학적 검사	J6 단어 목록 회상 검사
F 임상 진단	J7 단어 목록 재인 검사
• Clinical Dementia Rating (CDR), m-HIS, 진단적 인상	J8 구성 회상 검사
	J9 길 만들기 검사 A와 B

3) CDR

Clinical Dementia Rating; 치매임상평가적도

치매 임상평가 척도 CDR은 기억력, 지남력, 판단력과 문제 해결 능력, 사회 활동, 집안 생활과 취미, 위생과 몸치장의 6가지 영역에 대한 평가에 기초하여 치매 임상 단계를 5단계로 평정하도록 구성된 측정 도구이다. CDR을 통해서 치매 정도를 판단하고, 치료 계획을 설정하며, 치료에 따른 변화를 평가해 볼 수도 있다. 치매 환자와 보호자 모두에게 적용될 수 있다.

CDR은 치매 환자의 전반적인 인지 및 사회 기능 정도를 측정하는 대표적인 등급 척도이다. 각 나라의 임상 연구에서 치매의 정도를 제시하는 기준으로서 임상 시험에서는 치매 약물의 효능을 평가하는 기준으로서 가장 널리 사용되고 있다. 치매 환자를 진료할 때 치매의 중등도 평가는 여러 면에서 중요하며 꼭 필요한 과정이라 할 수 있다.

적절한 약물의 선택과 치료 계획을 세울 수 있고, 현재 환자의 상태와 이에 따른 간병에 대한 적절한 지침을 보호자에게 설명해 줄 수 있으며 앞으로의 질병 경과에 대해 의견을 나눌 수 있게 된다.

약물 치료를 하면서 환자가 보이는 반응 정도를 추적하는데 치매의 중등도 평가가 기준이 될 수 있다. 치매 치료제의 임상 시험에서도 CDR이나 CDR-Sum of Boxes (CDR-SB)의 변화가 중요한 변수로 사용되고 있는데, 특히 CDR-SB는 경도 인지 장애 경우에도 매우 예민하게 약물의 효과를 반영하는 것으로 여겨져서 약물의 1차 유효성 변수로 활용되고 있다.

우리나라에서는 치매 환자에게 콜린분해 효소억제제나 NMDA 수용체 길항제 종류의 약물을 처방할 때, Mini-Mental State Examination (MMSE) 점수와 치매의 중등도 척도인 CDR이나 Global Deterioration Scale (GDS) 점수가 약물의 보험 인정 기준에 맞는지를 확인하고, 이 자료를 국민건강보험공단에 제출하여야 한다. 또한 최근 치매의 보장성 보험들이 출시되면서 보상의 기준으로 CDR과 같은 치매의 중등도 척도를 요구하는 경우들이 많아졌다.

약물	적용 대상	적용 범위
Donepezil	알츠하이머병, 복합치매 (뇌혈관 질환 동반)	MMSE ≤26, CDR 1-3 or GDS 3-7
Rivastigmine (Rivastigmine patch)	알츠하이머병, 복합치매 (뇌혈관 질환 동반), 파킨슨병치매	MMSE 10-26, CDR 1-2 or GDS 3-5 (MMSE ≤26, CDR 1-3 or GDS 3-7)
Galantamine	알츠하이머병, 복합치매 (뇌혈관 질환 동반)	MMSE 10-26, CDR 1-2 or GDS 3-5
Memantine	알츠하이머병	MMSE ≤20, CDR 2-3 or GDS 4-7

치매의 중등도를 평가하는 도구로는 CDR이 세계적으로 가장 널리 사용되고 있다. CDR은 여섯 가지 세부 항목들을 각각 평가하도록 구성되어 있으며 여섯 개의 각 영역 점수 및 전체 CDR 등급을 0~3점으로 하는 척도이다. 따라서 정확한 평가를 위해서 긴 시간을 필요로 한다.

이에 비해 GDS는 각 단계의 인지 장애 정도를 구체적인 예를 들어 기술하고 있어, 검사자가 어느 단계인지 쉽게 판단할 수 있으며 서술되어 있는 예들을 확인하며 전체적으로 판단을 해 나가므로 CDR에 비하여 시간이 짧게 걸리는 등의 장점이 있다.

그러나 CDR이 더 체계적으로 여러 기능들을 평가하며, 치매 중등도의 변화는 CDR-SB가 가장 민감하게 반영한다.

4) GDS

Global Deterioration Scale; 전반적퇴화척도

GDS는 치매가 의심되는 환자나 치매로 진단된 환자의 임상 양상 및 심각도를 7단계로 평정하도록 제작되었다. 이는 노화와 치매에서 인지 장애의 정도를 단계적으로 평가할 수 있다는 것을 의미한다.

- **7단계**

1 = 인지 감퇴 없음

2 = 매우 경미한 정도의 인지 감퇴

3 = 경도의 인지 감퇴

4 = 중등도 인지 감퇴

5 = 다소 심한 인지 감퇴

6 = 심한 인지 감퇴

7 = 매우 심한 인지 감퇴

또한 GDS는 MMSE와도 매우 높은 상관관계를 보인다. 인지 장애의 주관적인 호소가 있는 사람과 없는 사람, 즉 GDS 제1단계와 제2단계의 MMSE 점수 차이는 매우 미미하여, MMSE 점수만으로는 양자를 신뢰적으로 구별하지 못한다. 마찬가지로 복잡한 직업 기능이나 사회 기능을 저해할 정도의 충분한 인지 장애가 있는, 즉 GDS 제3단계에 해당되는 일부 사람들은 만점 혹은 만점에 가까운 MMSE 점수를 나타내며 이들의 평균 점수도 소위 정상 범위 내에 포함된다. 그러므로 MMSE 단독으로는 이 수준의 장애가 있는 사람들과 교육 수준이 나쁜 사람들과는 효율적으로 구별하지 못한다.

반면 GDS 제3단계에서 제6단계에 해당되는 영역에서는 MMSE가 알츠하이머 환자에서 나타나는 인지 장애의 수준을 구별하는 데 훌륭한 도구가 된다. 따라서 환자에 대하여 분명히 파악한 후에 GDS를 사용하여야 한다.

5) MOCA

Montreal Cognitive assessment; 몬트리올 인지 평가

MOCA는 MMSE로 정상 소견을 보이는 경도 인지 장애를 검진하기 위하여 개발된 도구이다. 단기 기억 검사(5점), 신공간 구성 기능을 위한 시계 그리기(3점)와 3차원 블록 그리기 검사(1점), 수행력에 대한 검사로 trail-making test-B(TMT-B)-1, 언어 유창성 검사(1점)와 2-item verbal abstract ion task (2점), 동물 이름 대기(3점)와 복잡한 문장 따라 말하기(2점), 그리고 시간장소에 대한 지남력(6점)검사로 총 30점 만점으로 구성되어 있다.

우리나라에서는 2008년 표준화되었으며, 22점 이하일 경우 경도 인지 장애 혹은 치매를 의심할 수 있다.

6) BNT

Boston naming test; 이름 대기 검사

실어증 환자, 다양한 유형의 치매 환자와 가성 치매 환자 간의 감별 진단에 사용되며, 간질 및 퇴행성 질환 등과 함께 나타나는 언어 장애를 평가하는 데에도 사용되는 종합적인 신경 심리학적 평가 도구이다.

BNT는 어휘 선정을 할 때 그림으로 표현이 가능한 175개의 단어를 선정한 후 흑백의 선을 이용한 그림 자극 카드들을 마련해 안면 타당도 및 변별도 지수를 토대로 175개 항목 중 70개의 항목들을 재선정한다.

국내에서는 전국에 걸쳐 표본을 추출해 성별, 연령, 교육 정도 등의 정보를 얻으면서 병력에 대한 구두 조사를 병행했다.

감별 검사

1) 뇌 영상 촬영

치매의 주요한 병변은 해마의 위축과 측두엽 내측의 뇌량 감소를 특징으로 한다. 따라서 이 부위에 대한 영상학적 검사가 중요하며 이제는 기능적 영상 검사 FDG-PET나, Amyloid PET, Tau PET 특수한 조영제인 Pittsburg compound B나 FDDNP[57]를 이용한 기능적 신경 영상 PET 검사가 추천된다. **특히 전두엽과 측두엽을 살펴보는 것이 좋다.**

자주 사용되는 FDG-PET는 각 뇌 영역에서 포도당 소비량을 검사하는데, 포도당 소비가 적은 곳은 뇌기능이 떨어졌다는 것을 의미하기 때문에 어느 부분의 뇌기능이 떨어졌는지, 전체 뇌기능이 얼마나 떨어져 있는지를 확인할 수 있다.

PET는 진단이 확실하지 않을 때 흔히 사용된다. 예를 들어 전측 두엽성 치매인지, 알츠하이머인지를 가릴 때 사용할 수 있다. 알츠하이머라면 선두엽과 측두엽의 포도당 신진대사가 감소한 형태를 확인할 수 있으며, 여기에는 알츠

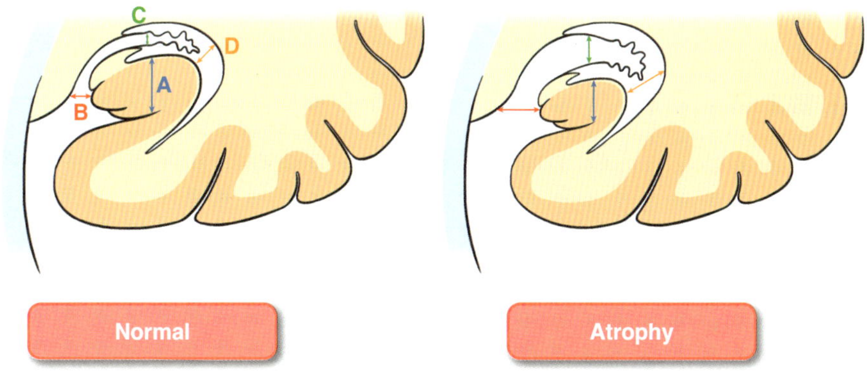

C: Width of choroid fissure
A: Ht of hippocampal formation
D: Width of temporal horn

0: no atrophy
1: only widening of C
2: 1 + widening of D
3: decreased A
4: markedly decreased A

57 일종의 방사선을 이용한 tracer로, 타우 덩어리 및 플라크 침전물과 결합하는 'FDDNP'라는 표지를 이용해 뇌 안에 비정상적인 단백질 침전물의 위치를 파악할 수 있다.

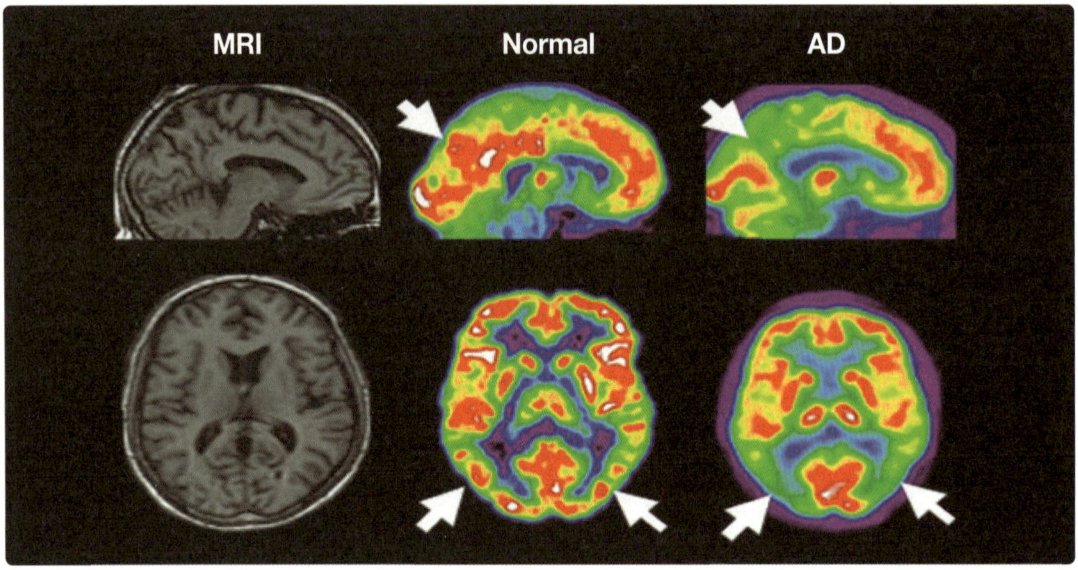

If functional abnl, FDG uptake ↓
Early detection, MRI < PET
Even before mild cognitive impairment

NL function
↓ function

하이머에서 흔히 손상되는 후측대상피질과 설전부에 대한 검사도 포함된다.

FDG-PET 검사는 알츠하이머에서 흔히 손상되는 posterior cingulate와 precuneus를 포함한 측두엽과 두정엽에서 글루코스 대사가 감소되는 영상 소견을 보인다.

Amyloid PET는 알츠하이머의 **주요 원인 단백질인 아밀로이드를 측정하는 검사**이다. 아밀로이드 PET 사진은 뇌에 아밀로이드가 얼마나 쌓여 있는지를 보여준다. 하지만 아밀로이드가 쌓여도 알츠하이머에 걸리지 않을 수도 있고, 아밀로이드 때문이 아닌 알츠하이머도 있기 때문에, 이 진단 방법이 도움이 되는지는 아직 확실치 않다. 만약 증상이 없는데 PET 사진에서 아밀로이드가 확인되었다면, 진지하게 **병을 예방하기 위한 노력**을 해야 한다.

또한 아밀로이드가 축적된 형태와 알츠하이머 증상을 보이는 뇌의 부분 사이에 직접적인 상관관계는 없다. 예를 들어서 행동과 실행 능력을 통제하는 전두엽에 아밀로이드가 쌓였는데, 측두엽과 관련된 기억력 상실이 나타날 수 있다. 하지만 새롭게 개발된 tau PET 이미지 사진은 좀 더 증상과 관련이 있

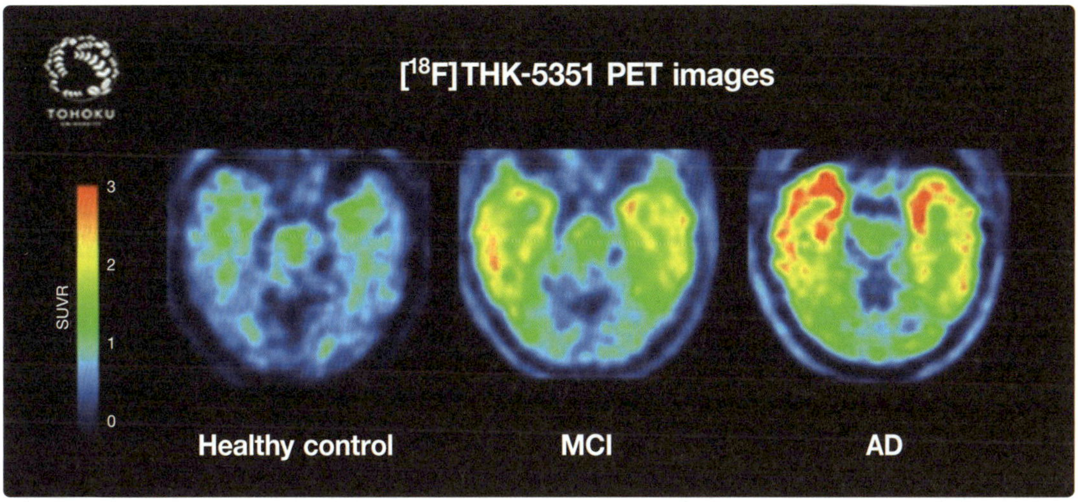

Possibly, detection from early MCI

● Amyloid

는 뇌의 이상을 확인할 수 있도록 도움을 준다. 알츠하이머 유무를 확인하는 데 도움을 주기에 각광 받는 검사이다.

- **Structural: 뇌 위축, 모양 변화, 혈관 손상, 종양 등 다른 병변 확인**
  1. CT (CT angio)
  2. MRI (MRA) - Structural images, Diffusion tensor image (DTI), fMRI, Gradient echo, MPRAGE (magnetization-prepared rapidly acquired GE)

- **Functional: 뇌혈류 및 뇌대사량의 감소, 아밀로이드 단백, 도파민**
  1. SPECT: ECD 또는 HMPAO 이용, 뇌혈류
  2. PET: FDG-PET, PIB-PET, FP-CIT PET (DaTSCAN®)

알츠하이머에서 가장 큰 영상 변화는 뇌 측두엽의 위축(Medial Temporal Atrophy)이며, Hippocampus, Entorhinal cortex와 전체적으로 보면 뇌 측두엽(Medial Temporal lobe)의 위축이다.

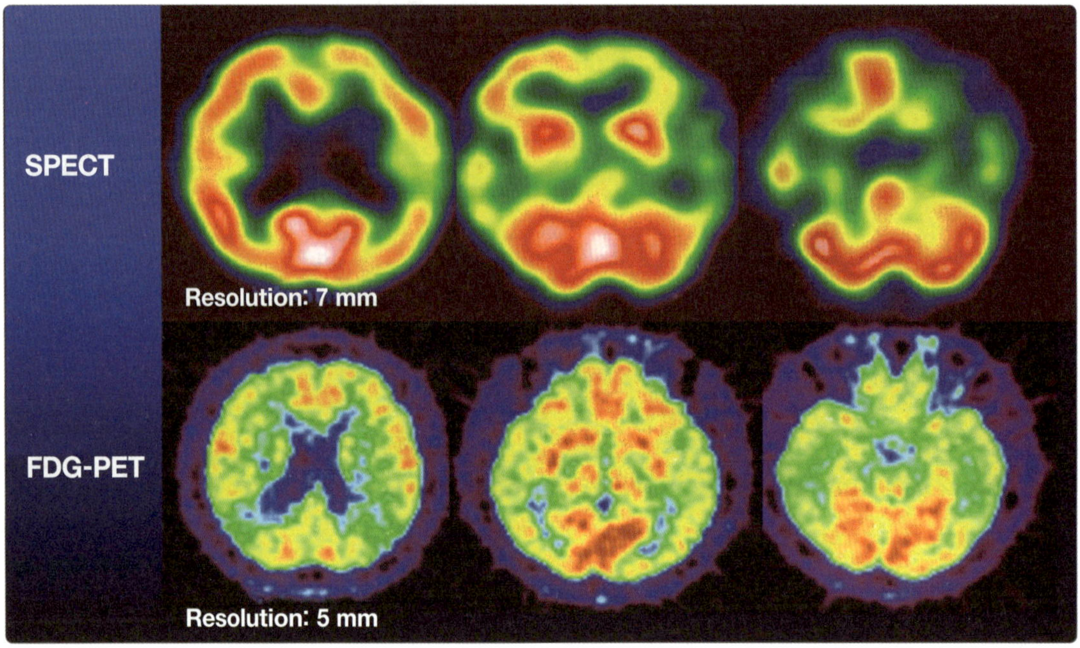

뇌 측두엽의 양을 재는 Volumetric MRI 이외에 Visual rating scale로도 검사할 수 있으며, 그 검사는 Voxel based morphometry(VBM), Diffusion Tensor Image(DTI), DTI(TBSS) 등을 들 수 있으며, 기능적 영상 검사는 SPECT, PDG-PET 등을 들 수 있다.

조기 진단 방법에 Biomarker인 Aβ나 tau를 뇌 척수액에서 검사하거나 Aβ의 이미지나 또 PDG-PET를 통해 대사 장애 등을 영상적으로 확인할 수 있다. 그 외에 fMRI, DTI, PET with other radioligands, WMH on FLAIR 등을 통해서도 조기 진단이 가능하지만, 아직 우리나라에는 보편화되지 않았다. MMSE, GDS나 CDR 등을 통해서도 임상적인 평가를 할 수 있지만 신경 영상 검사를 통하여 조기 진단의 방법이 다양하게 보편화가 되면 더욱 정확하고 확실한 진단과 감별을 할 수 있을 것으로 기대한다.

Amyloid beta-protein Plaques는 신경 세포들을 퇴행 변화시키는 centers가 되고 있다. 이런 병변을 영상의학적으로 찾아내는 방법에는 PIB-PET가 있으며, 이 PIB-PET를 이용하여 다음 그림과 같이 다양한 치매와 심지어 Parkinson disease의 병발도 발견할 수 있다.

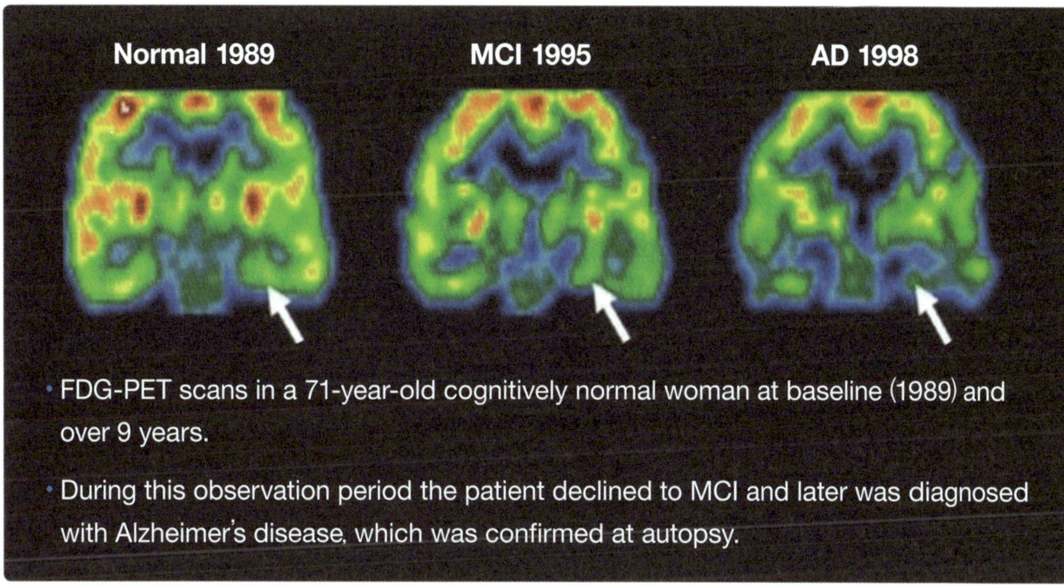

Longitudinal metabolic reductions on FDG-PET

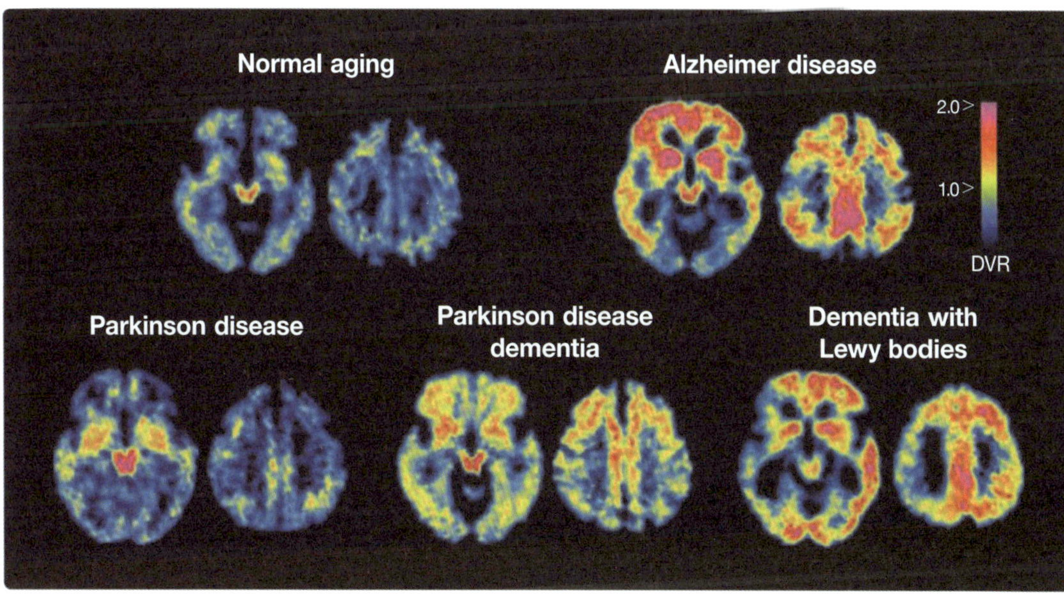

2) 진단 의학 검사

치매의 진단 및 평가에서 항상 빠지지 않는 것이 바로 '진단 의학 검사'라 불리는 여러 가지 피 검사와 소변 검사 및 그 외 가슴 엑스레이와 심전도 검사이다. 이러한 검사들은 기억력 저하나 기타 인지 기능의 저하를 일으킬 수 있는 원인을 찾고, 치매 노인의 일반적인 건강 상태를 확인하여 어떤 유형의 치매인지, 또 그에 따른 치료 계획을 세우는 데 중요한 의의가 있다.

치매 원인 규명

- 알콜 및 독소: 알콜성 간염 및 알콜성 치매, 기타 약물 및 독소 중독
- 감염성 질환: 크루츠펠츠-야곱병(Creutzfeldt-Jakob Disease, CJD), 에이즈(AIDS), 기타 감염성 질환 등
- 영양 결핍: 비타민 결핍
- 염증성 질환: 루푸스(Systemic Lupus Erythematosus; SLE), 다발성 경화증(Multiple Sclerosis; MS) 등
- 대사성 질환: 갑상선 기능 저하, 당뇨 등

동반질환에 대한 평가

직접적인 치매 유발 인자는 아니지만 환자의 상태를 급격하게 악화시키거나 이차적인 치매를 발생시킬 위험이 있는 당뇨병 등의 여부 및 현재 상태를 파악하여 적절하게 치료 관리하기 위한 기초 검사가 필요하다.

이러한 이유로 인하여 일반적으로 시행되고 있는 검사 종류는 다음과 같다.

검사 종류

- 혈액 검사 일반혈액 검사(Complete blood count, CBC)
- 간 기능 검사(Liver function test)
- 신장 기능 검사(Renal function test)
- 갑상선 기능 검사(Thyroid function test)

- 전해질 검사(Electrolyte test)
- 혈당 검사
- 지질 검사
- 혈청 매독 검사(VDRL)
- AIDS 검사(HIV test)
- 비타민 검사(비타민 B_{12}, 엽산)
- 소변 검사
- 대변 검사
- 가슴 X-ray1
- 뇌파 검사 (EEG)
- 심전도 검사

하지만 과연 이러한 검사로만 충분히 치매의 병변 여부를 알 수 있을까? 다소 부족해 보인다.

우리 뇌는 45세가 넘으면 인지 기능의 감소를 예방하기 위해서 주기적으로 검사를 해야만 한다. 이러한 인지 기능 검사를 통해서 인지 기능 감소를 예방하고 치매로 인한 기능 저하를 방지하려면 세 가지 치매의 원인인

1. 염증에 대한 검사를 해야 하며
   (당뇨, 감염, 대사성 질환, leaky gut syndrome 등)
2. 위축형에 원인인 불충분한 호르몬들과 뇌에 필요한 영양 물질들을 조사하여야 하며
3. 독성 물질형인 독성화학 물질에 대한 검사를 해야만 한다.

그러면 인지 기능을 개선하기 위하여 어떤 부분이 정확히 필요하고 강조되어야 하는지를 찾아 낼 수 있게 되어 치매 조기 증상이 있다 하더라도 예방하고 환원이 가능하게 할 수 있기 때문이다.

일반적으로 상기의 다양한 검사들은 특정한 병변이 있거나 문제가 있을 때에만 검사가 가능하고, 비용도 많이 나오는 편이지만 **혈액, 소변 혹은 뇌척수액 등으로 진행할 수 있는 진단 의학 검사는 한 번에 다양한 지표의 검사를 할 수 있고, 또 굳이 의사의 별도의 처방이 없어도 진행할 수 있는 검사이기에 의의가 있다고 본다.**

그런 혈액 검사는 인지 기능 검사에 있어서 위에서 언급했던 몇 가지 검사를 위주로 하게 되는데, 대개 그 수치가 뇌의 기능에 적당치 않고 인지 기능 장애가 올 수 있는 위험 요소가 있는 분들 중에서, 아직 증세가 확실치 않은 분들은 3개~5개의 정상 이하의 수치를 보인다.

알츠하이머가 진행되어서 말기에 이르게 되면 많은 뇌신경과 뇌신경접합체에 손상이 일어나게 되는데, 이러한 원인을 그때 교정을 해도 인지 감소를 환원할 수 없게 되는 경우가 대부분이고, 이러한 말기 치매에 있어서 늦은 경우에서는 인지라는 말이 이미 신경학적 울타리를 넘어선 경우이다.

뇌의 MRI나 CBC(Complete Blood Count)를 위한 혈액 검사, 대사 증후군 검사, 갑상선 검사, 비타민 B_{12}, 그리고 환자 부인에게는 돈 관리나 먹는 약물 또는 이동하는 것들을 예의 주시하라고 하며 도네페질 5 mg을 처방하는 것이 일반적이다.

하지만 인지 기능의 저하를 예방하고 환원시키기 위해서 접합체의 소실을 빠르게 발견하고 교정하게 되면, **전구단계가 10년 정도 지속될 수 있고 자각적 인지 장애의 경우도 10여 년 지날 수 있으며, 경도 인지 장애 역시 인지 장애상태로 수 년을 지날 수 있어, 알츠하이머가 퍼지지 않도록 피할 수 있고 심지어 경도 인지 장애까지 기대하는 만큼의 완벽한 호전을 볼 수 있다고 본다.** 그러나 기존의 평가 방식은 아래의 것들을 검사 혹은 평가하지 않는다.

- **유전자 검사**: ApoE 유전자 뿐만 아니라 알츠하이머를 일으키는 것 외에 다른 유전자들에 대한 정보가 없다.
- **염증**: 알츠하이머를 일으키는 주요 원인인 염증에 대한 검사가 없다.

- **감염**: 알츠하이머를 일으킬 수 있는 여러 다른 감염들(HSV-1, 보렐리아(라임병), P. 진지발리스균(구강 박테리아) 및 곰팡이 등의 감염이 알츠하이머를 유발한다는 데이터가 계속 확인되고 있지만, 감염에 대한 테스트를 진행하지 않는다.
- **호모시스테인**: 위축형 알츠하이머 질병에 연관된 아미노산이며 이 항목 역시 검사가 잘 진행되지 않는다.
- **공복 인슐린 수치**: 인슐린 저항에 관한 알츠하이머 질병에 주요한 바이오마커인 공복 인슐린이 체크가 되지 않고 있다.
- **호르몬 상태**: 뇌 기능을 위한 호르몬들의 수치가 검사되지 않고, 갑상선 검사는 하지만 주요한 검사들은 진행하지 않고 있다.
- **독성 물질에 대한 노출**: 수은이나 생물독성 물질에 대한 항목은 검사하지 않는다.
- **면역 체계**: 알츠하이머 질병에서 중요한 역할을 면역계가 하지만, 특히 선천성 면역, 즉 감염에 의해서 처음 반응하는 선천적 면역이 알츠하이머에서는 중요하지만 평가하지 않고 있다.
- **미생물 군집**: 특히 세균에 대해서는 장, 입, 코, 부비강에 서식하는 박테리아는 심지어 언급조차 되지 않고 있다.
- **BBB(뇌혈관관문)**: 알츠하이머 환자는 뇌혈관관문이 정상이 아니지만, 평가 또는 언급되지 않고 있다.
- **BMI(체질량 지수)**: BMI는 알츠하이머성 치매와 뇌 건강을 유지하는 데 중요한 요소지만 검사되지 않고 있고, BMI 33 이상이면 과체중에 속하고 이것은 인지 기능 수치보다 훨씬 더 높은 수준이다.
- **당뇨병 전증**: 알츠하이머를 일으키는 위험 요소지만 언급되지 않았다.
- **영상 검사**: 뇌 구조의 이상을 알아내기 위해 MRI 검사를 하지만, 뇌의 다양한 병변 부위에 대한 뇌 질량 및 부피 측정이 제대로 진행되고 있지 않아, 알츠하이머 유형을 분류할 수도, 어느 부위에 주로 병변이 있으며 위축

되고 있는지도 확인할 수 없다. 예를 들면 제3형 독성형 알츠하이머에서는 전반적인 뇌 위축이 심한 것이 특징적이고, 1형 염증성 알츠하이머와 2형의 위축성 알츠하이머에서는 해마의 위축이 국한된다.

- **맞춤형 치료**: 실제로 환자가 알츠하이머로 판명되지 않은 상태에서도 약을 처방한다.

이와 같이 현재 치매 검사를 하기 위한 기본적인 사항 안에 방금 언급한 내용들을 추가적으로 검사한다면 어떤 유형의 치매인지, 또 알츠하이머성 치매라면 어떤 유형의 알츠하이머인지, 그 밖에 치매 전조증상이 있어 주의가 필요하다든지 등의 적절한 조치가 있게 되어서, 지금보다 치매 진단에서 좀 더 정확하고 빠른 치료가 가능하지 않을까 기대해 본다.

그러면 위의 항목 중에서 간단한 혈액 검사만으로도 진단이 가능한 항목과 또 그 항목에 대한 적정 수치 및 기전에 대해서 말해보고자 한다.

● 유전자 검사

유전은 **알츠하이머 발병에 강력한 영향**을 미친다. 따라서 무엇보다 먼저 유전자 검사를 권하고 싶다. 병을 통제하기 위해서는 자신의 유전력을 알아야 하기 때문이다. 예를 들어서 ApoE4 유전자를 가지고 있는지 그렇지 않은지에 따라서 치료 방향 및 계획이 달라질 수 있기 때문이다.

유전자를 검사하는 방법에는 **엑소좀(exome), 23앤드미(23andME)** 등이 있으며 **2017년 4월에 FDA가 23andME DNA 검사 열 가지**를 승인했다. 그 중 하나가 **ApoE4 유전자**를 평가해 이후 노년기에 알츠하이머에 걸릴 가능성을 평가하는 검사다. 검사는(Optional Target): SNPs(단일염기 다형성)에 대해 알아야 한다. / APP, PS1, PS2, CD33, TREM2, CR1, NLRPI.

● 호모시스테인

높은 호모시스테인의 수치는 염증과 시냅스 지지 요소들의 감소에 의해 일어나는 알츠하이머에 중요한 마커이다. 호모시스테인은 염증 마커이면서 영양

물질 공급이 적을 때 증가되는 것이기에 혈관과 뇌에 손상을 입힌다.

1리터당 6마이크로몰(umol) 이상이면 무조건 위험하며, 그 이상이면 해마의 위축을 촉진하게 된다. 따라서 호모시스테인의 수치를 7을 기준으로 놓고 판단하며 7 이하를 목표로 치료를 진행해야 한다.

● 비타민 B_6, B_{12}, B_9

호모시스테인의 수치를 낮추기 위해서는 아미노산의 대사 과정에 필요한 물질로 알려져 있는 비타민 B_6, B_{12}, B_9 모두 활성화된 형태로 충분해야 한다.

B_6의 활성화된 형태는 피리독신-5-인산(P5P)이며, B_{12}는 메틸코발라빈, B_9은 메틸 엽산이다. 혈액 검사에서 B12의 정상 수치는 200~900 pg/mL다. 하지만 이 기준은 의사들이 소위 "정상범주"에 있다고 말하지만, 실제는 최적의 수치는 아니다. 비타민 B_{12}의 결핍은 빈혈이나 치매가 발생할 수 있으며 병원에서 흔히 말하는 정상 수준이 300 pg/mL정도가 아니라 500 pg/mL 이상의 수치 이어야만 한다.

엽산의 정상 범위가 2~20 ng으로 되어 있지만 이 경우 역시 최적치보다 낮으므로 목표를 10~25 ng으로 잡아야 한다. 비타민 B_6는 정상 범위가 30~50 nmol이지만 너무 높아 110 nmol 이상이면 우리의 말초신경계에 독성으로 작용하기 때문에, 이런 때에는 신경이 촉각과 압력을 느끼는 신경에 피해를 주고 팔과 다리 신경에 손상을 줄 수 있기에, B_6는 60~100 nmol로 유지하는 것이 좋다.

● 인슐린 저항

높은 인슐린과 높은 혈당은 알츠하이머를 일으키는 두 가지 중요한 요인이다. 일반적으로 하루에 15 g정도의 당을 섭취하는 것이 적절하다. 만일 당화수치(백미, 감자, 전분 음식 등)가 높은 음식을 섭취하게 되면 우리 몸에서는 대량의 인슐린이 분비되어 당 수치를 유지하려고 노력한다.

높은 당 수치는 우리에게 독으로 작용하기 때문에, 알츠하이머 뿐만 아니라 대사 증후군, 지방간 등 질병의 원인이 된다. 때문에 공복 인슐린 수치(4.5

ulU/mL 이하), 헤모글로빈A1c수치(5.6% 이하), 공복 혈당(70~90 mg/dL) 등의 수치를 잘 파악해야 한다.

● 염증 수치

알츠하이머와 염증과는 직접적 관계가 크다. 몸 안에 면역 체계를 작동시키는 요소는 다양하며 이러한 것들은 바이러스, 박테리아, 곰팡이 등에 인한 감염으로부터, 최종당화산물, 골절, 손상된 단백질 그리고 산화 LDL 등 다양하다.

그 중에서 염증을 나타내는 주요 수치는 CRP로서 간에서 염증의 반응으로 생성되는 단백질인데, hs-CRP(고감도CRP)는 0.9 mg/dL 이하의 수치를 나타내어야 한다. 높은 혈당이나 단순한 탄수화물에 의해서도 올라가며, 트랜스지방, 장 누수 증후군, 글루텐 과민반응, 여러 독소들 그 외에 많은 원인으로도 올라갈 수 있다.

그 밖에 알부민과 글로불린의 비율(A/G비율)은 염증의 보조 방법으로 1.8 이상이어야 한다. 오메가-6와 오메가-3는 대표적인 불포화지방산으로서 **오메가-6는 친염증 지방산이고 오메가-3는 항염증 지방산**이다. **오메가-6와 오메가-3의 비율은 3 이하여야 되고 0.5보다 낮아야 한다.** 만일 0.5보다 낮으면 출혈을 일으킨다. 인터루킨-6와 종양괴사인자 알파(TNF-α)는 면역계 시스템 중에 염증을 조율하기 위한 사이토카인으로서 염증의 대표적인 지표이다.

그 밖의 지표는 급성기 때 반응하는 지표로서 급성기에 반응하는 물질들을 보면

i. ESR: 낮을수록 좋으며 일반적으로 ＜20 mm/h

ii. Fibrinogen: ＜250 mg/dL

iii. Ferritin: 40~70 mcg/L

- Levels ＜20인 경우는 철 결핍상태로 Occult beeding을 고려해야 한다.
- Levels ＜40인 경우는 불충분한 철분 저장량을 의미하며, 피로나 우울증 또는 ADHD를 고려해야 한다.
- Levels 40~70은 정상이고

- Levels >80은 심혈 관계(CVD) 질환이 위험하며
- Levels >200의 여자와 >300의 남자는 철분이 과다하여 혈색소침착증(hemochromatosis)를 의심해야 한다.

그 외 중요한 염증과 관계된 유기산 검사는 **Quinolinate(QUIN)**로서 QUIN은 중추신경과 말초신경에서 IFNY의 자극에 반응하는 tryptophan derivative로, 강력한 **glutamatergic NMDA(N-methyl-D-aspartic acid) receptors의 agonist(작용제)**이다. 퇴행성 신경 질환이거나 염증성 질환인 경우 즉 Autism, Schizophrenia, Parkinsonism, Alzheimer's disease, AIDS dementia, sarcoidosis, Huntington's disease, depression, osteoporosis에서 만성적으로 증가되어 있다. 비정상적인 QUIN의 증가는 강한 산화와 신경 독성을 의미한다.

Kynurenate(KYNA)는 NMDA 길항제로서 신경 보호 기능을 갖고 있지만 경우에 따라 B_6와 niacin 결핍에 의한 정신 분열증에서는 상승되어 있는 경우도 있다. 대변 검사를 통한 염증성 물질은 Calprotectin과 Lactoferrin을 들 수 있다. 대변의 Calprotectin이 증가 된 경우는 ❶ Inflammatory Bowel Disease ❷ Post-Infectious Irritable Bowel Syndrome ❸ GI Cancer, ❹ Certain GI infections ❺ NSAID enteropathy ❻ Food allergy ❼ Chronic Pancreatitis이 있다.

대변의 Lactoferrin은 Iron-binding glycoprotein으로 activated neutrophils로 나타난다. 이 Lactoferrin의 증가는 장 점막의 neutrophil의 침윤을 의미하며 IBD/IBS를 판별하고 IBD에서 90% 이상의 특이성을 갖고 있다. 이 **Calprotectin과 Lactoferrin은 IBD와 IBS를 구별하는 중요한 마커로서 특히 Lactoferrin은 inactive Crohn's Disease(CD)와 Ulcerative Colitis(UC)를 구분하고 다른 염증과 활성화된 IBD인지 구별**한다.

• 비타민 D_3

비타민 D_3가 감소되면 인체는 인지 기능의 감퇴를 보이게 되는데 비타민 D_3는 세포 안에 들어가 DNA를 작동시켜 900개 이상의 유전자를 작동시키는 것과 연관이 있다. 이러한 효과들은 골 대사, 그리고 종양 생성을 억제하고 염증을 감소시키며 뇌 시냅스를 만들고 유지하는 데 필수적인 역할을 할 수 있는 ReCODE 프로토콜에 중요하다.

혈중 25-하이드록시콜레칼시페롤(비활성화 형태)이 20~30ng/mL일 때 건강하다고 평가하지만 50~80ng/mL으로 높게 잡고 측정하는 것이 좋다.

• 갑상선

갑상선 수치는 이미 앞에서 여러 번 언급하였듯이 올바른 인지 기능을 위하여 꼭 필요하며 알츠하이머 환자에서는 그 기능이 많이 저하되어 있는 것을 알 수 있다.

갑상선 호르몬은 대표적인 대사에 관련된 호르몬으로 기초 체온, 반사 능력, 신진대사 속도 등의 영향을 미치기 때문에 전반적인 치매 환자의 대사와 관련이 깊다. 임상에서는 TSH의 수치를 0.4~4.2 ulU/mL을 정상 범위로 잡지만 기본적으로 2.0 이상이면 갑상선 기능 저하를 의심해야 한다.

게다가 TSH의 수치가 정상이어도 갑상선 기능이 저하되어 있는 경우가 많으니 추가적으로[58] 자유 T3(3.2~4.2 pg/mL), 자유 T4(1.3~1.8 ng/mL), 자유 T3/ R(reverse)T3: 2.0 이하로 유지되어야 한다.

• 에스트로겐과 프로게스테론

에스트로겐은 수용체와 결합해서 α-secretase를 활성화 한다. 앞서 α-secretase는 APP를 분해하여 sAPP 와 αCTF로 나누어 시냅토블라스트를 야기시켜 항치매작용을 한다고 언급한 바가 있는데, 에스트로겐은 치매 예방에서 중요한

58 갑상선 활성화를 억제한다. 그래서 free T3와 RT3의 비율을 알아보는 게 제일 중요하다. 스트레스에 의해 RT3는 증가하게 되고 T3의 효율을 떨어트리게 된다. Free T3와 RT3의 비율은 적어도 2.0이여야 한다.

역할을 한다. 또한 에스트로겐의 전구물질인 에스트라디올과 프로게스테론의 비율도 중요한데, **이 수치가 높게 되면 brain fog와 인지 기능 저하가 발생한다.** (에스트라디올의 정상 수치: 50~250 pg/mL, 프로게스테론 정상 수치: 1~20 ng/mL, 에스트라디올/프로게스테론: 10~100)

- **테스토스테론**

남성 호르몬인 테스토스테론의 높은 농도는 신경 세포의 생존을 돕고, 만일 수치가 낮으면 알츠하이머에 걸릴 위험이 높아진다. (테스토스테론 정상 수치: 500~1000 ng/dL, 자유 테스토스테론 정상 수치: 6.5~15 ng/dL)

- **코티졸, 프로그네놀론, DHEA**

높은 수준의 코티졸은 신경 세포들을 손상시키고 특히 만성 스트레스는 해마를 손상하게 하여 인지, 즉 기억을 감퇴시킨다. 오래된 만성 스트레스는 시상하부-뇌하수체-부신(hypothalamic-pituitary-adrenal; HPA)의 축 기능 지하를 가져오게 되어 소위 부신피로를 가져오며 그때는 이 축이 잘 돌아가지 않게 된다.

반약 이런 부신피로가 발생하면 부신은 감염이나 독소나 수면 부족 같은 스트레스에 적응하는 스트레스 호르몬을 충분히 만들어내지 못한다. 따라서 스트레스의 원인들에 민감해지고 인지 감퇴가 더 심해진다.

프로그네놀론은 스테로이드 호르몬의 주된 호르몬으로 이 프로그네놀론으로부터 에스트라디올과 테스토스테론 두 가지의 성 호르몬이 분비되고, 그 외에 스트레스 호르몬인 코티졸과 DHEA를 만든다. 만일 심한 스트레스 기간 동안에 프로그네놀린이 코티졸과 DHEA만 만들면 성 호르몬의 생성이 매우 적게 된다. 이것이 극심한 스트레스 속에서 성욕이 감퇴되는 주요한 이유이다. 프로그네놀론은 기억을 유지하고 신경을 보호하는데 만약에 이러한 프레그네놀론이 적어지면 인지의 감퇴가 일어난다.

(코티졸 정상 범위(공복아침): 10~18 mcg/dL, 프로그네놀론: 5~100 ng/dL, DHEA: (여성) 350~430 mcg/dL, (남성) 400~500 mcg/dL)

● 금속 검사(구리와 아연 비율)

구리가 너무 많고 상대적으로 아연이 너무 적으면, 치매를 일으키게 된다. 나이가 들수록 아연 수치가 낮아지게 되며 알츠하이머 병에서도 역시 낮은 아연 수치를 보인다. 특히 독성 물질에 의한 제3형 알츠하이머는 항상 아주 낮은 아연 수치를 보이게 되고 정상에서도 반절이 아연 수치가 낮다. 이렇게 해서 아연이 낮게 되면 독성 물질인 수은이나 생물독성에 더욱 민감하게 된다. 아연 보조제를 먹게 되면 인지 개선이 나타난다.

구리와 아연은 서로 경쟁적으로 작용하게 되는데 장에서 서로의 흡수를 서로 방해한다. 구리가 너무 많게 되면 아주 적은 아연 수치를 보이는 것이다. 특히 노인에게 아연 결핍이 많은데 알츠하이머에서 잘 반영해 주고 있다.

예를 들면 아연은 인슐린 생성, 저장, 분비에 없어서는 안 되며 그래서 아연 결핍 시에 ❶ 인슐린 시그널이 되지 않고, ❷염증이 유도되고, ❸ 산화손상과 노화가 심해지며 ❹ 호르몬과 신호 전달 물질의 생성을 감소시키고 ❺ 독극물에 대한 민감도를 높이는 등의 이러한 상황은 알츠하이머질병에 중요한 소견이다. 혈액 속에 구리와 아연은 각각 100 mcg/dL로 거의 같고 비율이 1.4 이상이면 치매를 보인다. (구리/아연: 0.8~1.2, 구리: 90~110 mcg/dL (in RBC)).

● 마그네슘

마그네슘은 뇌의 기능에 중요한데, 그 이유는 알츠하이머의 주요 병변인 해마와 뇌피질에서는 마그네슘의 수치가 굉장히 낮다. 기억을 통합하는 구조들에서의 마그네슘 수치가 낮다면 아미노산 트레오닌 파생물질과 함께 마그네슘이 뇌로 들어가게 해야 한다. 그러면 인지 장애가 개선 될 수 있는데, 마그네슘은 RBC 혈청 검사보다는 직접 **적혈구 검사를 통해 아연과 함께 검사**해야 정확한 수치를 얻을 수 있는데, 이것은 마그네슘이 적혈구에 오래 머무르기 때문이다. (RBC 마그네슘: 5.2~6.5 mcg/dL)

● 셀레늄, 글루타치온

셀레늄은 금속 중에서 소방관의 역할을 하는데, 소방에 필요한 물인 펩타이드 글루타치온과 함께 **유리기, 세포막을 손상시키는 짝이 없는 전자를 가진 분자들로부터 DNA, 단백질, 전체적인 세포의 구조와 기능을 회복**시킨다. 글루타치온은 셀레늄이 세포의 건강을 보호하고 재건할 수 있도록 도움을 준다. 소방관에게 계속해서 사용할 수 있는 소방수가 필요한 것과 마찬가지다.

글루타치온 수치가 낮으면 ▲염증 유발, ▲독성 물질이 만들어지며, ▲시냅스가 유지되지 않는다. 이 세 가지 기작은 알츠하이머를 유발한다. 셀레늄은 글루타치온을 생성하고 이는 유리기를 제거하기 때문에 셀레늄이 감소하면 인지 기능이 후퇴하는 것도 당연하다. (혈청 셀레늄: 110~150 ng/mL, 글루타치온: 5.0~5.5 uM)

● 수은 및 중금속 수치

수은은 알츠하이머의 전형적인 병리 소견인 아밀로이드 베타 플라크(Amyloid-beta plaque)와 신경섬유엉킴(neurofibrillary tangles)을 유발한다. 게다가 메틸 수은은 유리기를 청소하는 글루타치온의 일부를 파괴한다. 비소, 납, 카드뮴 역시 뇌의 기능에 영향을 미친다. 높은 농도의 비소에 지속적으로 노출되면 수행 기능[59]의 저하가 발생한다.

오래 전부터 **납은 인지 기능 장애의 원인으로 알려졌으며, 어린이의 지능을 떨어뜨린다고 알려졌다.** 낡은 페인트와 도시의 먼지를 통해 납에 노출될 수 있으며 노년에는 아밀로이드의 형성을 늘린다는 사실이 동물 실험을 통해서 확인되었다.

역학 조사와 독성 연구 모두에서 납은 나이에 의한 인지 기능 장애의 위험을 높이는 것으로 나타났다. 카드뮴은 정신 손상을 주는 물질보다는 발암 물질로 더 많이 알려져 있다. 하지만 쥐를 대상으로 하는 실험에서 카드뮴이 납이나 비소와 마찬가지로 뇌 속에 알츠하이머와 같은 변화를 일으킨다는 사실이 확인되었다. (수은: 5 mcg/l 이하, 납: 2 mcg/l, 비소: 7 mcg/l, 카드뮴: 2.5 mcg/l 이하)

---

59 문제를 기획, 조직하기 위한 능력이나 높은 수준의 사고력에 해를 입히고, 생각이 명료하지 못하게 되며, 언어 구사력이 줄어들고, 우울증에 걸리는 등 독성 물질에 의한 알츠하이머에서 흔히 나타나는 병증이다.

● **콜레스테롤 및 여타 지질 수치**

흔히 우리는 높은 콜레스테롤 수치는 안 좋은 것이라고 생각한다. 하지만 콜레스테롤은 높아도 문제이고, 낮아도 문제인 녀석이다. 그렇지만 혈관 질환을 일으킬 수 있는 주 원인 중 하나인 콜레스테롤은, 인지 감퇴를 일으키는 원인이 되고 알츠하이머를 일으키며 나아가서는 혈관성 치매를 유발한다. 사실 혈관성 치매는 알츠하이머 다음으로 빈도가 높으며 전체의 25%를 차지하고 있다.

증상을 일으키지 않는 혈관성 병변을 Silent CVD라고 하며 이런 병변이 있을 시에는 혈관성 치매로 변전될 가능성이 높으므로 **무증상혈관성 병변이라도 조기에 진단 및 치료를 해서 혈관성 치매가 오지 않도록 해야 한다.**

콜레스테롤은 놀랍게도 그 수치가 높지 않아도 인지 기능 감퇴가 생길 수 있으며 전체 **콜레스테롤 양이 150 이하로 떨어지면 뇌의 위축 및 축소가 흔히 오게 된다.** 왜냐하면 **콜레스테롤은 뇌세포막의 주요 성분이고 뇌 세포를 구성하고 있기 때문**이다.

때문에 **콜레스테롤의 적절한 수치의 유지와 그와 관련된 지질 입자(저밀도 지질단백질)에 대한 수치의 유지가 중요하다.** 그저 단순한 LDL(저밀도 지질 단백질)수치만이 아닌, 활성 산소로 인하여 산화된 LDL 수치는 염증과 관련이 있기 때문에 그 점을 명심해야 한다. (총 콜레스테롤: 150 mg/dL 이상, ox-LDL(산화 LDL): ＜60 U/L, sdLDL(small dense LDL): ＜20 mg/dL, LDL particle number: 700~1000)

● **비타민 E**

비타민 E는 우리가 부르는 토코페놀과 토코트리에놀을 합친 말로서 세포막을 보호하는 일종의 항산화제이다. 산화스트레스는 알츠하이머뿐 아니라 다양한 치매, 그리고 다양한 질병에 관여되어 있기에, 비타민 E의 수치를 측정한다는 것은 즉 치매를 치료하는 데 좋은 지침이 될 수 있다. (비타민 E: 12~20 mcg/mL)

- 티아민(비타민 B_1)

티아민(비타민 B_1)은 기억 형성에 매우 중요하다. 티아민 결핍은 베르니케-코르사코프 증후군(Wernicke Korsakoff syndrome)이라고 불리는 알코올 남용과 영양 부족으로 인한 기억력 손실과 연관된다.

사실 티아민과 알츠하이머의 관계는 확실히 증명되지 않았다. 하지만 건강한 수준의 인지력을 유지는 치매 증상을 막을 수 있기에 중요하다고 본다. 티아민 수치의 측정은 적혈구에 들어있는 **티아민 피로인산(TPP)을 측정**하는 것이 최선이다. (혈청 티아민: 20~30 nmol/L, RBC TPP: 100~150 ng/mL)

- 그 밖에 다양한 **바이러스나 세균에 의한 감염 여부의 검사**, 만성 염증을 일으켜 장 누수 증후군을 일으킬 수 있는 **글루텐 민감성 검사**(Transglutaminase의 항체 측정), 독성형 알츠하이머를 유발하는 소변에서의 **진균독 검사 및 CIRS 증후군 검사, 자가면역과 관련된 C4a와 TGF-β1의 검사** 그리고 인시 기능 장애의 위험성이 있는 비만 검사 등을 진행해야 한다.

지금까지 치매 진단을 위한 기존의 진단 의학 검사의 항목과 더불어 약간의 문제점과 그에 상응하여 보완해야 할 점에 관하여 언급하였다. 치매 중의 알츠하이머의 비율이 가장 높기에, 다음의 표는 알츠하이머를 유형에 따른 진단 의학 검사를 통하여 알 수 있는 결과에 대해서 정리한 것이다.

위의 검사 항목을 진행한 후에 나온 결과를 다음 표와 대조하면서 비교하면 비교적 쉽게 알츠하이머의 어떤 유형인지 알 수 있어 진단 및 치료 계획에 도움이 될 것이다.

Non-Imaging Diagnostic Biomarkers			
유형 1 'HOT'	염증성 AD	증가	HsCRP, TNF-α, IL-6, IL-8, 호모시스테인, 코티졸
		감소	알부민/글로불린 비율, 비타민 D_3, 갑상선 호르몬
유형 2 'COLD'	위축성 AD	증가	에스트라디올, 프로게스테론, 프레그네놀론, 테스토스테론
		감소	갑상선기능, BDNF, NGF, 비타민 D, 인슐린, B_{12}
유형 1.5 'SWEET'	당독성 AD	증가	포도당, HgA1c, 공복인슐린농도, 코티졸, 중성지방
		감소	테스토스테론, HDL
유형 3 'Toxin'	독성형 AD	증가	C4a, TGF-β1, 중금속, 독성 물질, 에스트로겐
		감소	MSH, VIP, ADH, TG, 아연, HPA axis dysfunction, 갑상선 기능, 테스토스테론
		기타	(+) Lyme, (+) MARCON's, 비정상적 VCS, HLA, HLA DR/DQ subtypes implants

3) 뇌척수액 검사

Cerebro-Spinal Fluid Examination; CSF

뇌척수액은 우리의 뇌와 척수를 감싸고 있는 물로서 뇌와 신경을 보호하는 역할을 한다. 뇌척수액은 뇌와 척수에 직접 닿아 있기 때문에 뇌에 변화가 발생하면 뇌척수액도 바로 변한다. 치매의 원인 중 가장 흔한 알츠하이머병의 경우 뇌조직에 베타 아밀로이드(beta-amyloid) 단백질과 타우 단백질(T-protein)이 쌓이고, 그에 따라 뇌척수액에서 이 두 물질의 농도에 변화가 나타난다. 이러한 변화는 알츠하이머병을 진단하는 데 하나의 근거 자료로 활용될 수 있다.

❶ 알츠하이머 치매의 경우 정상 상태와 비교하여 뇌척수액 내 아밀로이드 베타42 단백질의 뚜렷한 감소와 인산화 타우 단백질의 뚜렷한 증가 소견을 보인다. ❷ 혈관성 치매의 경우 뇌척수액 내 아밀로이드 베타42 단백질의 경도 감소를 보이고, 인산화 타우 단백질은 정상군과 비교해서 차이가 없다.

❸ 루이소체 치매의 경우는 뇌척수액 내 아밀로이드 베타42 단백질의 경도 감소, 인산화 타우 단백질의 경도 증가 소견을 보이고, ❹ 전측두엽 치매의 경우는 뇌척수액 내 아밀로이드 베타42 단백질의 경도 감소, 전체 타우 단백

질의 경도 증가 소견을 보인다. 뇌척수액 아밀로이드 베타42 단백질, 인산화 타우 단백질은 치매를 감별, 진단하는 데 유용하게 사용할 수 있으나, 비-알츠하이머 치매의 상당수에서도 알츠하이머 치매의 뇌척수액 생물학적 표식자 분포를 보이기 때문에 임상적 증상과 비교를 해야 한다.

새롭게 개발되어 사용하게 될 중요한 인지 기능 평가 검사들

1) Neural exosomes

알츠하이머의 위험성, 치료 반응에 대한 새로운 검사이다. Neural exosomes는 신경 세포의 작은 파편, 신경 세포로부터 유리된 물질들을 일컫는다. 이들은 혈액 검사를 통해 뇌화학 물질과 신경의 신호 전달이 어떻게 이루어져있는지를 알 수 있게 해준다.

어떻게 이러한 것들이 가능할까? 어떻게 혈액을 통해 신호 전달을 알 수 있는 것일까? 혈류를 따라 Neural exosomes, 신경의 폐기물, 분비물을 내보낸다. 이런 자그마한 세포조각들은 평균 적혈구 넓이의 70분의 1 정도로 매우 작지만, 혈액 1온스(ounce)당 10억 개의 Neural exosomes가 들어있다. 그래서 적은 양의 혈액으로도 Neural exosomes 분리해내 뇌의 생화학적인 수치를 찾아낼 수 있다.

이로 인해 인지 기능 감퇴를 유발하는 위험 요소들에 대해 판단할 수 있고 어떤 종류의 알츠하이머인지(1형, 2형, 3형) 알아낼 수 있다. 무엇보다 중요한 것은 이렇게 어떤 종류의 알츠하이머인지 알아야만 각각의 치료 프로그램을 선택하고 조정할 수 있는 것이다.

이러한 방법은 데일 브레드슨 박사 팀과 Edward Goetzl 교수가 함께 고안한 방법으로 Neural exosomes를 평가하는 테스트가 사용 가능하다면 amyloid-beta42, phosphor-tau(phosphorylated on S396/S404), cathepsin D(알츠하이머 환자에서 증가), REST(시냅스를 지탱하는 영양물질 수준), IRS-1의 인산화 비율의 Neural exosomes 수치를 아는 데 도움을 줄 것이라 보고 있다.

2) 망막 영상 검사

망막 이미지 초기에 알츠하이머를 진단하거나, 알츠하이머 위험 정도를 평가할 수 있는 또 다른 방법이다. PET 사진은 뇌 속에 아밀로이드를 확인할 수 있고, 아밀로이드가 상당히 쌓였을 때 확인이 가능하다. 하지만 혈관에 아밀로이드가 있는지는 알 수 없고, 아밀로이드 플라크의 빠른 변화를 찾아내기에는 역부족이다.

눈의 뒤편에 있는 망막은 뇌의 연장선에 있어서, 뇌에서 벌어지고 있는 일이 반영된다. 그래서 망막을 이용해 아밀로이드 플라크를 검사하는 방법은 상당한 가능성이 있다. 작은 플라크를 수백 개나 확인할 수 있고, 각 플라크의 위치를 확인할 수 있다.

따라서 치료 후에 아밀로이드 플라크가 줄어들었는지도 알 수 있다. 또 크기가 작은 플라크도 확인할 수 있어서 더 정확한 치료가 가능하고 아밀로이드가 뉴런과 시냅스뿐 아니라 망막의 혈관, 나아가서 뇌의 혈관에도 영향을 미치는지 알아낼 수도 있다. 망막 이미지 검사는 현재 알츠하이머 초기를 진단하고 치료에 효과가 있는지를 확인하기 위한 임상 시험이 진행 중이다.

생활 습관

검사를 통해서 유전과 생화학적 요소를 확인하는 것도 중요하지만, 인지 기능 장애의 원인이 되는 생활 습관을 파악하는 것도 중요하다. 아래의 항목을 체크하면서 생활 습관을 점검해 보도록 하자.

- 머리에 충격을 받은 적이 있다.
  → 물리적인 충격 때문에 기억을 잃은 적이 있는가? 자동차 사고를 당한 적이 있는가?
  → 몸싸움을 하는 스포츠를 한 적이 있는가?

- 마취를 한 적이 있다.
  → 마취를 위해서는 여러 가지 독성 마취제가 섞여서 사용된다. 이들 중에는 뇌의 기능에 영향을 미치는 불완전한 산화제가 흔히 포함된다.
- 아말감을 치아 충전재로 사용한 경우.
- 수은 함량이 높은 생선(참치, 상어, 황새치)을 먹는다.
- 늘 복용하는 약이 있다.
  → 특히 뇌의 기능에 영향을 미치는 바리움(diazepam)과 같은 신경안정제, 항우울제, 혈압약, 콜레스테롤 강하제, 프로톤펌프 저해제(Proton pump Inhibitors, PPI), 항히스타민 등
- 마약을 복용한다.
- 담배를 피운다.
- 하루에 2회 이하 양치한다.
  → 구강 청결 상태가 나쁘면 염증을 유발할 수 있다.
- 변비가 있다.
  → 장의 활동은 독성 물질을 배출하는 방법이다.
- 정수를 많이 마시지 않는다
  → 소변 또한 독성 물질을 배출한다.
- 외과용 임플란트를 가지고 있다.
  → 인공 엉덩이나 유방 삽입물 등
- 심장병이 있다.
- 코를 곤다.
  → 특히 수면 무호흡증이 있다.
- 가열-가압된 기름을 섭취한다.
  → 기름을 가열하고 압력을 주는 와중에 비타민 E가 소실되며, 따라서 뇌를 손상시킬 수 있다.

- 트랜스 지방 혹은 단순 탄수화물이 든 음식을 섭취한다.
  → 이런 식품은 혈관을 손상시키고, 인슐린 저항을 늘린다.
- 부비강에 만성적인 문제가 있다.
  → 부비강에 문제가 있으면 곰팡이와 진균독에 취약해진다.
- 장이 자주 더부룩하거나, 설사가 잦다.
  → 이런 증상이 있을 때는 장 누수 증후군을 의심할 수 있다.
- 집, 자동차, 일터에 곰팡이가 있다.
  → 사람들은 대부분 곰팡이가 인지 기능 장애를 일으킨다는 사실을 알지 못한다.
- 공식품과 비유기농식품의 섭취가 많다.
  → 이들 식품은 인슐린 저항과 독성 물질에 대한 노출을 늘린다.
- 진드기에 물린 적이 있다.
  → 진드기는 라임병의 원인인 보렐리아균을 비롯해 만성 감염을 일으키는 수십 가지의 병원균을 가지고 있다.
- 위산의 역류를 막기 위해 프로톤펌프 저해제(Proton pump Inhibitors, PPI)를 복용한다.
  → 프로톤펌프 저해제를 먹으면 소화에 필요한 위산이 줄어들고, 아연과 비타민 B_{12}를 비롯한 다양한 영양소 섭취가 줄어든다.
- 화장품, 헤어스프레이, 데오드란트를 자주 사용한다.
  → 이들 물건에는 독성 물질이 들어 있을 가능성이 높다.
- 땀을 많이 흘리지 않는다.
  → 땀은 독성 물질을 배출하는 중요한 방법이다.

이 모두는 인지 기능 장애의 원인이 된다. 인간의 뇌에는 **다양한 발병 요소들이 있다. 이런 요인들은 신경접합체를 파괴하는 반응을 보인다. 시냅스를 유지하거나 생성하는 것보다 파괴하는 쪽이 더 강해지면 알츠하이머가 되는 것이다.** 이들이 시냅스를 만들지, 파괴할지를 결정하는 핵심 요소다. 어떤 것이 문제인지를 확인하고, 해결해야 한다. 생활 습관과 건강 상태를 파악하면 도움이 된다.

CHAPTER 10

치매 vs 치료??

치매의 치료는 현재까지는 완전한 것은 없다. **현재의 치매 치료는 근본 원인을 해결하는 것이라기보다는 증상이 나빠지지 않도록 관리하는 것에 가깝다.** 치매는 장기간 만성적으로 진행되는 뇌의 질병이기 때문에 **일관성 있게 지속적으로 이용가능하고 실제적으로 효과가 있는 치료 방법을 모두 집약하여 대처하는 것이 중요**하다. 치료의 목표 및 방향도 **환자와 가족의 삶의 질을 유지**시키는 것이다.

따라서 치매를 진료하는 의료인들은 치료 방책을 선별함에 있어 병세가 좋아질 수 있는, 즉 **가역성이 있는 치매를 구별하는 것이 우선 중요**하다. 이러한 치매의 경우 원인 교정을 통하여 치료가 가능하기 때문이다.

예를 들어 갑상선 기능 저하증에 기인한 치매의 경우는 갑상선 보충 요법을, 티아민 혹은 비타민 B_{12} 결핍증에서 기인한 치매의 경우에서는 적절한 비타민 요법을, 감염성 질환에서 기인한 경우는 적절한 항생제 및 기타 치료제를, 정상압수두증에서 기인한 경우는 **뇌실복강간 단락술**(V-P shunt; ventriculo peritoneal shunt)을 적용한다.

뿐만 아니라 약물이나 독성에서 기인한 경우는 이러한 원인을 배제시키며, **가성 치매와 같은 우울증의 경우는 적절한 약물 요법이 필요**하다. 물론 우울증이 치매와 동반되어 나타날 수 있지만 보고에 따르면 치매로 진단된 환자

중 **20~25% 정도에서 우울증이 잘못 진단되었다고 한다.** 또한 뇌혈관 질환에 의한 혈관성 치매의 경우 일단 발병하면 병의 진행을 늦추고 장애의 정도를 적게 하기 위한 노력이 이루어져야 하며, 고혈압, 당뇨, 고지혈증, 흡연 및 **심장 질환과 같은 위험인자들을 조절함으로써 새로운 뇌혈관 질환의 발생을 막는 것이 중요하다**고 할 수 있다.

현재 치매를 치료하는 원칙은 다음과 같다.

- 치매 치료는 환자의 기능 중 회복이 가능한 것은 회복시키고, 남아 있는 기능은 최대한 오랫동안 유지시키는 데 초점을 맞춰 진행한다. 이를 통하여 ❶ **독립적인 생활 기간을 늘리고** ❷ **삶의 질을 높여 환자들이 마지막까지 고통 없이 인간다운 존엄성을 가지며 살아갈 수 있도록** 하는 것이 **치료의 궁극적인 목표**이다.
- 적절한 통합적 치료 계획을 세우기 위해서 면밀한 증상 평가와 정확한 진단이 반드시 필요하다.
- 치매는 만성적으로 진행하고 또한 각 환자가 가지고 있는 문제들이 서로 다르기 때문에 **일률적인 기준으로 치료 계획을 정할 수는 없다.**
- 인지 증상 관리도 **건강 유지, 이성적 행동 조절, 신경학적 증상** 등과 같이 **여러 영역의 문제들이 서로 연결되어 있음을 이해**해야 적절한 치료 계획을 세울 수 있다.

그렇지만 정작 치매 치료에 있어서 효과적인 치료가 잘 실행되지 않는 것이 안타깝다. 일단 당뇨나 고혈압처럼 약물을 투여함에 따라 증상의 개선 효과가 뚜렷한 결과를 얻지 못하여 특정한 치료 약물이 없는 것도 있지만, 이미 앞에서도 여러 차례 언급을 하였듯이 **다양한 관점에서의 치매의 발병 요인에 대한 적절한 대응의 미숙 및 다른 질병과의 혼동으로 인하여 오는 오류가 있다.**

현재 병원에서 분류에 상관없이 '치매'라는 진단을 받게 되면 환자는 크게 두 가지 부류의 약을 처방받게 된다.

아세틸콜린분해 효소 억제제 ACEI

알츠하이머병이 진행되면 뇌 속에서 여러 가지 신경 전달 물질의 변화가 일어나는데, 그 중에서도 인지 기능과 가장 관계가 깊은 물질이 바로 아세틸콜린이다. 따라서 치매 치료에는 아세틸콜린의 양을 증가시키는 약재들이 가장 좋은 효과를 나타내고 있다. **아세틸콜린 분해 효소 억제제는 초기 및 중기의 알츠하이머병 환자의 25~40%의 범위에서 인지 기능의 호전을 보이나, 고도 치매의 경우는 치료 효과가 떨어진다.**

최근의 연구에 의하면, 아세틸콜린 분해 효소 억제제를 장기간 사용할 경우 병의 진행을 막을 수는 없으나, 그 경과를 약 6개월에서 2년 이상 늦출 수 있다고 하며, 인지 기능이나 행동 증상을 완화시킬 뿐만 아니라 뇌신경 세포 보호 작용을 나타낼 가능성도 있다고 한다.

초기에 부작용으로 **오심, 설사, 식욕 감퇴, 근육 경련 및 수면 장애** 등이 나타날 수 있으나 큰 문제가 되지 않는다. 대표적으로 **Donepezil**(**Aricept**, 아리셉트)이라는 약물을 상용하고 있다. 아리셉트는 두 번째로 FDA의 공인을 받은 콜린 분해 효소 억제제로 뇌에 선택적으로 작용하여 비 경쟁적인 억제를 나타낸나.

경증이나 중증도 알츠하이머성 치매 환자에게 많이 사용되며, 초기 용량은 **5 mg**이며, **1~2달 내에 특별한 부작용**(**소화기계 부작용 및 비염, 초조 등**)**이 없으면 10 mg까지 증량**할 수 있다. 이 약물은 **간 독성이 없어서 정기적인 간 기능 검사가 필요하지 않다.**

그 밖에도 **Exelon**(**엑셀론; Rivastigmine**)**과 Reminyl**(**레미닐; Galantamine**) 이란 약물도 사용을 한다. 엑셀론에 대해서 먼저 설명하자면 뇌 조직에 있는 콜린 분해 효소에 선택적으로 작용하는 카바메이트 아세틸콜린 분해 효소 억제제이다. 이 약물은 **간의 싸이토크롬 P450계에 영향을 미치지 않으며**, 혈청 단백 결합이 적어 다른 약물과의 상호작용 가능성이 적다.

대부분 **소화기계 부작용**이 일반적이지만 경미한 수준이고, 보통 **용량 증가 조절 기간**(**dose-escalation phase**)**에 나타난다.** 그렇지만 **서맥성 부정맥이나**

폐쇄성 폐질환이 있는 환자에게는 부교감 신경 강화작용에 의한 부작용의 가능성이 있다.

엑셀론은 4.5~12 mg/day의 농도로 **경증 및 중증의 알츠하이머성 환자 치료에 응용**되고 있다. 레미닐은 특이하게 세 가지 작용 기전을 가지고 있는데, 콜린 분해 효소를 억제하는 작용과 콜린 수용체에 작용제로 작용하고, 아세틸콜린 수용체에 감수성을 증가시키는 작용을 한다. 부작용으로는 역시 **소화기계의 증상과 수면 장애**가 있을 수 있다. 초기 8 mg으로 시작하여 4주 간격으로 양을 늘려 하루에 24 mg까지 증량할 수 있다.

NMDA 수용체 길항체 NMDA receptor antagonist

글루타메이트라는 신경 전달 물질이 과도하게 활성화되면 그 신호를 받는 수용체가 지나치게 활성이 되어, 이것이 뇌신경의 지나친 **자극을 야기, 결국 학습 및 기억 능력이 저하되는 것**으로 알려져 있다. **염산메만틴(Memantine, Ebixa)**이라는 약물은 글루타메이트와 결합하는 **NMDA 수용체**[60]**를 억제**함으로 알츠하이머 환자의 학습과 기억 능력을 증진하고 병의 진행을 막을 수 있다고 보고 있다.

일반적으로 **중등도에서 중증의 알츠하이머성 치매** 치료에 쓸 수 있는 약이어서, 아세틸콜린 분해 효소 억제제인 **아리셉트와 병용**한다. 초기 용량은 **5 mg**이며 조금씩 늘려 **1일 2회** 정도 복용한다. 일반적으로 **초조증상과 환각의 부작용이 있지만 용량 조절로 완화될 수 있다.** 하지만 현재까지 이 약이 초기 알츠하이머성 치매의 치료제로도 사용할 수 있는지는 임상 자료가 충분하지 않다.

이 두 가지 유형의 약물, 아세틸콜린분해 효소 억제제(ACEI), NMDA 수용체 길항체(NMDA receptor antagonist)는 치매를 근본적으로 치료하는 약물

60 신경 세포에 있는 신경 수용체

이라고 할 수는 없다. 어느 정도 효과는 보일 수 있지만 한계가 있다. 먼저 아리셉트와 같은 약물을 사용하여 아세틸콜린의 파괴를 막아도 알츠하이머는 호전되지 않으며, 원인을 치료할 수도 없다.

둘째 아세틸콜린에스테라아제의 분비를 막으면 뇌는 더 많은 에스테라아제를 분비하게 된다. 따라서 결국 약의 효과에 분명한 한계를 보이며, 중간에 투약을 중단하게 되면 **증상이 악화되는 경우가 대부분**이다.

또한 메만틴 같은 약물은 **신경 전달 물질인 글루타메이트를 이용하여 신호가 전달되지 못하게** 막아, 과도한 활성으로 인한 독성을 줄어들게 한다. 하지만 이 과정에서 기억 형성에 도움이 되는, 다른 뉴런의 활동도 방해를 받기 때문에 결국 **인지 기능도 함께 영향을 받는 것**이다. 결국 현재 사용하고 있는 두 가지 유형의 약물 가운데 어느 것도 알츠하이머의 진행 및 악화를 막지 못하기에 치료 약물이라 할 수 없다는 것이다.

치매는 인지 장애와 함께 공격적인 행동을 보이거나, 의심을 하는 편집적 행동, 초조해하며 안절부절하는 정신 행동 증상을 보인다. 또 무기력하고 우울하는 등의 정동 장애를 동반한다. 이러한 **❶ 정신 행동 증상이나 ❷ 정동 장애는 치매의 경과를 악화시키고, 보호자의 부담을 가중시키는 주요 원인이기에 반드시 치료가 필요**하다.

정신 행동 증상의 치료에는 보통 항정신병 약물, 항우울제, 항불안제, 항경련제 등을 주로 사용한다. 한 가지 약물이 한 가지 증상에만 효과가 있는 것이 아니라, 환자에 따라 증상의 정도에 따라 약물을 선택한다.

항정신병 약물

망상, 환각 등 정신병적 증상을 보이는 경우나 심각한 초조와 공격성을 보이는 경우에 주로 사용한다. 항정신병 약물은 몸이 뻣뻣해지고 얼굴 표정이 없어지는 등의 추체외로 증상, 안절부절, 졸림, 변비 등의 부작용을 유발할 수 있으며, 장기간 복용할 때 지연성 운동장애가 나타날 수 있다.

항우울제

우울증상, 초조, 불안, 불면에 사용한다. 보통 심장독성, 졸음, 어지러움, 침 마름 등의 부작용이 적은, 선택적 세로토닌 재흡수 억제제(selective serotonin reuptake inhibitor)가 주로 사용되고 있다.

항불안제

불안, 수면 장애, 공격성을 조절하기 위해 사용하는 약물로 벤조다이아제핀(benzodiazepine)이 대표적이다. 약물 의존성이 크기 때문에 장기간보다 단기간 사용이 효과적이다.

항경련제

초조와 공격성이 매우 심한 경우와 기분이 고양된 상태가 반복되는 조증 상태(manic state)에 사용한다.

'치매 치료약을 먹으면 바보가 된다'라는 말이 있다. 아무것도 못 하고 멍하니 앉아 있게 만드는 '바보 약'이 아니냐는 것이다. 이런 오해 때문에 실제로 상당수의 치매 환자가 "요양원에 가는 한이 있어도 약은 먹지 않겠다. 아무리 정신 나간 치매 환자라지만, 바보로 만들어야 가족이 편하다면 차라리 요양원에서 혼자 사는 게 낫다"고 말하며 약 먹기를 거부한다. 하지만 그렇지 않다.

약을 먹으면 바보가 된다는 오해는 앞서 설명한 문제 행동과 이상 심리 증상을 조절하는 약 때문에 생겨난 오해이다. 공격성이나 망상 증세 등을 억제하는 약물을 지나치게 많이 복용하면 정신이 멍해지는 등의 증상이 나타날 수 있기 때문이다. 의사가 처방한 양보다 더 많은 약을 먹었을 때 이러한 상황이 발생한다. 적정량을 복용하면 부작용이 거의 없다.

수술로 치료할 수 있다는 치매

이미 앞에서도 언급하였지만, 많은 사람들(의료인, 일반인 대다수)은 '치매 = 신경 내과적 질환의 일종'이라고 생각한다. **하지만 실상은 그렇지가 않다는 것을 다시 한번 말하고 싶다.** 물론 치매의 대다수를 차지하는 것은 알츠하이머성 치매와 혈관성 치매이다. 하지만 **전체 치매의 약 15%는 신경외과적 수술로 치료할 수 있다는 것을 간과해서는 안 된다.**

실제로 충분히 외과적 수술 요법으로서 치료 가능한 치매인데도 불구하고 **치매 = 신경 내과적 질환**의 일종이라 생각하는 사람들을 수없이 보았고, 그로 인해 고통받는 것도 보았다. 참으로 안타까운 일이 아니지 않는가? 치매는 신경적 질환이지 절대로 신경 내과적 질환이라 생각하면 안 된다.

현재까지 신경외과적 수술 요법으로 완치까지 바라볼 수 있는 치매는 **V-P shunt (ventriculo peritoneal shunt)를 이용한 정상압 수두증성 치매, 개두술을 통한 경막하 혈종성 치매, 적출술을 활용한 양성 뇌종양성 치매** 이렇게 대표적인 세 가지의 병증이 있으며, 그 밖에도 지금보다 신경외과수술적 요법의 기술이 발달되어, 다른 유형의 치매도 치료 가능하다.

예를 들어 **뇌혈관 재생술인 두개내-외우회로형성술(intracranial-extracranial arterial bypass; EIAB), 뇌에 전기자극 장치를 삽입하여 비정상적인 신경회로를 차단하는 뇌심부 자극수술(Deep brain stimulation; DBS), 뇌혈관 관문(BBB)을 열어 시행하는 줄기세포 시술, 그리고 감마선을 사용해 머리 속의 질병을 치료하는 γ-knife 방사선 수술**이다.

특히 DBS는 파킨슨병과 같은 퇴행성 뇌질환 치료에 아주 효과적인 수술이기에 이러한 방법들은 치매 치료에 효율적인 방법이다. 따라서 치매에 대한 정확한 진단을 통해 어느 방법으로 치료를 행할 것인지 판단해야 하며, 단지 내과적 치료에만 매달려서는 안 된다.

약물 혹은 수술로 치료하는 개념을 알아보았는데, 그러면 그 밖에 어떤 방식의 치료법이 있는지 알아보고자 한다. 많은 사람들이 치매 치료에 대해서 지나치게 약물 치료 위주로 생각하고 있다. 치매는 단지 약물로만 해결할 수 있는 단순한 질병이 아니고, **만성적으로 악화되는 경과를 가지기에 인지 재활 치료, 가족 교육, 가족 지지 프로그램 등 가능한 모든 방법을 동원**해야 병의 진행을 최대한 늦출 수 있다.

비약물 치료는 **경도 인지 장애(MCI)나 초기 치매 단계에서 약물 치료와 함께 ❶ 인지 자극, ❷ 인지 훈련, ❸ 운동 등과 같은 비약물 치료를 진행하면 뇌의 인지 회복을 증가**시켜 **치매의 진행을 지연시키고 증상을 경감**시킬 수 있다. 그렇다면 비약물 치료에는 어떠한 것들이 있는지 알아보자[61].

운동 치료

운동 치료는 치매뿐만 아니라 일반적인 질병에 있어서, 필요한 관절이나 근육을 가장 효과적이고 안전한 방법으로 움직이게 하는 치료이다. 치매는 일반적으로 고령의 노인들의 발병 비율이 높기에 운동 능력과 치매의 상관성은 매우 중요하다.

현실 인식 훈련

현실 인식 훈련은 체계적인 정보를 제공하여 현재 자신과 주변 환경에 대한 기본적인 사실을 다시 인식하게 하는 훈련이다. 치매에 걸리게 되면 과거의 정보나 사건은 대체적으로 기억하지만, 현재나 최근의 일들에 대한 기억은 쉽게

---

61 중앙치매센터의 내용 인용

사라지기 때문에(**NMDA 수용체와 관련**), 이러한 훈련을 꾸준히 하면 최근의 정보를 오래 유지시키는 데 도움이 된다.

인지 훈련 및 자극 치료

인지 훈련 및 자극 치료는 **인지 및 사회기능의 일반적인 향상을 위한 영역을 훈련**시키는 것으로, 전반적이고 광범위한 인지 기능에 초점을 맞추어 진행된다.

회상 치료

회상 치료는 오랜 기억을 매개로 **뇌를 자극하여 환자의 기억력과 기분을 개선시킬 수 있는 치료 방법으로, 음악 치료와 병행하면 타인과 유대감을 형성하고 일상생활에 활력**을 얻는 프로그램이다.

11 새로운 유형의 치료 방법

유형에 따른 치료 + ReCODE(인지 기능 환원 프로그램)

알츠하이머에는 크게 네 가지 유형이 있다. **1형은 염증성, 2형은 위축성, 1형과 2형의 특징이 섞여 있는 1.5형,** 그리고 **3형의 독소물질로 인한 알츠하이머 이렇게 네 가지 유형**이 있다. 각기 다른 원인들로 인하여 발생하는 알츠하이머 역시 그 각각의 특징이 다르다.

❶ 기본적으로 1형의 특성은 염증성으로서 전형적으로 염증에 관련된 표지들의 변화가 눈에 띄고, 그에 동반하는 인지 장애가 보인다. 따라서 1형을 치료하기 위해서는, 기본적으로 염증을 일으킨 요인들의 제거 혹은 그로 인한 감소 혹은 증가된 수치를 정상 범위 내로 돌리는 것이 우선이다. 그리고 더 좋은 효과를 얻기 위하여 뒤에서 설명할 ReCODE(인지 기능 환원) 프로그램을 증상에 따라 적용해야 할 것이다.

❷ 2형의 특성은 위축성으로서 ApoE4형질을 동형접합 혹은 이형접합을 가진 사람들 사이에 더 많이 발생하며, **호르몬 분비 상태의 감소가 전형적**이다. 1형과는 다르게 염증성 표지의 수치는 낮은 편이다. 그리고 1형과 2형은 공통적으로 해마의 위축을 보인다. 1형과 마찬가지로 2형은 몸의 신진대사를 담당하는 호르몬의 불균형이 있기에, **호르몬 요법(BHRT)을 사용**하여 깨어졌던 호

르몬 균형을 맞추는 것이 우선적으로 할 일이다.

❸ 1.5형의 특성은 당독성 형으로서 기본적으로 당뇨병 혹은 인슐린 저항성을 보이며, 염증성 표지의 수치는 정상보다 조금은 올라가 있지만, 비교적 그 수준이 1형과 비교하여 낮은 수준에 머무는 것이 특징이다. 당독성이 특성인 1.5형은 무엇보다도 **혈당 제어가 중요**하다.

❹ 마지막으로 3형은 ApoE4의 유전자와 관계없이 후천적으로 장기간의 스트레스, 혹은 어떠한 독성 물질(곰팡이, 바이러스, 외부 화학 물질)로 인한 **독성노출에 대한 과거력**이 있으며, 전반적인 **뇌의 위축**, 주로 **뇌피질의 위축**이 보이는 것이 특징이다.

3형의 경우는 반드시 **Medical Time Line(그림 참조)**을 작성하여 환경, 일상생활, 촉발 원인 등의 기록을 시간적으로 기록하여 과거력을 확실히 아는

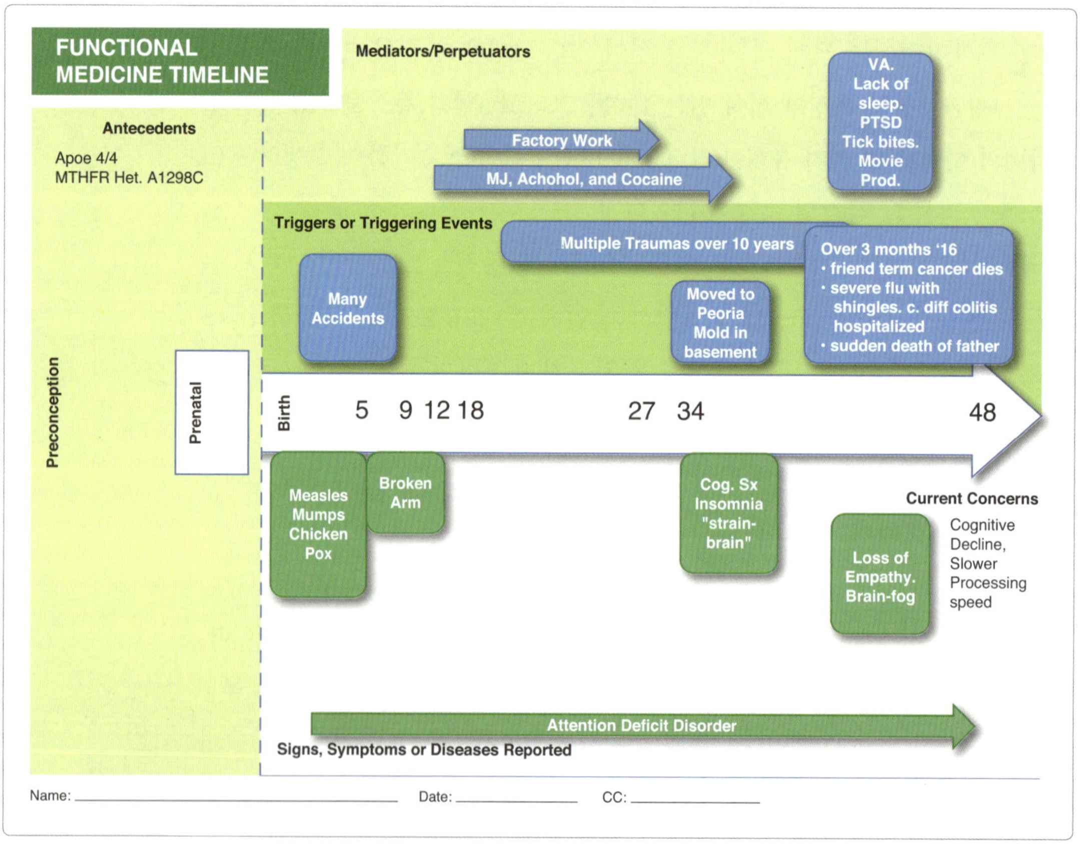

것이 중요하다.

이것은 어떠한 독성 노출이 주 원인이 되어서 알츠하이머를 유발했는지 알 수 있는 부분이기에, 그에 상응하는 곰팡이, 바이러스, 세균 및 중금속 등과 같이 해당되는 독소를 중화시키고, 아연과 구리의 비율을 살펴보아야 할 것이다.

이러한 각기 다른 특징에 따라 치료하는 원칙도 다르게 된다. 여기서 잊지 말아야 할 것이, 각 유형에 특성에 따른 적절한 치료법은 기본이고 또 그에 걸맞는 **ReCODE(인지 기능 환원) 프로그램**을 이용하는 것이 중요하다. 앞에서 몇 번 ReCODE라는 프로그램에 대해서 언급만 하였지 이것이 정확히 어떠한 것인지 설명하지는 않았다.

알츠하이머성 치매나 혈관성 치매뿐만 아니라 치매라는 질병을 개선하고 환원시키는 것에, ReCODE라는 프로그램이 치료의 핵심이다. 그러면 이제부터 ReCODE 프로그램에 대해서 설명해 보겠다.

ReCODE(인지 기능 환원 프로그램)란?

ReCODE(Reversal of Cognitive Decline)는 데일 브레드슨 박사 팀에서 알츠하이머에 걸렸거나, 그 전 단계인 환자의 인지 기능이 후퇴하지 않도록 막는 일종의 프로그램이다. 알츠하이머로 인하여 생기는 증상인 경도 인지 장애(MCI), 주관적 인지 장애(SCI)는 일종의 신경의 퇴화로 인하여 생기는 증상으로, 신진대사를 조절하여 신경의 퇴화를 개선시키는 방법이다.

다양한 유형의 알츠하이머가 있듯이 치료 방법도 다양하게 구성되어 있는 것이 특징이며, 환자 개인마다 적용되는 프로그램이 각각 다르다. 예를 들어 어떤 환자 A는 1형의 염증성 알츠하이머라고 하면 환자 A는 ❶ 몸에 염증을 일으킬 수 있는 원인을 제거하고 상승된 염증 수치를 개선시키기 위한 생활 패턴과 ❷ 식이에 관한 프로그램 계획을 진행하고, 3형의 독성 알츠하이머에 걸린 환자 B의 경우는 외부에서 받을 수 있는 ❸ 독성 물질을 제거하고 ❹ 해독을 위한 생활 패턴과 식이에 관한 프로그램을 병행하게 된다.

결국 ReCODE라는 프로그램은 환자가 어떤 원인으로 인해 치매에 걸리게 되었는지, 어떠한 생활을 하고 있는지, 어떠한 음식을 먹고 있는지, 주변환경은 어떠한지 등 다양한 각도로, 환자의 Medical Time Line을 작성하여 치매를 일으키게 된 주 원인을 찾아 배제하고 인지 기능이 후퇴되지 않도록 식이, 생활 습관 등을 제시해 줌으로써, 신진대사 기능과 기타요소를 정상으로 환원시켜, 인지 기능의 퇴화를 막아 치매 환자와 가족들로 하여금 쾌적한 삶을 살수 있게 도와주는 새로운 패러다임의 치료 프로그램이다. 즉 **원인별 분류에 의한 기능의학적 원인치료 프로그램인 것이다.**

이 프로그램의 전반적인 목표는 다음과 같은 사항을 수정하는 것이다.

- 인슐린 저항성(Insulin resistance)
- 염증 및 감염
- 호르몬, 영양소, 영양성 인자에 대한 최적화
- 독성(화학적, 생물학적, 물리적) 물질
- 손실 또는 기능장애인 시냅스의 복원 및 보호

양방 의학과 한방 의학을 모두 경험한 사람으로서, 앞에서 치매는 다양한 원인으로 유발되는 복잡하고도 어려운 질병이며, 다양한 관점으로 치매를 접근해야 한다고 설명했다. 이러한 방법은 마치 한방 의학에서 질병을 보는 관점인 변증론치와 상당히 비슷하다.

과거 반드시 제거되어야 할 대상으로 보았던 아밀로이드라는 물질은 실제로는 뇌가 스스로를 방어하기 위한 활동의 산물로, 우리 몸 속에서 아밀로이드를 제거하는 방법보다 아밀로이드가 생기게 하는 뇌의 자극을 적게 주는 것이, 치매에 접근하는 올바른 방법일 것이다.

때문에 뇌의 자극원이 될 수 있는 염증, 영양상태, 시냅스 관련의 화학 물질의 불균형, 독성 물질 등을 배제하면 치매 치료는 지금보다 더 높은 효과를 얻을 것이다.

ReCODE 프로그램을 사용한 몇 가지 사례를 살펴보고자 한다.

❶ 1형 염증성 알츠하이머 유형

66세 남성. 2년 전부터 건망증이 심해졌다. 예를 들어 ❶ 열쇠가 어디에 있는지 잊어 버리거나 ❷ 약속을 잊어버리는 등 건망증이 하루하루 심해졌다. 또한 전문직업을 가지고 있어 오랫동안 해왔던 일도 어느 순간부터 하기가 힘들어졌다. 부모님 모두 치매에 걸리셨으며, 유전자를 검사해 본 결과 ApoE4/3형의 이형접합이었고, amyloid PET scan 결과 현저하게 치매 양성을 나타냈다.

FDG-PET scan은 측두두정부쪽에서 포도당 수치가 감소되어 전형적인 알츠하이머성 결과를 보였다. MRI에서는 그의 해마부피가 동 연령에 비해 17%밖에 되지 않아 해마가 많이 위축된 것을 볼 수 있었다. 신경정신학검사결과 MCI였고, 그의 hs-CRP는 9.9 mg/L, albumin: globulin 비율은 1.6, homocysteine은 15.1 μmol/L, 공복 혈당은 96 mg/dL, hemoglobin A1c 5.5%, 공복 인슐린 수치는32 mIU/L, 25-hydroxychole-calciferol 21 ng/mL, TSH 2.21 mIU/L, 그리고 테스토스테론은 264 ng/dL을 나타냈다.

그는 ReCODE 프로그램을 시삭하면서 운동을 통해 8 kg의 몸무게를 줄였다. 3개월 후 그의 아내는 남편의 기억력 향상과 일의 작업도 수월하게 되었다고 말하였다. 그러나 5개월 후에 대다수의 프로그램을 중단하자 3주 후에 다시 건망증이 재발하였다. 그는 다시 프로그램을 시작하였고, 10개월간 진행한 후에 MRI측정을 하였는데, 해마부피가 17%에서 75%까지 증가하였고, hs-CRP는 9.9 mg/L에서 3 mg/L으로 감소하였고, 공복 인슐린 수치도 32 mIU/L에서 8 mIU/L로 감소하였고, homocysteine도 15.1 μmol/L에서 8 μmol/L로 감소되었다. 또한 25-hydroxycholecalciferol은 21 ng/mL에서 40 ng/mL으로 증가된 결과를 볼 수 있었다.

❷ 2형 위축성 알츠하이머 유형

69세 남성. 기업가이며 전문직 종사자인 그는 지난 11년 사이에 점진적인 기억상실이 가속화되었고, 58세였던 때에 자물쇠 번호를 기억할 수 없었는데, 그는 이것을 평범한 기억 상실과는 다른 것이라고 판단하였다. 그는 FDG PET scan 검사를 하였는데, 전형적인 초기 알츠하이머 질환의 패턴인 양쪽뇌의 측두엽에서의 포도당 활용이 감소하였다. 전두엽과 후두엽에서는 정상으로 나왔다.

세 차례에 걸쳐서 신경정신학적 검사를 진행한 결과, CVLT[62]를 보였으며, 해마의 위축이 동 연령에 비해 16%로 측정되었고, ApoE4/3형의 이형접합이었다. 직장에서 사람들의 얼굴을 인식하는 데 어려움을 겪었고, 그는 조수들을 통해 매일 스케줄 안내를 받았다.

그는 과거의 일들을 회상은 하였지만, 수리적 개념에 대한 능력을 잃어서 직장 일을 그만둬야 할지 걱정하였다. 그의 실험실적 수치는 다음과 같다.

homocysteine 18 μmol/L, CRP <0.5 mg/L, 25-hydroxycholecalciferol 28 ng/mL, hemoglobin A1c 5.4%, 혈청 아연 78 mcg/dL, 혈청 구리 120 mcg/dL, 구리: 아연 비율 1.54, ceruloplasmin 25 mg/dL, pregnenolone 6 ng/dL, testosterone 610 ng/dL, albumin: globulin ratio of 1.3, 콜레스테롤 165 mg/dL (atorvastatin 복용), HDL 92 mg/dL, LDL 64 mg/dL, 중성지방 47 mg/dL, 공복 아침 코티졸 14 mcg/dL, free T3 3.02 pg/mL, free T4 1.27 ng/L, TSH 0.58 mIU/L, 그리고 BMI 24.9을 나타냈다.

그는 ReCODE 프로그램을 시작하였고 6개월 후부터 증상의 회복을 보였다. 또한 약 5 kg의 몸무게를 줄였으며, 직장에서 동료들 인식에 큰 회복을 보였다. 원래 직장에서 하였던 수리개념 및 능력도 정상적으로 돌아왔다. 22개월간 진행한 후에 그는 여러 차례 신경정신학적 검사를 해 본 결과, 검사를 할 때마다 놀라운 수치적 증가로 지금은 정상적인 결과를 보였다.

❸ 3형 독성형 알츠하이머 유형

57세 여성. 50세에 자궁 절제술을 받은 후 우울증에 걸렸다. 호르몬 대체 요법을 받았지만 우울증은 지속되었다. 54세의 나이에 장소를 찾는 장애, 운전, 요리, 기억력에 문제가 생기기 시작했다. 성격은 더 조용해지고, 어떤 물음에 대

62 캘리포니아 언어 학습 검사(California Verbal Learning Test; CVLT)

답이 늦고, 아들이 독립하자 그녀의 우울증은 더 심해졌다.

신경정신학적 검사를 해 본 결과 **전두엽, 측두엽, 정수리부분 동맥에 이상**을 보였다. PET scan 결과 전형적인 알츠하이머의 형태인 **전두엽쪽에서의 포도당 활용이 감소**하였다. 항우울증 약과 인지 능력을 향상시키는 도네피질(아리셉트)를 복용하였지만 증상은 점점 심해졌다. 57세 때 검사를 진행해 본 결과,

ApoE3의 동형접합이었고, MoCA 점수는 19/30였으며, BMI는 18, hs-CRP 0.2 mg/L, homocysteine 8 μM, 공복 인슐린 수치는 4.2 uIU/mL, hemoglobin A1c 5.1%, free T3 2.1 pg/mL, free T4 1.33 ng/dL, reverse T3 23 ng/dL, fT3:rT3 9, TSH1.16uIU/mL, progesterone 0.3 ng/mL, 아침 공복 코티졸 농도는 7.2 mcg/dL, pregnenolone 19 ng/dL, 25-hydroxycholecalciferol 37 ng/mL, vitamin B_{12} 799 pg/mL, 알파-토코페롤 12.5 mg/L, 아연 82 mcg/L, 구리 99 mcg/L, 구리:아연 비율1.2, ceruloplasmin 20 mg/dL, total cholesterol 221 mg/dL, HDL cholesterol 67 mg/dL, 중성지방 82 mg/dL, 소변 수은 크레아틴 < 2.8, Lyme 항체는 음성, C4a 5547 ng/mL, TGF-β1 7037 pg/mL, and VEGF 56 pg/mL (normal range 31-86pg/mL). VIP (vasoactive intestinal peptide)는 측정되지 않았다. HLADR/DQ는 13-6-52A (진균독 민감성) and 15-6-51 (보렐리아균 민감성). MARCoNS (multiplean-tibiotic-resistant coagulase-negative Staph) 배양 결과 음성이었다. 항-갑상선글로불린 항체 양성 2076IU/mL (normal range 0-0.9IU/mL) 그리고 항-TPO 양성 58IU/mL (normal range 0-34IU/mL)였다.

그녀는 ReCODE 프로그램을 진행하였고, **VIP**[63]를 투여 받았고, 3개월 후에 그녀는 손주들을 돌보거나, 불가능했던 일들이 모두 가능하게 되었으며, 남편과 함께 책을 읽는 것에 대해서 서로 논의하는 등 우울증 증상이 많이 사라졌고, 이전의 사건들도 기억하기 시작하였다. MoCA 검사 결과 21/30으로 많이 호전된 것을 볼 수 있었다.

---

63 혈관 작동성장 펩타이드(vasoactive intestinal peptide; VIP): 말초혈관확장 및 혈압저하작용을 가진 펩타이드로서 28개의 아미노산으로 배열되어 있는 분자 3400의 염기성 펩타이드

❹ 1.5형 당독성 알츠하이머 유형

57세 남성. 컴퓨터 프로그래머로서의 업무 수행 능력에 어려움을 겪기 시작하였고, 기억력 또한 감퇴하였다. 그 후 5년 동안 그의 인지 장애 증상은 심해지고, 주의력과 멀티 태스킹에 어려움을 겪었으며, 점점 조용해지고, 자신감을 잃어갔다.

그는 뛰어난 기타리스트였지만, 연주를 하지 못하게 되었다. 그의 어머니가 9년동안 치매를 앓은 가족력이 있으며, 용적을 측정하지 않고 단순 뇌 MRI를 찍은 후에 아리셉트를 복용하였지만 두 달 후에 복용을 그만두었다.

증상이 시작된 지 7년 후 검사를 진행한 결과, 동형접합의 ApoE4유전자를 가지고 있었으며, FDG-PET scan 결과 측두엽, 전두엽, 정수리, 그리고 후두엽쪽에서의 포도당 활용이 떨어진 것이 확인되었다. **MMSE 측정결과 22/30을 나타냈으며, 그의 BMI는 23이었다.**

알츠하이머라 진단을 내렸으며, 그의 실험실적 수치는 다음과 같다. hs-CRP of 0.2 mg/l, homocysteine 9.5 μmol/l, albumin: globulin 비율은 1.6, hemoglobin A1c 5.7%, 공복 인슐린 수치 4.9 mIU/l, free T3 2.8 pg/mL, free T4 1.3 ng/l, TSH 2.1 mIU/l, testosterone 281 ng/dL, pregnenolone 44ng/dL, 25-hydroxycholecalciferol 38 ng/mL, total cholesterol 145 mg/dL (atorvastatin 복용), RBC 마그네슘 4.7 mg/dL, 혈청 구리 93 mcg/dL, 혈청 아연 76 mcg/dL, 구리: 아연 비율 1.22, 그리고 아침 공복 코티졸 6.8mcg/dL이었다. **Cyrex Array 2(장 누수 증후군)는 양성이었으며, Cyrex Array 3(글루텐 민감성)와 Cyrex Array 20(BBB 누수)은 음성이었다.**

ReCODE 프로그램을 적용한 지 4개월 후에 MMSE가 26/30으로 10개월 후에는 29/30으로 증가하였다. 그의 아내는 그의 기억력과 방향 감각이 향상되었다는 것을 알았으며, 그는 다시 기타를 연주할 수 있게 되었고, 신경과 의사들을 위해 몇 곡이나 연주할 정도로 좋아졌다.

앞의 네 가지 사례들을 보면 ReCODE라는 프로그램을 각자의 유형과 증상에 따른 프로그램으로 사용하였다. ReCODE 프로그램을 이용하여 치매를 치료한다는 개념을 설명하면 다음과 같다.

- 치료의 목표는 단순히 정상 수치를 회복하는 게 아니라 최적의 수준으로 개선하는 것이다.
- 비정상적인 기능을 최대한 정상으로 되돌린다.
- 각 치료의 목적은 문제의 근본 원인을 해결하는 것이다.
- ReCODE 프로그램은 **개인별 맞춤형**으로 적용되는 것이다.
- 골다공증, 암, 심혈과 질환과 마찬가지로 알츠하이머에도 threshold effect가 있다.
- 프로그램은 여러 단계를 나누어서 스스로 최적화해서 반복해야 한다.
- 복용하는 약은 치료의 일부분이지만 빼놓을 수 없다.
- 치료는 일찍 시작할수록 회복의 기회가 많아진다.
- ReCODE 프로그램이 단기간에 가시적인 효과를 가져오는 것은 아니다.

그러면 ReCODE를 어떤 식으로 프로그램을 짜야 하는지 많이 궁금해 할 것이다. 다음의 표는 ReCODE의 기본적인 틀에 대한 예시이다. 그러나 개인마다 각각의 증상과 유형에 따라 다를 수 있으니, 무조건 기본 계획표대로 하는 것은 좋은 방법은 아니다.

표 ReCODE 기본 계획표[64 65]

방법	설명
케토플렉스 12/3 식단	경증 케토시스(mild Ketosis) 목표 0.5~4 mmol/L
유산소 운동과 근력운동, 30~60분 하루5~6회	천천히 운동 시간을 늘리고, 심장을 보호한다.
여덟 시간 이상 숙면, 잠을 제대로 자지 못할 경우 Trp 섭취	수면 무호흡증을 해결한다.
명상이나 요가, 음악, 복식 호흡으로 스트레스 관리	
하루 30분씩 일주일에 3회 혹은 10~20분씩 하루 5~6회 뇌 훈련	
MCT 오일 1~3 g, 매일 1회	인슐린 저항이 치료되면, MCT를 줄이고 엑스트라 버진 올리브 오일, 단일 불포화 지방산, 고도 불포화지방산을 먹는다.
커큐민 1 g, 매일 2회	빈속에 먹거나, 좋은 지방과 함께 섭취한다.
아슈와간다 500 g, 매일 2회	식사와 함께 섭취한다.
바코파모니에리 250~500 mg, 매일 2회	식사와 함께 섭취한다.
고투 콜라 500 mg, 매일 1~2회	각성과 집중력에 도움을 준다.
허브	홍경천(돌꽃속), 노루궁뎅이, 상카푸스피, 트라이팔라, 구두치, 구굴 등.
마그네슘, 트레오네이트, 매일 2 g	졸릴 수 있으므로, 밤에 섭취한다.
유비퀴놀 100 mg	
PQQ[65] 10~20 mg	
레스베라트롤 100 mg	
니코틴아미드 리보사이드(NR) 100 mg	
오메가-3: DHA 1 g, EPA 0.5~1 g	
리포솜 글루타치온 250 mg, 매일 2회	
프로바이오틱스와 프리바이오틱스	장 누수 증후군이 있으면, 먼저 치료한다.
비타민 D와 비타민 K2(MK7)	비타민 D 목표치 50~80
토코페롤과 토코 트리에놀 혼합 800 IU	비타민 E 목표치 12~20
생물학적 HRT[66]	갑상선, 부신, 성 호르몬 모두 최적화.

64 데일 브레드슨 박사 팀에서 제작.

65 피롤로퀴놀린퀴논(pyrrolo-quinoline quinone; PQQ): 퀴놀린-2,7,9-트리카르복실산의 약칭. 퀴논조효소의 하나.

표 ReCODE 기본 계획표(계속)

방법	설명
SPM(염증해소를 위해 특화된 물질) × 1개월	hs-CRP이 1.0 이상일 때.
메틸코발라민 1 mg, 메틸엽산 0.8~5 mg, P5P 20~25 mg	호모시스테인이 6 이상, B12이 500 이하일 때.
알파리포익산 100 mg, N-아세틸시스테인 500 mg, 시나몬 1/4티스푼, 베르베린 300~500 mg을 하루 3번 섭취하거나 메트포르민 섭취	공복 인슐린이 4.5 이상 혹은 공복 혈당이 90 이상, 헤모글로빈 A1c가 5.5 이상일 때.
아연 피콜리네이트 25~50 mg, 알파리포익산 100 mg, N-아세틸시스테인 500 mg, P5P 50 mg, Mn 15 mg, 비타민 C 1~4 g	아연이 80 이하 혹은 구리 대 아연의 비율이 1:3 이상일 때.
SAM-e 200-1600 mg 또는 엽산 5 mg	우울증이 있을 때.
Huperzine A[67] 200 mcg 섭취 고려	프로그램을 시작하고 3개월 후에 기억이 여전히 문제가 되면 도네페질(아리셉트)을 복용한다.
CIRS 검사 및 치료 (항동맥경화약, 부비강VIP 등)	검사 결과 3형인 경우. (C4a가 높고, TGF-β1이 높으며, MSH가 낮게 나올 때)
디톡스 프로그램	금속이나 생물독성이 확인된 경우.
특정 항생제 혹은 항바이러스제 투여	감염이 있을 때.

이러한 방향으로 계획을 세워서 치료 프로그램을, 꾸준하게 반복적으로 끈기있게 약물치료와 병행하는 것이 중요하다.

한편 혈관성 치매 역시 조기 치료와 예방이 중요하다. 현재 보편적인 혈관성 치매의 치료 전략은 크게 세 가지 범주가 있다.

- 인지 기능 저하 및 그것으로 인한 일상생활 장애 개선
- 질병의 진행 속도 완화
- 우울증, 불안, 초조와 같은 이상 행동 치료

66 hormone replacement therapy

67 Huperzine A는 야생 석송의 열매로부터 추출한 자연산 Lycopodium alkaloid로 huperzia 종의 firmmoss 추출물. 이 작용은 Acetylcholinesterase inhibitor를 환원시키고 NMDA receptor의 antagonist로써 작용하고 그 외에 Wnt/β-catenin 시그널을 통해 , increase in ADAM10을 증가시키고 β-secretase-1(BACE1)와 amyloid-β protein precursor (A protein precursor (AβPP)695 protein 수치를 감소시키는 등의 작용도 있다.

혈관성 치매 예방은 ❶ 일차적으로 고혈압, 당뇨병, 고지혈증, 심장 질환, 흡연, 음주, 비만 등의 뇌졸중의 위험인자를 잘 조절하는 것이다. 이러한 위험인자 관리는 알츠하이머병의 진행도 느리게 할 수 있는데, 이유는 알츠하이머병이 진행되는 중요한 요인 중 한 가지가 피질하 경색이기 때문이다. ❷ 이차적으로는 급성기 뇌졸중환자의 적극적 치료를 통해 신경 세포의 손상을 최소화하며, 뇌졸중의 재발을 방지하는 것이다.

구체적인 치료는 뇌혈관 질환의 원인에 따라 달라질 수 있는데 대혈관 질환(large artery disease)이라면, 약물치료로 좁아진 뇌혈관이 더욱 좁아지거나 혈전으로 막히는 것을 예방하기 위해 aspirin, clopidogrel 등과 같은 혈소판 응집억제제[68]를 쓰거나, 심방세동이 있거나 중요한 뇌동맥의 심한 협착이 있는 경우 항응고제를 투여하고, 무증상의 내경동맥 협착인 경우 수술을 하기도 한다.

또한 뇌졸중의 예방 및 재발 방지를 위해 적극적인 혈압 조절이 필요한데, 유럽에서 시행된 수축기 고혈압연구에 의하면 장기적인 고혈압치료가 ❶ 치매 위험도를 55% 이상 감소시켰고, 특히 ❷ 칼슘길항제(nitrendipine)가 알츠하이머성 치매와 혈관성 치매에 효과가 있었다고 한다.

최근 연구에 의하면 고지혈증 치료제인 스타틴이 관상동맥질환이나 고혈압, 또는 당뇨 같은 혈관성 위험인자를 가진 환자에게서 뇌졸중 재발을 막았는데, 고지혈증은 알츠하이머병을 제외한 다른 유형의 치매 발병률을 증가시켰다.

당뇨병이 있으면 뇌졸중의 위험은 4배, 치매 위험도는 2배 정도 높아지므로 **엄격한 혈당 관리가 필요**하다. 혈중 호모시스테인 증가는 혈관내피세포기능 이상에 의해 특히 대뇌 소혈관 질환을 유발하므로, 열공성 경색이나 백질변성이 심한 환자에게 **엽산**이나 **비타민 B_{12}**를 투여하면 호모시스테인을 감소시킬 수 있다.

더욱 효과적인 치료를 위하여 앞에서 언급한 여러 진단 의학적 표지들 중

68 국내에 사용되고 있는 약물로는 아스피린, 트리잘, 티클로피딘, 플라빅스 등이 있다.

에서 ❶ 호모시스테인과 ❷ 인슐린 저항증은 반드시 조절해야 한다.

- **호모시스테인**

호모시스테인은 메티오닌의 탈메틸화에 의해 만들어지는 아미노산으로서, 관상 동맥 질환과 동맥 경화증의 독립 인지이며, 여성에게 있어서 임신 합병증과 관련이 있는 아미노산이다. 이미 앞에서 높은 수치의 호모시스테인은 치매뿐 아니라 심근경색, 뇌졸중, 당뇨병, 암에 걸릴 확률이 높은 인자로 언급하였다. 그러한 호모시스테인의 수치를 낮추기 위해서 아미노산의 대사 과정에 필요한 물질로 알려져 있는 비타민 B_6, B_{12}, B_9 모두 활성화된 형태로 충분히 있어야 한다.

호모시스테인이 6 μM/L 이상일 때는 비타민 B_6, B_{12}, B_9으로 수치를 낮추도록 한다. 한 연구 결과를 보면, 환자들이 비타민 B_6, 20 mg, B_{12} 0.5 mg, 엽산 0.8 mg을 섭취했을 때 호모시스테인이 정상으로 돌아왔다. **하지만 대부분의 사람들이 비타민을 활성화된 상태로 바꾸지 못하므로, 활성화된 형태로 섭취하는 게 좋다.**

따라서 비타민 B_6는 피리독신-5-인산PSP을 매일 20~50 mg 섭취하고, B_{12}는 메틸코발라빈(메틸-B_{12}) 1 mg으로, 엽산은 메틸테트라하이드로폴레이트(메틸 엽산)를 0.8 mg부터 시작하여 최대 5 mg까지 복용한다.

3개월 후, 호모시스테인이 6 μM/L 이하로 떨어졌는지를 확인한다. 드문 경우지만, 호모시스테인 수치가 떨어지지 않으면 글리신베타인(트리메틸글리신이라고도 불리며 캡슐로 복용이 가능하다) 500 mg을 매일 섭취한다.

또 3개월 후 호모시스테인을 다시 검사한다. 여전히 수치가 정상이 아니면, 견과류, 쇠고기, 양고기, 치즈, 칠면조, 돼지고기, 생선, 조개, 대두, 달걀, 유제품, 콩류의 섭취를 제한하여 메티오닌을 줄이도록 한다.

- **인슐린 저항증**

공복 인슐린이 4.5 mIU/L 이상, 헤모글로빈 A1c가 5.5% 이상, 혹은 공복 혈당이 93 mg/dL 이상이면, 인슐린 저항증을 앓고 있을 가능성이 높다. 논란의 여지가 있지만 인슐린 저항은 알츠하이머의 가장 큰 원인으로 꼽힌다. 앞에서 설명했던 것처럼 설탕과 같은 단순 탄수화물, 액상과당이 많이 든 가공식품, 운동 부족, 스트레스가 많으면 인슐린 저항의 위험이 커진다.

다행히 인슐린 저항을 해결할 방법은 많다. 가장 효과적인 것은 DESS(Diet 식단, exercise운동, sleep잠, stress스트레스) 조절이다. 이 네 가지는 인지 기능에 더할 나위 없이 중요하다. 여기에 약간의 약을 복용하면 인슐린 저항은 해결할 수 있다.

일단 식단부터 시작해야 한다. 식단은 ReCODE 내에서 깜짝 놀랄 정도로 강한 힘을 가지고 있다. 음식은 왜 인지 기능에서 중요한 역할을 할까? 인간의 신체가 가진 가장 놀라운 능력은 상황에 대한 적응력이다. 대표적으로 수면과 각성이 있다. 수면은 몸을 회복하고 재충전하는 데 필수적이다. 각성은 운동을 한다거나, 기능을 수행하는 데 필요하다. 마찬가지로 몸은 에너지원인 탄수화물과 지방을 자유자재로 사용한다.

인류의 조상은 사냥을 할 수 있어서 고기를 쉽게 구할 수 있을 때 신체의 지방을 태우고, 과일과 곡식이 익는 가을에는 신체의 탄수화물을 태웠다. 이처럼 자유자재로 에너지원을 바꿀 수 있는 능력이 신진대사의 유연성이다.

이번에는 잠을 자지 못하고, 각성하지도 못한다고 가정해보자. 두 가지가 주는 혜택을 전혀 누릴 수 없다면 어떨까? 운동도 못하고, 잠을 자지 못해서 에너지를 회복하고 충전하지도 못한다. 신진대사의 유연성도 마찬가지다. 인슐린 저항과 알츠하이머 환자들은 흔히 신진대사가 좋지 못하다. 세포가 탄수화물과 지방을 최적으로 소화해내지 못한다는 뜻이다.

❶ 인슐린 저항과 ❷ 신진대사의 유연성을 회복하는 것은 영양소를 얻는 데 매우 중요하다. 또한 인슐린의 영향을 벗어나고, 염증을 최적화하고, 비만을 줄이고, 지질저장을 조절하고, 심혈관을 개선하고, 호르몬과 호르몬 대응을 최적화하는 데도 매우 중요하다. 따라서 식이를 조절하는 것이 알츠하이머의 진행 및 예방을 막는 최적의 방법이다.

● 항 알츠하이머 식이요법: 케토플렉스 12/3[69]

케토플렉스 12/3은 곧 케토시스를 말한다. 이것은 지방을 분해하여 간에서 특별한 화학 물질인 케톤체(아세토아세테이트, 베타하이드록시뷰티레이트, 아세톤)라는 물질을 만들어낸다. 이것은 몸의 에너지원인 탄수화물의 부족할 때 나타난다.

경도의 케토시스가 일어나면 인지 기능에 좋고 **케톤체 중 베타하이드록시뷰티레이트(beta-hydroxybutyrate)는, 뉴런과 시냅스 유지에 굉장히 중요한 물질인 BDNF(뇌신경 성장 인자)의 생성을 늘려 최적의 인지 기능 상태를 유지한다.**

케토시스를 촉진하기 위해서는 저탄수화물 식단[70]과 적절한 운동(일주일에 최소한 활보 150분 이상)을 병행하고, 저녁을 먹은 이후부터 아침을 먹을 때까지의 공복 시간을 12시간 이상 유지하는 게 중요하다. 또한 MCT 오일(중간 사슬 중성 지방)과 올리브 오일, 아보카도, 견과류와 같은 불포화지방도 경도의 케토시스를 촉진한다.

이렇게 음식을 섭취하면 알츠하이미 치료를 돕고 지방을 태워 인슐린 지항을 개선시켜 알츠하이머를 예방할 수 있다. 주식을 탄수화물에서 지방으로 바꾸면 탄수화물이 먹고 싶거나 무기력증을 느낄 수도 있다. 이때 MCT 오일을 캡슐(1 g)이나 액체 상태(숟가락 1스푼)로 섭취하면 도움이 된다.

MCT 오일의 대안으로는 코코넛 오일이 있다. 고체 상태의 코코넛 오일을 하루에 한 숟가락씩 세 번 섭취한다. 갑자기 코코넛 오일을 많이 섭취하면 설사를 유발할 수 있으므로, 처음에는 티스푼 1스푼에서 테이블 스푼 1스푼으로 점차 늘리는 게 좋다. MCT나 코코넛 오일을 섭취하면서 간헐적 금식과 저탄수화물 식단을 유지하고 운동을 계속하면 경도의 케토시스를 일으키게 된다.

그런데 ApoE4 유전자를 가진 사람은 MCT 오일과 코코넛 오일을 신진

---

69 자세한 케토플렉스 방법은 appendix에 있다. 부록 24편

70 설탕, 빵, 흰감자, 흰쌀, 청량음료, 알코올, 사탕, 케이크, 가공식품과 같은 단순 탄수화물 섭취를 최소화하는 식단

대사 개선을 위해 일시적으로 사용한다고 생각해야 한다. 케톤미터를 통해서 과격한 케토시스를 일어나지 않게 하고 경도의 케토시스를 측정할 수 있으며, 정상치는 0.5 mM~4 mM betahydroxybutyrate이다.

두 번째는 채식 위주의 식단이다. 특히 전분을 섭취하지 않도록 한다. 샐러드와 같은 익히지 않은 채소와 익힌 채소 모두 먹도록 하며, 가능한 한 다양한 색깔의 채소를 먹는다.

생선, 닭, 고기를 약간 곁들어 먹는 것(콩디망 레시피)은 괜찮지만, 고기가 주가 되어서는 안 된다. 만약 몸무게가 70 kg이라면 70 g의 단백질을 먹도록 한다. 몸무게에 비해 너무 많은 단백질을 먹으면 단백질이 탄수화물로 바뀌어서, 인슐린 저항성의 원인이 된다. 단백질의 양뿐 아니라 종류도 중요하다.

세 번째는 공복 시간이다. 공복은 케토시스를 유도하고, 인슐린 저항성을 개선하기 위한 효율적인 방법이다. 따라서 인지 기능의 회복 및 유지에 있어서 상당히 중요하다. 케토플렉스 12/3에서 12는 저녁을 먹은 후 다음 날 첫 끼를 먹을 때까지의 공복 시간이 열두 시간이 되어야 한다는 뜻이다.

ApoE4 유전자가 있는 사람은 목표를 최대 열여섯 시간으로 잡아야 한다. 저녁 8시에 식사를 하고 잠을 잔 다음, 다음 날 아침은 오전 10시에 먹어야 한다는 뜻이다. 한편 12/3에서 3은 저녁 식사를 하고 나서 적어도 세 시간은 지난 후 잠자리에 들어야 한다는 뜻이다.

효모로 예를 들어보면 포도당을 계속해서 주는 효모와 어느 정도의 공복을 유지하게 하는 한 효모의 다양한 독성에 저항하는 반응을 보면, 놀랍게도 어느 정도 공복의 효모가 독성에 오래 견디어 내는 것을 볼 수 있다.

잠자기 전에 인슐린 수치가 높아지면 멜라토닌과 성장호르몬 분비장애를 가져온다. 충분한 수면은 면역기능을 회복시킬 수 있다. 공복 시간을 최소 열두 시간 이상으로 유지하면 뇌세포를 포함한 모든 세포가 다양한 요소를 재활용하고, 망가진 단백질과 미토콘드리아를 파괴하는 **'자가 탐식 작용'**에도 도움이 된다. 자가 탐식 작용은 재생에 도움이 된다.

공복은 또 간에 저장된 포도당인 글리코겐을 분해해서 케토시스를 촉진한다. 그 뿐만 아니라 공복 자체가 케토시스를 촉진한다. **완전히 공복을 유지하**

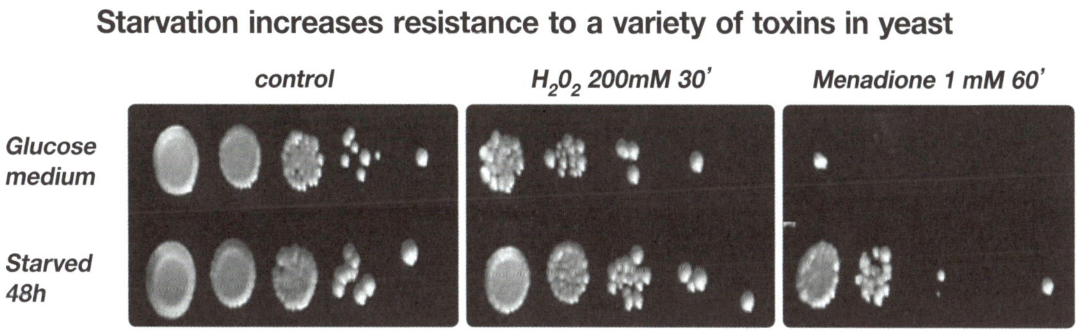

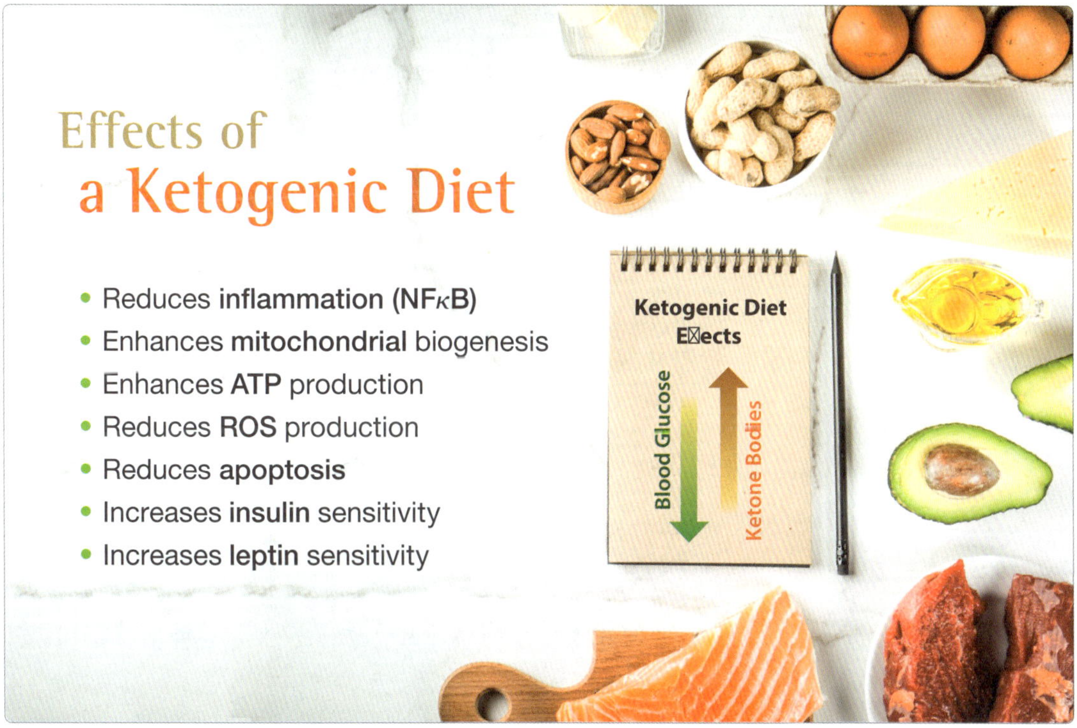

기 어렵다면 레몬을 넣은 물을 얼음 없이 마시도록 한다. (레몬은 간을 자극하고, 비타민 C를 제공하는 등 다양한 방식으로 몸의 독소를 제거해준다.)

케토플렉스 12/3는 장 누수 증후군을 예방하고, 장내 세균을 최적화한다. 글루텐과 유제품, 우리 몸에 유독한 음식들을 피함으로써 염증을 일으키는 장 누수 증후군 발생을 피해야 한다. 일단 장이 회복되면, 프로바이오틱(Probiotic)과 프리바이오틱스(Prebiotics)를 복용해서 장내 세균을 최적화한다.

● 규칙적인 운동

운동이 몸에 좋은 것은 굳이 이야기하지 않아도 누구라도 알 것이다. 연구에 따르면 운동은 인지 기능과 신체 건강(특히 심혈관 질병)에 그저 도움이 되는 정도가 아니라 매우 중요하다. 인지 기능 면에서 운동이 가져다 주는 직접적인 혜택은 다음과 같다.

- 인슐린 저항을 낮춘다. 운동은 Insulin sensitivity를 증가시켜 lean body-to-fat ratio를 높인다.
- 케토시스를 늘린다. 케토시스는 다양한 기능이 있지만, 뉴런에 도움이 되는 분자인 BDNF의 생성을 돕는다.
- 기억에 중요한 역할을 하는 해마의 크기를 늘린다.
- 심혈관 기능을 개선한다. 심혈관 기능은 뉴런과 시냅스 건강에 중요한 영향을 미친다.
- 염증을 줄여서 알츠하이머를 유발하는 스트레스를 줄여준다.
- 인지 기능 건강의 또 다른 필수 요소인 수면을, endorphin을 분비시켜 개선한다.
- '신경생성(neurogenesis)'이라고 불리는 과정에서 만들어진 새로운 뉴런이 생존하도록 돕는다.
- 자긍심을 개선하고 정서를 개선하여 운동을 통해 긍정적 영향을 미친다는 삶의 자세를 갖게 한다.

Intensity(강도), Frequency(횟수), Duration(기간)은 운동 처방에 있어서 중요한 3요소로 볼 수 있다. Intensity(강도)는 Max Ht rate = 220-age(나이)에서 50~70%의 rate로 진행하면 moderate(중간)이고 70~85% Max Ht rate이면 Vigorous(강한) 강도가 되겠다. Frequency(횟수)는 일주일에 최소 3회, 중간 정도일 때 혹은 stress management일 때 5~6회가 좋다.

시작할 때는 일주일에 두세 번으로 시작해서 일주일에 4~6번으로 증가시킨다. Duration(기간)은 1회 10~15분으로 시작하여 1~2분씩 추가하고 30~40

분 정도가 적당하다. 만일 체중 감소를 목표로 한다면 45~60분 정도의 운동 시간이 필요하다.

인지 기능에 특히 좋은 운동은 어떤 것일까? 조깅, 걷기, 스피닝, 댄스와 같은 유산소 운동과 근력운동을 병행해야 한다. 일주일에 최소 4번~5번, 하루에 45분~60분 정도가 좋다. 각자에게 맞는 종목을 선택한 뒤 스트레칭을 병행하고, 관절에 무리가 가지 않도록 한다.

● 수면의 질

우리는 하루 24시간 중에 1/3의 시간은 잠을 잔다. 잠을 잔다는 것은 우리의 몸을 재충전을 할 수 있게 도와주는 기능을 한다. 하지만 잠을 자지 못하거나 충분한 시간의 잠을 자지 못하면 어떻게 되는가? 그 다음 날은 정신이 몽롱해지고, 판단력이 하락하며, 학습과 기억 능력이 엉망이 된다.

그러나 그런 때에 잠시 10분만이라도 잠을 자면 어떻게 되는가? 잠깐이지만 정신은 맑아지는 것을 느낄 수 있을 것이다. 한마디로 잠이 부족해서 인지 기능이 후퇴했었다. 이를 피하려면 무조건 잠을 자야 한다.

뇌의 기능을 개선하기 위해서 잠을 최적화하는 방법은 다음과 같다.

- 수면 무호흡증은 치료해야 한다.
  → 수면 무호흡증 치료는 인지 기능뿐만 아니라, 심혈관 질환에도 좋고, 위와 식도의 역류 질환을 예방하며, 비만과 폐질환의 가능성을 줄인다.
- 가능하면 수면제 없이 여덟 시간 가까이 자도록 노력한다.
  → 인간의 뇌는 밤에 멜라토닌을 생성한다. 하지만 한 가지 조건이 있다. 어두워야 한다. 빛에 노출되면 멜라토닌은 만들어지지 않는다. 사람은 나이가 들면 멜라토닌이 줄어든다. 잠을 자기 전에 멜라토닌을 충분히 복용하면 (뇌가 생성해야 하는 만큼), 잠을 편하게 자고 깨어나서도 훨씬 개운한 것으로 나타났다. 일반적으로 이 양은 0.3~0.5 mg이며, 필요한 경우는 20 mg까지 복용해도 좋다. 너무 많이 먹으면 수면 중에 잠이 깨서 다시 잠을 이루기 어려울 수도 있다. 이런 경우에는 멜라토닌의 양을 줄여야 한다. 예를 들면 일주일에 하루 정도는 약을 복용하지 않아야 한다.

수면 장애로 고생하면서 인지 기능의 장애를 겪는 사람들은 대부분 한밤중에 잠을 자다가 깨는 고통을 호소한다. 폐경이나 호르몬 불균형(특히 낮은 프로게스테론), 우울증, 스트레스, 위산 역류가 원인일 수도 있다.

잠자리에서 생각이 많은 사람이라면, 자기 전에 트립토판 Trp을 500 mg 복용하면 도움이 된다. 트립토판 대신에 약간은 더 강한 5-하이드록시트립토판(5-HTP)을 섭취하는 방법도 있다. 이미 SSRI(선택적 세로토닌 재흡수 억제제) 항우울제인 Prozac이나 Zoloft을 복용하고 있다면, Trp와 5-HTP를 복용해서는 안 된다.

두 가지를 함께 복용하면, 세로토닌 증후군으로 열, 불안, 땀, 설사와 같은 증상을 겪을 가능성이 있다. 항우울제가 신경 전달물질인 세로토닌이 뇌의 시냅스로 전달되는 것을 막아서, 뇌의 세포를 자극하기 때문에 벌어지는 현상이다. 세로토닌은 전구물질인 트립토판이 늘면서 함께 증가한다. 그러면 마치 폭풍우가 치기 전 먹구름이 모이는 것과 같은 상황이 머릿속에서 벌어진다. 두 가지는 머릿속에 홍수를 유발하는 위험한 조합이다. 이 경우 세로토닌은 홍수처럼 시냅스를 위협하게 된다.

밤에 잠에서 자주 깨는 또 다른 이유는 프로게스테론의 감소 때문이다. 남성과 여성 모두 마찬가지다. 폐경 전에는 에스트라디올 대비 프로게스테론 양이 감소해서 에스트라디올의 비율이 높아진다. 프로게스테론은 긴장을 완화하는 효과가 있다. 따라서 프로게스테론이 줄면 긴장감이 높아지고, 잠을 제대로 자지 못하며, 머리가 멍해진다("brain fog"). 잠자리에 들기 전 프로게스테론을 100 mg씩 복용하면 된다.

남성의 경우, **프로게스테론의 감소는 테스토스테론의 감소와 관련이 있다. 프로게스테론이 테스토스테론의 전구물질이기 때문**이다. **테스토스테론 수치가 낮으면, 인지 기능 하락의 위험**이 있으므로, **의사와 상담해서 테스토스테론 수치를 최적화해야** 한다.

- **Mind body Medicine**

생활 습관은 개인마다 특징을 갖게 되는데, Lifestyle Factors에서 특히 Stress & Resilience와 Relationships & Networks는 중요하며 나쁜 습관의 교정, 이미 오염된 환경의 정화 및 주변의 지역 사회 그리고 가정의 협조 등이 요구된다. 이러한 것들은 사색과 명상의 단계들을 거쳐 내적인 통찰을 통해 좋은 습관과 환경을 유지하게 된다. 정리해 보면,

- **Precontemplation(사전 고려 단계)**: 문제가 있음에도 불구하고 부정하거나 행동의 변화를 가져오는 것에 대해 주의를 기울이지 않으며 주변으로부터 좋은 충고를 어떻게 피할 것인가만 생각하는 단계이다.
- **Contemplation(명상 단계)**: 사색과 명상을 통하여 확신을 갖고 변화되기를 기대하는 생각과 그 변화 시점(Magic moment)을 기다리고 미성숙한 행동을 하게 되는 때로, 이 기간이 길어지게 되면 행동으로 옮기기가 어려워진다.
- **Preparation(준비 단계)**: 행동을 실행하는 단계로서, 행동을 옮기는 날짜를 계획하고 의도된 변화를 주변에 미리 공개함으로써 보다 전략적이고 구체적인 계획을 하게 되는 준비 과정이다.
- **Action(실행 단계)**: 대부분 나쁜 습관과 행동을 중지하고 그것에 따른 불안을 이겨내는 실행 과정이다.
- **Maintenance(유지 단계)**: 변화는 실행의 시기로부터 끝나는 것이 아니라 최소한 6개월 이상의 강하고 인지적인 유지 프로그램이 꼭 필요하다.

이러한 행동의 변화를 가져오고 건강한 심신을 유지하기 위해서 적용되는 Mind body Medicine을 소개하면 아래와 같다. Mind body medicine은 상당 부분 임상적 및 기초 과학적 증거가 있으며 정신적 기능과 삶의 질의 향상에 긍정적 효과가 있다. Profile은 위험이 적은 것이어야 하며 건강 관리사에게 쉽게 습득되어야 할 뿐만 아니라 만성 질환이나 요양 치료에 도움이 되는 것이어야만 한다. Mindfulness(마음 챙김) 역시 스트레스를 감소하고 우울 및

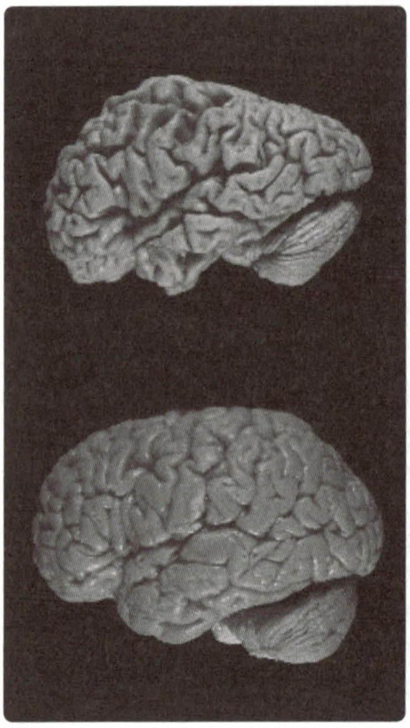
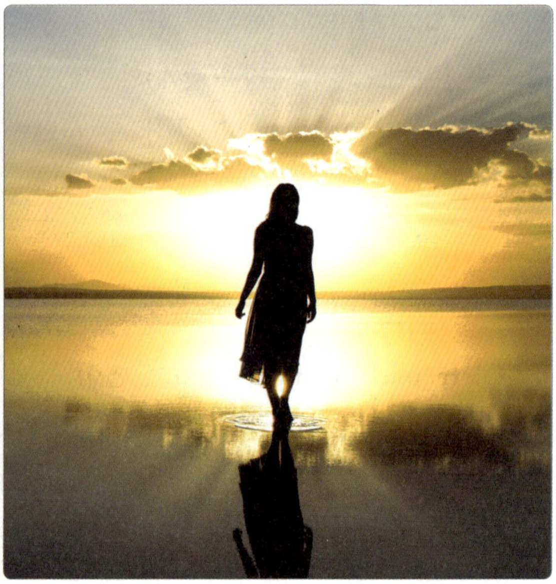

불안을 이겨낼 수 있는 좋은 방법이다.

Meditation(명상)과 Medicine(의학)은 Sanskrit어에 의하면 같은 어원을 갖고 동질의 의미로 건강을 케어하고 측정하는 뜻으로 Meditation(명상)의 뇌에 미치는 영향은 뇌파의 활동을 변화시키고(전두엽 피질, 변형계 및 시상하부), 부교감신경을 활성화시키고 심박동을 다양하게 변화시킨다.

또한 신경 전달 물질들을 강화하는데 그 중에는 Serotonin, Beta-endorphin, Melatonin, Acetylcholine 등의 작용을 증대하고 교감신경 전달물질인 Norephinephrine과 Cortisol은 감소한다. 게다가 오랜 시간 **명상을 통하여 명상 기간 동안에 Gamma wave의 증가 및 동기화(synchrony)를 가져오고, 피질의 두께를 증가시키고 회질 볼륨 및 right hippocampal volume의 증가를 이룰 수 있다.**

횡격막 호흡은 혈압을 낮추어 부교감 신경을 강화시키고 미주 신경을 자극하는 효과를 가져온다. 횡격막 호흡을 통한 산소 포화도를 증가시킨다. 스트레스와 교감 신경이 흥분된 상태에서는 호흡이 빨라지고 깊이가 얇아져서 심장과 뇌 또는 큰 근육들로 산소 공급을 증가시키려 하지만, 결과적으로 CO_2를 감소시켜서 불안과 패닉 상태를 가져오게 된다.

명상 때 하는 Deep belly diaphragmatic breathing(복식호흡)은 미주 신경을 자극하여 진정 효과를 가져 오게 된다. 따라서 폐 기저부에 혈류량이 증가하게 되고 깊은 Deep breathing은 CO_2의 감소 없이 산소 포화를 증가시켜서 패닉 상태를 가져오지 않는다.

이러한 명상과 마음 챙김을 통해서 전두엽 피질 신경 활동의 새로운 패턴을 인식하게 되고 그러한 재구성이 일어나게 되면, 다시는 예전의 나쁜 습관과 생활 방식으로 돌아가지 않게 되는 좋은 효과를 가져올 수 있다. 명상과 마음 챙김을 통해 생활 습관을 교정하게 되고, 미주 신경의 강화를 통하여 부교감 신경의 활성화를 통하여 인지 장애를 교정하고, 차분하게 행동을 유지할 수 있게 된다.

● 뇌 훈련

사실 컴퓨터를 기반으로 한 정신 훈련이 인지 기능을 향상시킨다는 것에 대한 논란은 많다. 어떤 과학자들은 이것이 증명되지 않았다는 강한 비난을 하기도 한다. 하지만 뇌 훈련이 인지 기능 효과를 가져오는 것에 대한 과학적 논문은 이미 수없이 발표되었다.

Posit Science, Lumosity, Dakim and Cogstate과 같은 많은 회사들이 온라인 브레인 트레이닝을 제공하고 있다. 이 분야에서 손꼽히는 전문가인 Posit Science 회사의 창립자 Mike Merzenich는 BrainHQ를 개발했다. 이 Brain HQ[71]는 하루에 10~20분 정도 소요되는 프로그램으로 일주일에 5일 사용하면 효과를 볼 수 있다.

그렇지 않으면 한 번에 30분씩 일주일에 세 번 사용할 수 있다. Hawkeye나 Double Decision을 이용한다면, 메모리를 추가하고 다른 스피드처리게임을 더할 수 있다. 그렇지만 도중에 중단하거나 스스로 지쳐서 빠뜨리거나 중단하는 일이 없어야 한다.

---

71 뇌 훈련에 관련된 전문적인 내용을 다루는 회사 이름

이 프로그램들은 계속 도전할 수 있도록 세팅되어 있어서 누구나 잘하게 되면 점점 난이도가 높은 프로그램으로 진행된다. 만약 이로 인해 스트레스를 받는다면, 간단하게 원래로 돌아가서 편안하게 진행하면 된다.

● **염증 치료**

염증은 인지 기능을 떨어뜨리는 주범으로 손꼽힌다. 무엇보다 알츠하이머를 직접 유발한다. 따라서 염증을 해결하면 인지 기능이 개선된다. 일단 검사를 통해 왜 염증이 있는지 알아낸 다음과 같은 방법으로 접근해야 한다.

• **염증의 유발을 억제한다.**

오메가-3, 커쿠민(curcumin, 강황) 같은 항염증제는 새로운 염증을 예방한다. 매일 생선 기름, 그릴, 조류에서 추출한 오메가-3 DHA(도코사헥사에노익산)를 1 g씩 섭취하거나, 같은 양의 커쿠민을 섭취한다. 공복에 먹거나, 지방과 함께 섭취하도록 한다.

그 외에도 염증을 줄이는 음식에는 생강, 시나몬, 프로그네놀론(Pregnenolone), 정향, 백리향(thyme) 등이 있다. 비트나 브로콜리 같은 녹색잎 채소 중에서도 염증을 가라앉히는 음식을 찾을 수 있다. ReCODE 프로그램에는 장이나 신장에 위해가 되는 비스테로이드성 소염제인 이부로펜은 포함되어 있지 않다.

우리가 오메가-3(Eicosapentaenoic acid(EPA)+ docosahexaenoic acid (DHA))를 섭취를 하면 EPA가 Delta-5-desaturase를 억제해서 염증성 지방산인 Arachidonic acid(AA) 형성을 줄인다. 뿐만 아니라 AA의 전단계인 Dihomo-gamma-linolenic acid(DGLA)를 증가시키는데 이 역시 염증을 줄이는 eicosanoids이다. EPA와 DHA를 섭취함으로써 면역 세포막에서 Arachidonic acid(AA) 작용을 억제하며, 대개는 복용 후 약 4주 만에 효과가 가장 크다.

염증성 질환 치료에 있어서 Oemga-3의 투여는 실로 대단히 중요하다. 특히 Alpha-Linolenic acid(Flax, walnut, canola, soy, chia, hemp)를 하루

에 약 5 g 정도 투여하고, EPA/DHA를 3~7 g 투여해야 하는데 너무 과량(7 g이상)이나 소량(1.5 g이하)로 투여할 시엔 효과가 적다. 특히 **EPA/DHA의 비율은 1.5대 1이 좋은 것으로 추천**된다. 채식주의자들은 DHA를 해조류(Algae)로부터 섭취하고 EPA는 ALA로부터 공급받을 수 있는데 견과류나 Chia 씨앗이 flax보다 더 많이 EPA를 생성한다.

오메가-6도 염증성 치료에 중요한데 GLA concentrate를 하루에 150 mg~3,000 mg 섭취해야 하며, EPA와 함께 투여 시에는 AA로 전환을 억제하는 효과가 있다. GLA는 evening primrose(9% GLA), borage oil(24% GLA), black currant(17% GLA) 등으로부터 섭취할 수 있다.

가장 좋은 Omega-6와 Omega-3의 비율은 사람에 있어서 대략 1:1의 비율로 진화되었고, **염증(Rheumatoid arthritis)은 2~3:1이 효과가 있고, 대장항문 암(colorectal cancer)에서는 2.5:1**로 복용하고, **Omega-6가 4:1 이상 많아지면 효과가 적다.**

Omega-3 중 EPA, DHA 및 GLA를 같이 사용하면

i. Arachidonic acid(AA)을 생성을 억제하고

ii. Arachidonic acid(AA) cascade 중 Delta-5-desaturase를 억제한다.

iii. Resolvin 생성을 증가한다.

따라서 GLA, EPA, ALA를 단독으로 투여하는 것은 과불포화지방산(PUFA)의 불균형을 초래할 뿐이다. 항염증약성식물 중 대표적인 것으로는 감초, 생강, 강황, 양파, Ashwagandha(*Ayurvedic ginseng*) 등을 들 수 있다.

• **염증의 원인을 모두 제거한다.**

염증의 원인을 계속 가지고 있으면서도 염증만 치료하는 것은 좋은 방법이 아니다. 무엇보다도 염증의 원인에 노출되는 것을 막는 것이 중요하다. 염증의 원인은 장 누수 증후군, 단순 탄수화물이나 트랜스 지방이 많은 식단, 라임병과 같은 만성 감염, *Herpes simplex* 등의 바이러스 감염, 누룩곰팡이(*Aspregillus*)나 푸른곰팡이(*Penicillium*)와 같은 곰팡이를 꼽을 수 있다.

앞에서 설명한 것처럼 P. 진지발리스균(*P.gingivalis*)을 비롯한 구강 세균이 알츠하이머 환자에게 흔히 발견된다.

만약 이러한 염증의 원인을 제거했는데도 염증 수치가 높게 나타난다면, 더 확실한 검사를 받아야 한다. 류머티즘성 관절염, 만성 라임병, 바베시아 혹은 바트로넬라 같은 진드기가 옮기는 감염, 혹은 모르고 지나친 원인은 없는지 확인해야 한다.

- **장치료**

장-뇌 축 GBA(Gut-Brain Axis)는 중추 신경계와 장계 신경계 사이의 양방향 통신으로 이루어져 뇌의 정서적 및 인지적 기능과 말초 장 기능을 연결한다. 최근 연구의 진보는 이러한 상호 작용에 영향을 미치는 소화관 microbiota의 중요성을 설명한다.

미생물과 GBA 사이의 상호 작용은 양방향, 즉 장내 미생물군에서 뇌로, 뇌에서 소화관 내로의 신호 전달을 통해 신경, 내분비선, 면역 및 체액 연결을 통해 나타난다. 소화관은 신체의 신경 세포(장 신경계)의 70%를 보호한다. 뇌와 내장 사이의 관계는 오랫동안 두뇌 축(brain-gut axis)으로 인식되고 정의되었다.

장에 있는 미생물이 우리 몸의 세포 수보다 약 10배 더 많은 박테리아와 우리 자신의 게놈보다 100배 더 많은 유전자를 가지고 있다는 사실에 근거하면, 미생물이 장-뇌에서 역할을 한다는 것이 놀랍지 않다. 위장관(GI) 또는 중추 신경계에서 시작된 숙주 생리학의 변화는 위장관 세균 구성의 변화를 일으킨다. 예를 들어 감염 또는 항생제에 의해 유도된 미생물의 변화, 또는 스트레스, 생리 염증 및 위장 관계 생리학의 혼란과 같은 다른 사건, 이것은 GI 생리학의 변화가 다른 미생물을지지하는 변화된 서식지를 제공한다는 사실로 설명될 수 있다.

이러한 맥락에서 '적절한 양으로 투여될 때, 숙주에게 건강상의 이익을 줄 수 있는 살아있는 미생물'로 정의된 외인성 미생물 또는 프로바이오틱스의 사용은, 다음과 같은 박테리아 조성의 안정화 또는 정상화를 도울 수 있다. 위장관은 잠재적인 심리적 및 생리학적 이점을 지닌 건강한 뇌와 대장과의 대화를 복원한다.

예를 들어 *Lactobacillus helveticus* Rosell-52 및 *Bifidobacterium longum* Rosell-175 균주는 사람의 장 상피 세포에 항 염증 특성을 발휘할 수 있는 능력이 있는 것으로 나타났다. 또한, *Lactobacillus helveticus* Rosell-52 균주는 병원성 박테리아의 침입에 대해 장내 미생물을 보호하는 것으로 나타났다. 두 균주 모두 그들의 장벽 효과로 장내 투과성을 감소시키는 것으로 알려져 있다.

이러한 작용들의 조합은 장 점막의 수준에서 스트레스에 의해 유발되는 염증 및 신경 염증을 감소시키고 스트레스를 받는 피험자에게 생리적 및 심리적 이점을 가져다 줄 수 있다.

장 누수는 매우 흔한 질병이어서 누구에게나 중요하다. 그렇지만 많은 사람들이 장 누수에 의한 2차 병변의 무서움은 잘 모르는 것 같다. 만약 Cyrex Array2에서 양성 반응이 나왔거나, 음식에 민감하거나, 배가 더부룩하거나, 변비가 있거나, 묽은 변을 본다면 장 누수 증후군을 앓고 있을 가능성이 크다.

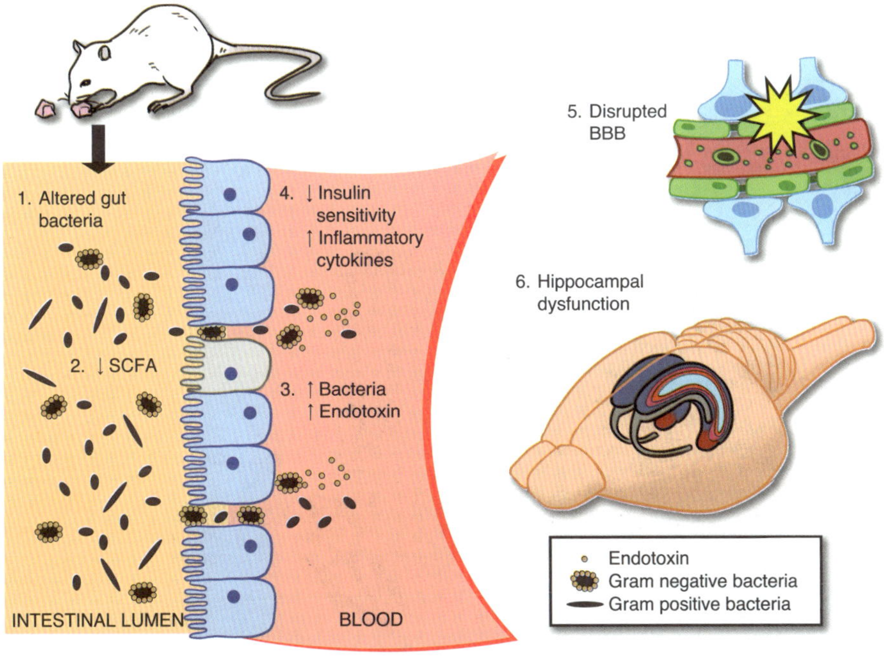

즉 장의 벽에 문제가 생겼다는 뜻이다.

장을 치료하면 전신염증을 줄이고, 영양소 흡수가 개선되고, 면역 반응이 강화되고, 최적의 장내 세균을 유지시킬 수 있다. 이로 인해 호르몬과 신경 전달 물질과 같은 미생물의 생성을 도울 수 있다. 이 모두는 인지 기능 장애를 예방하고 되돌리기 위한 중요한 전술이다.

위장벽을 치료하기 위한 첫 번째 방법은 주요한 원인을 찾아내고, 그 원인을 제거하거나 최소화하는 것이다. 다음 중에서 잠재적인 원인을 파악할 수 있다.

- 설탕
- 글루텐(또는 다른 곡물 항원), 유제품, 그 외 식품에 대한 알레르기 반응이나 민감성
- 가공식품에 들어 있는 화학 물질(청량음료, 인공 감미료, 보존제, 염색제, 고형제 등)에 대한 알레르기 반응이나 민감성
- 제초제 및 살충제

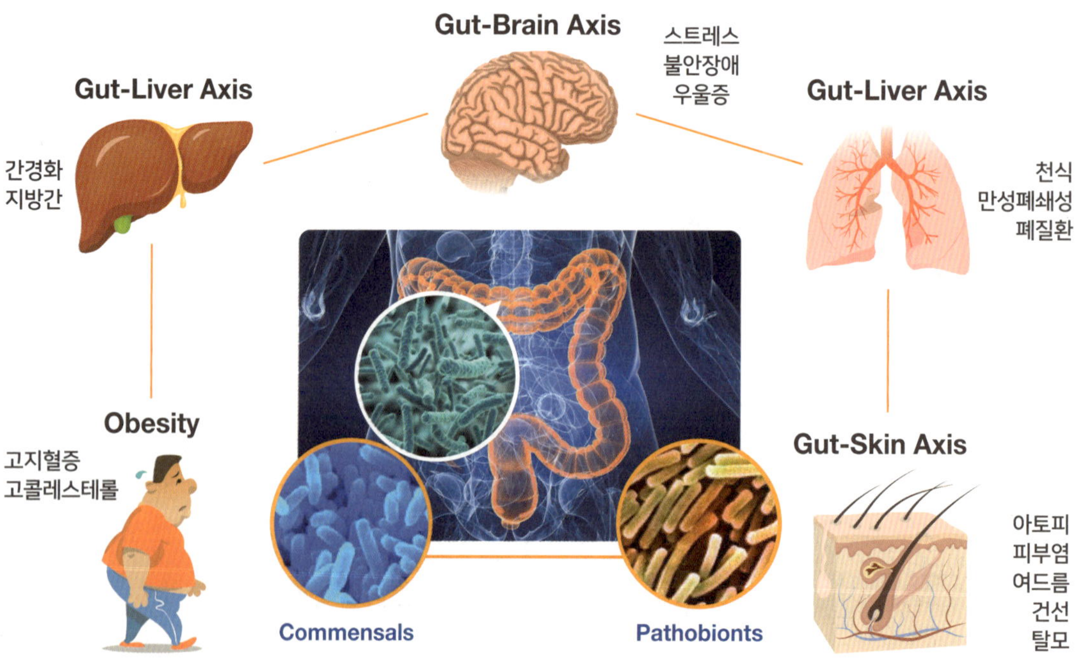

- 유전자변형 식품(GMO food)
- 알코올
- 먹는 항생제나 공장식 사육 농장에서 기른 동물로 만들어진 식품
- 아스피린이나 이부프로펜 같은 NSAIDs 혹은 스테로이드
- 스트레스

장을 치료하기 위해서 위와 같은 위협을 제거하거나 최소화하는 한편, 보완적인 방법도 사용할 수 있다. 그 중 하나가 안전하면서도 몸에 도움이 되는 bone broth를 먹는 것이다. 이미 한국에서는 동물의 뼈를 이용하여 육수로 음식을 만드는 재료나 아니면 그 육수를 식사와 함께 하였다. 콜라겐, 글루타민이나 글리신 같은 아미노산, 미네랄, 비타민이 들어 있는 물렁뼈, 힘줄, 골수를 이용해서 위장벽을 강화시켰다.

우리가 피곤하게 되면 사골 국물을 먹고는 하는데, 우리 조상들의 식이습관은 현대인의 삶에 있어서 참으로 좋은 식단이다. Bone broth는 유기농사료를 사용했거나 자연산 생선들로 만든 제품을 구매[72]할 수도 있고, 직접 만들 수도 있다. 만약 bone broth를 먹지 못하겠다면 대안이 있다. 콜로스트럼(colostrum)캡슐, L-글루타민(glutamine)캡슐, 아연 카노신(carnosine)을 섭취하도록 한다. 모두 장을 치료하는 요소들이다.

장을 치료하는 데 도움이 되는 특정한 탄수화물만 먹는 SCD(Specific Carbohydrate Diet) 식단[73]을 적용하는 것도 한 방법이다. SCD 식단은 단당류 탄수화물, 발효된 음식, 가공이 안된 동물성 단백질, 야채 등을 섭취하는 반면 소화 흡수 기관에서 악성 박테리아와 이스트의 먹이가 되는 복합 탄수화물, 유당, 설탕 등의 섭취를 제한하는 식이요법이다.

Bone broth를 먹든, 초유제품이나 L-글루타민을 섭취하든, SCD 식단을 적용하든, 3~4주가 지나면 장은 호전되어 있을 것이다. 이때 식단에 프로바이

---

72 http://scdlifestyle.com, http://www.kettleandfire.com, http://chriskresser.com/?s=bone+broth 등이 있다.

73 https://scdlifestyle.com/about-the-scd-diet/

오틱스와 프리바이오틱스를 포함시킨다[74].

앞에서 설명한 것처럼 영양소는 음식으로 섭취하는 것이 최선이다. 기본적으로 프로바이오틱스는 김치나 sauerkraut 같은 발효식품으로 충당한다. 프리바이오틱스는 양파, 마늘 등 식이섬유가 많은 음식에서 얻는다. 여기에 프로바이오틱스 캡슐을 복용하려면, 300~500억 cfu(유산균을 세는 단위)가 들어있는 것을 선택한다. 다음 표에 포함된 다섯 가지를 섭취하도록 권한다.

종	효과	포함된 음식
락토바실러스 플란타룸	면역기능 조절, 장의 염증 감소, 영양소 유지	김치, 사우어크라우트, 여타 발효 음식
락토바실러스 애시도필러스	면역 체계 개선, 이스트 염증 감소, 콜레스테롤 개선	발효 유제품
락토바실러스 브레비스	BDNF증가, 면역기능 개선	사우어크라우트, 피클
비피도박테리움 락티스	음식으로 인한 병원균 감소, 면역기능 개선, 소화 개선	발효 유제품
비피도박테리움 롱검	병원균 감소, 콜레스테롤 개선	발효 채소 및 유제품

미생물군을 최적화하면, 배가 더부룩하거나, 변비를 겪거나, 설사를 하는 일이 없어진다. 그리고 염증의 원인을 해결하는 것이 중요하다. 독성 물질을 더 효율적으로 제거하고, 인지 기능 개선에 도움을 얻을 수 있다.

장이 치료되고 장내 미생물군이 최적화되면, 잠재적으로 더 중요한 인지 기능감소와 관련된 코와 부비강의 rhinosinal 미생물군에 주목할 필요가 있다. 코, 목구멍, 부비강들이 만성축농증에 의해 영향을 받는 많은 사례들을 볼 수 있다. 이런 주요한 원인들은 종종 곰팡이종이나 MARCoNS(생물막으로 코팅, 보호되어 많은 항생물질에 저항하는 포도상 구균 박테리아)과 같은 박테리아이

74 장에 누수가 있는 상태로 프로바이오틱스를 섭취하면, 장내의 세균들이 혈류를 따라 염증을 일으킬 수 있다.

다. 생물막은 박테리아가 기생하는 '박테리아 이글루'로 표현되며, 항생제 작용을 방해한다.

부비강과 비강에 사는 세균만이 뇌로 가는 게 아니다. 이 세균들이 뿜어내는 분비물들이 결국은 뇌에서 신경 세포와 접합체들을 유지하는 뇌 보호물질들을 파괴한다. 만약에 혈액 검사를 했을 때 바이오톡신에 노출되어 증가되는 면역시스템 반응물질인 C4a가 증가되거나, 녹성형 알츠하이머 증상을 가지고 있거나, 만성축농증을 가지고 있다면 부비강이나 비인후강에서 사는 세균에 더 중점을 두어야 한다.

예를 들어 MARCoNS나 진균이 확인되면 꼭 치료해야 한다. MARCoNS에 대하여는 BEG (Bactroba(mupirocin) 0.2%, edetate disodium (EDTA) 1%, gentamicin 3%) 용액을 비강에 분무하여 치료한다. SinuClenz나 Xlear를 병용하면 화상이나 치료에 도움이 된다. Itraconazole (antifungal)나 guduchi(Tinospora cordifolia) 등을 써서 곰팡이 균을 치료하거나 면역을 향상시킨다.

● 호르몬 수치의 유지

호르몬의 균형을 최적화하는 것은 ReCODE 프로그램에서 가장 중요한 부분 중 하나이다. 하지만 최적화가 어렵다. 일단 폐경 여성들의 호르몬 대체 요법은 여전히 뜨거운 감자다.

어떤 전문가들은 모든 여성이 호르몬 대체 요법을 사용해서는 안 된다고 주장한다. 일부에서는 폐경 후 5년까지만 적용을 고려해야 한다고 말한다. 한편 경도 인지 장애, 주관적 인지 장애가 있는 경우에는 70대, 80대, 90대이더라도 호르몬 대체 요법을 사용해야 한다는 주장이 있다.

그래서, 인지 기능감소를 경험한 경우라면 가급적 인체 친화성 호르몬 대체 요법(BHRT)에 관해서 전문가의 상담을 받는 것이 중요하다.

생물학적 호르몬은 실제와 같은 효과를 내면서, 부작용이 없을 가능성이 크다. 생물학적 에스트로겐(E)은 17-베타-에스트라디올(E2), 에스트론(E1), 에스트리올(E3)이다. 비생물학적 에스트로겐의 예로는 임신한 암말의 소변에서 추출한 프레마린(Premarin)이 있다.

비타민이나 다른 요소에서도 그렇듯이, 정상 수치와 최적의 수치는 전혀 다르다. 특히 인지 기능을 최적화하고, 인지 기능을 회복시킬 때에는 더욱 그렇다. 따라서 호르몬 수치 역시 정상 수준이 아니라, 최적의 수준으로 회복해야 한다.

또 하나의 문제는 호르몬 수치를 검사해도 그 중 호르몬이 몸에서 어떤 기능을 하는지, 호르몬이 얼마나 몸 속에 남아 있는지를 알 수 없다는 데 있다. 호르몬이 제기능을 하려면 수용체에 닿아서 수용체와 결합하고, 핵까지 이동해서 신진대사의 조화를 위한 단백질을 생산하는 다양한 유전자를 자극해야 한다. 이처럼 측정된 호르몬의 수치와 실제 사용되는 호르몬 사이에는 상당한 괴리가 있다. 그래서 두 가지의 호르몬 수치를 모두 검사해야 한다.

예를 들어서 갑상선 상태를 평가한다면 아침에 기초 체온을 검사해서 실제 갑상선의 기능을 분석할 수 있다. 체온이 36.5도에 미치지 못한다면 갑상선 기능이 저하되었을 가능성이 있다. 여기에 체중 증가, 무기력증, 변비, 탈모와 같은 증상도 있다면, 기능이 저하될 가능성이 더 커진다.

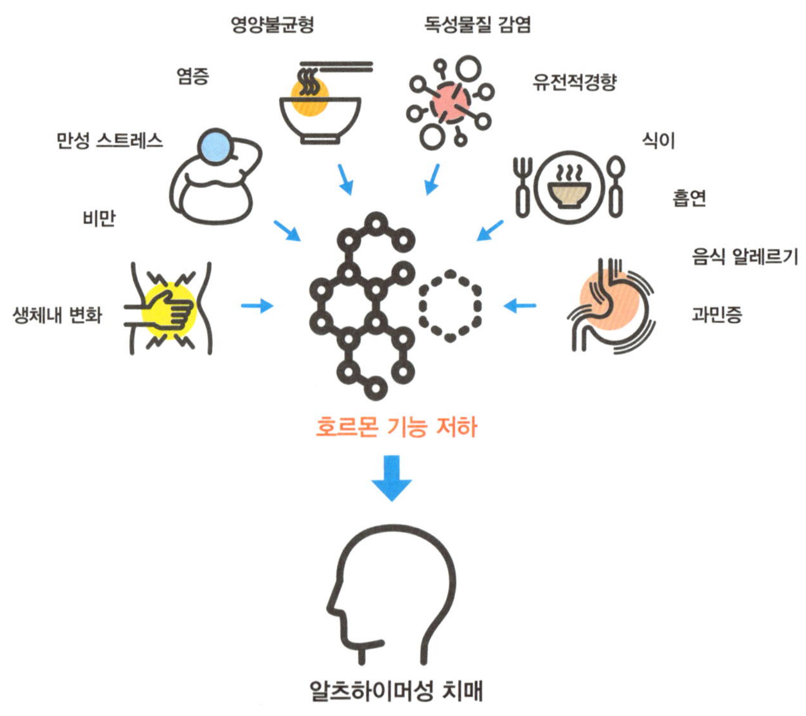

마지막으로 호르몬의 기능은 전체로 평가해야 한다. 호르몬이 서로 영향을 주기 때문이다. 그래서 갑상선 기능 하나만 볼 게 아니라, 부신이나 성 스테로이드 등 다른 호르몬과의 상호작용을 확인해야 한다. 모든 호르몬이 최적일 때, 인기지능도 최적이 된다.

- **갑상선**

인지 기능에 문제가 있는 환자들은 갑상선 수치가 최적이 아닌 경우가 많다. 가장 중요한 활동을 하는 갑상선 호르몬은 T3이다. 하지만 치료는 T4 호르몬(레보티록신(levothyroxine), 신지로이드(Synthroid))이 일반적이며, T4는 T3로 전환되지 않을 수도 있다. 따라서 아머 티로이드(Amor Thyroid), 네이처 스로이드(Nature-Thyroid), 엔피 스로이드(N-Thyroid)처럼 T3와 T4를 혼합한 치료제를 사용하는 것이 좋다.

합성물질을 선호한다면, 레보티록신(levothyroxine)과 리오티로닌(liothyronine (Cytomel))을 혼합한다. 그 다음에는 증상을 확인하면서 검사를 병행해, 복용량을 최적화한다.

또한 갑상선 호르몬을 만들려면 요오드가 필요하다는 사실도 간과해서는 안 된다. 갑상선 수치와 기능에 문제가 있을 때는 요오드 수치도 확인하도록 한다. 요오드 수치가 낮으면 하루 한 번 약을 먹거나 미역, 다시마처럼 요오드가 들어 있는 음식을 섭취한다.

만약에 TSH 수치가 2.10 mU/L의 경우에는 코티졸 증가와 비례하게 되어 갑상선 기능 저하에 이르게 되고 인지 기능 장애에 영향을 주게 된다. 그러할 때에는 셀레늄 200~400 mcg, 아연 15~30 mg, 비타민 D 2000 iu (활성형 비타민 D 50~80 iu), 비타민 A 2000 iu, 요오드 150 mcg를 하루에 복용하게 하면 갑상선 기능 저하증의 개선과 함께 인지 기능의 개선 효과를 볼 수 있을 것이다.

- **에스트라디올과 프로게스테론(여성의 경우)**

에스트라디올(E2)과 프로게스테론은 뇌를 비롯해 몸 전체에 강력한 영향을 미친다. 그래서 에스트라디올과 프로게스테론을 이용한 **치료는 논란**

의 대상이 된다. 일단 에스트라디올과 프로게스테론은 뇌를 보호하며, 인지 기능에 도움을 주고, 알츠하이머를 유발하는 분자의 균형에 직접 효과를 미친다.

그래서 에스트로겐은 앞으로 알츠하이머 치료를 위한 핵심 성분이 될 것으로 추정되고 있다. 그러나 에스트라디올은 자궁암과 유방암의 위험을 높이기에 특히 프로게스테론과 균형이 맞지 않을 때 암의 위험은 커진다. 따라서 이러한 호르몬 수치가 낮으면 인지 기능 관련 질병을 치료한 경험이 있는 의사와 상담하는 게 좋다. 이때 다음 사항을 고려해야 한다.

- 프레마린(Premarin)과 같은 합성제보다는 신체 호르몬의 분자구조와 비슷한 생물학적 호르몬, 즉 BHRT를 사용하는 게 좋다.
- 인지 기능에 장애가 있는 여성이나 위험이 있는 여성이 폐경 후 언제까지 치료해야 하는지에 관해서는 밝혀지지 않았다.
- 의사마다 목표로 생각하는 에스트로겐 수치가 다르다. 인지 기능 환원 프로그램 내에서도 인지 기능을 개선하는 데 필요한 최적의 수치는 확인되지 않았다. 일각에서는 80~200 pg/mL는 되어야 한다고 하고(80 pg/mL은 골다공증을 예방하는 기준이다). 다른 쪽에서는 30 pg/mL면 충분하다고 한다. 타액, 24시간 동안 채취한 소변 샘플 등 여타 방법을 이용해서 에스트라디올을 측정하는 방법에 대해서도 의견이 다르다.
- 프로게스테론은 잠자기에 들 때 프로메트리움(Prometrium)과 같은 생물학적 치료제를 복용하며, 100 mg이나 200 mg부터 시작한다. 목표는 1~200 ng/mL이다. 하지만 증상을 확인하고(감정 변화와 무기력), 프로게스테론이 너무 높으면, 에스트라디올과의 비율이 최적화되도록 조절한다.

생물학적 에스트라디올(혹은 에스트라디올과 에스트리올의 조합)은 피부나 질을 통해서 투여한다. 복용할 경우에는 간에 손상을 줄 수 있기 때문이다. 인지 기능을 확인하면서, 호르몬 수치와 부작용도 고려해서 투여한다. 호르몬 대체 요법은 유방암의 확률을 높이기 때문에 유방암 검사와 부인과 검사를 정기적으로 받는다.

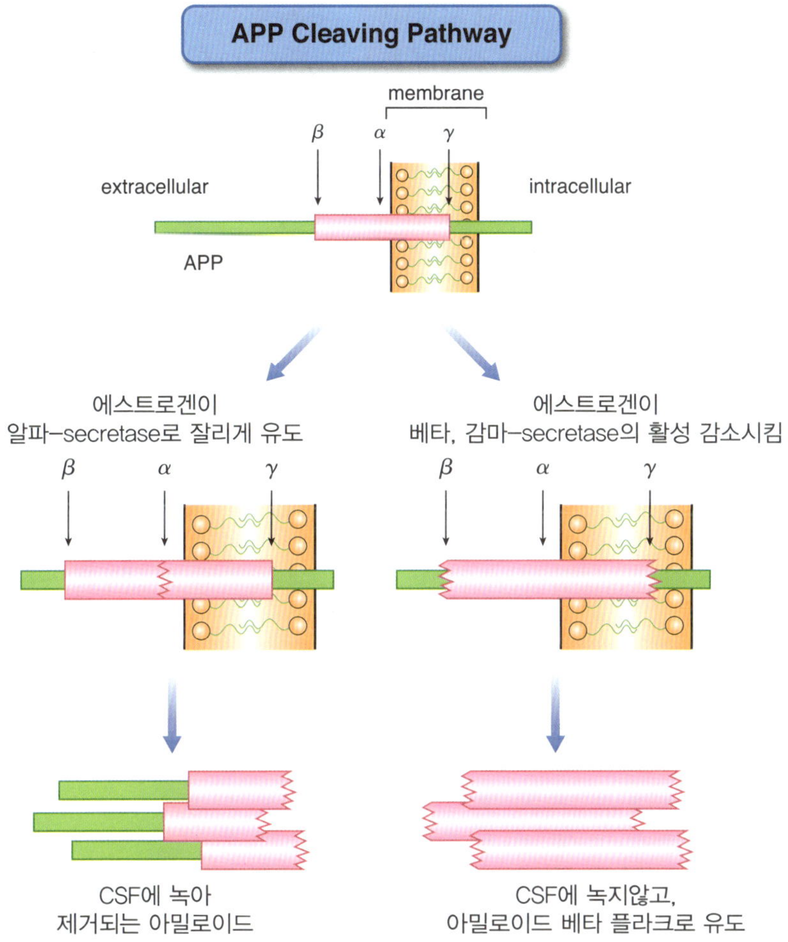

에스트라디올이 뇌에 끼치는 영향을 살펴보면,

- 아밀로이드 베타 독성을 감소
- 아밀로이드 베타 수준 감소
- CSF(뇌척수액)에서의 아밀로이드 베타 제거 증가
- 아밀로이드 베타로 인한 염증 감소
- 해마 추체 뉴런[75](pyramidal hippocampal neurons)의 밀도 증가
- BDNF를 통한 신경 시냅스 증가

75 기억과 저장 능력에 관여하는 일종의 시스템

독성 물질로 인해 주관적 인지 장애, 경도 인지 장애, 알츠하이머를 앓는 여성에게는 에스트로겐 수치가 특히 중요하다. 에스트로겐은 신경 세포 사이의 교통을 증진시키고 이를 통해 정보를 쉽게 전달시킨다. 반대로 에스트로겐이 결핍되면 신경 성장 인자를 적게 합성하여 콜린성 신경 세포가 줄어들어 학습과 기억력에 있어서 어려움을 겪게 된다.

에스트로겐은 폐경을 기점으로 최고 75% 이상 감소한다. 따라서 실제 여성 중에서 독성형 알츠하이머를 앓는 환자들은 폐경이나 조기 폐경 후부터 인지 기능 장애를 겪은 사례가 많다. **독성형 알츠하이머를 앓고 있다면 의사에게 꼭 호르몬 대체 요법을 상의하길 바란다.**

- **테스토스테론**

신경접합체 생성과 유지를 지지하는 데 필요한 또 다른 요소다. 남성의 경우 테스토스테론 수치가 300 ng/dL이거나 유리 테스토스테론이 6 pg/mL 이하면 특히 그렇다(여성의 경우 총 테스토스테론이 30~70 사이여야 한다). 다른 호르몬도 마찬가지지만, 테스토스테론은 뇌와 몸 전체에 상당한 영향을 미치는 강력한 분자다.

테스토스테론이 뇌에 작용하는 기능만 국한해서 말하자면, 해마에서의 NGF(nerve growth factor)의 농도를 향상시키며, NGF 수용체 역시 증가시키는 기능을 가지고 있다. 또한 해마에서 NMDA 수용체로 인한 흥분독성에 대한 보호 작용, 산화스트레스와 세포사멸에 대항하는 신경 보호 작용, 그리고 신경 섬유의 생산과 성장을 촉진하는 기능을 가지고 있다. 그 밖에도

- 아밀로이드 베타 플라크 생성의 억제
- 높은 농도의 타우단백질로 인한 신경섬유 엉킴(neurofibrillary tangles)을 억제
- 피질 뉴런에서의 아밀로이드 베타의 분비 감소
- 아밀로이드 베타로 인한 신경독성을 감소

등의 기능을 가지고 있다.

다음 사진은 테스토스테론을 10주 동안 치료를 한 후에 FDG-PET를 찍은 것이다. 보이는 바와 같이 뇌 안에서의 포도당 대사가 향상된 것을 볼 수 있으며, 중뇌와 전두엽회가 증가된 것을 확인할 수 있다.

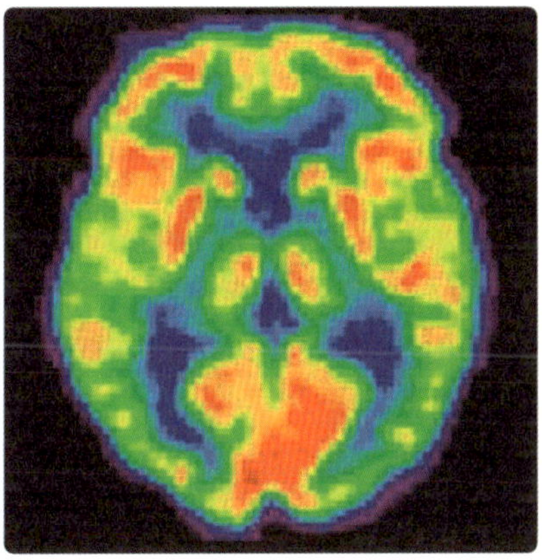

테스토스테론을 10주 동안 치료한 후 찍은 FDG-PET

따라서 **혈중 내의 테스토스테론의 최적 수치를 유지하는 게 중요**하다. 그렇지 않으면 전립선암[76]과 같은 위험에 노출될 수 있고, 인지 기능의 감퇴를 유발할 수 있다. 따라서 테스토스테론을 복용하면서 인지 기능을 자주 확인하고, 효과가 있는 양을 최소한으로 줄여서 투여한다. 그리고 중요한 점은 갑자기 약을 끊지 않아야 한다. 호르몬 투여를 중단하고 싶다면 수개월에 걸쳐서 천천히 양을 줄인다. 갑자기 호르몬을 끊으면 테스토스테론 수용체가 손상되어 시냅스가 손실되고 인지 기능이 더욱 악화되기 때문이다.

- **부신의 기능 – cortisol, pregnenolone, and DHEA**

스트레스를 받으면 부신이 활동을 시작한다. 그런데 이때 부신의 활동은 양날의 검이다. 긍정적인 효과는 스트레스에 대한 대응으로 병원균과 다른

76 PSA(전립선 특이항원) 수치를 검사한다.

위협으로부터 보호를 받는다는 것이다. 하지만 코티졸 수치가 높아지면 해마의 뉴런이 손상된다. 그래서 **부신 호르몬 수치가 너무 높지도, 낮지도 않은 황금비율이 필요하다.**

프레그네놀론은 에스트로겐, 테스토스테론, 코티졸을 만드는 가장 중요한 호르몬이다. 그런데 스트레스가 늘면 프레그네놀론은 코티졸을 분비하고, 에스트라디올이나 테스토스테론을 생성할 능력은 줄어든다. 약국에서 프레그네놀론 보충제를 의사의 처방전 없이 쉽게 구매할 수 있다. 하루 10 mg부터 시작해 25 mg으로 복용량을 늘리면서, 프레그네놀론 수치를 50~100 ng/dL까지 높인다.

아침 공복 상태의 코티졸 수치가 너무 낮으면(8 mcg/dL 이하), 스트레스 반응이 좋지 않다는 뜻이므로 추가 검사를 받아야 한다. 아침 공복 상태의 코티졸 수치가 높으면(18 mcg/dL 이상) 지속적인 감염이나 다른 스트레스 요인이 있는지 확인하기 위해서 추가 검사를 받는다.

DHEA도 신경 보호 효과가 있는 기능을 갖고 있으며 특히 활성산소로 인한 산화 스트레스로부터 해마세포를 보호하는 중요한 기능을 하고 있다. DHEA는 여성의 경우 하루에 5~25 mg, 남성은 10~50 mg이 되게 유지하는 것이 좋다. 만약에 혈중 DHEA의 농도가 너무 높게 되면 여성의 경우 여드름, 몸무게 증가, 얼굴의 털 증가 등을 볼 수 있으며, 남성의 경우 공격성, 짜증, 대인관계의 적대감 등과 같은 부작용이 발생할 수 있으니 하루에 상기에 언급되어 있는 양을 유지하도록 하는 것 또한 중요하다.

사례 52세의 여성은 2년째 기억력 감퇴를 겪고 있었다. 한번은 깜빡 잊고 가스 불을 켜 놓아 불이 나고 말았다. 말을 하다가 단어가 생각나지 않는 일도 잦았다. 환자는 알츠하이머 가족력이 심각했다. 신경 심리학 검사 결과 기억 상실성 경도 인지 장애였다.

몬트리올 인지 능력 평가 점수는 25로 역시 경도 인지 장애 수준이었다. 환자는 여러 호르몬 수치에 문제가 있었고, 의사는 환자를 내분비 전문의에게 보냈다. 하지만 불행하게도 그는 몇 가지 사실을 간과했다.

첫째, 그는 환자의 기본 체온을 재지 않았고 묻지도 않았다. 그래서 실제 갑상선 기능이 어떤지를 알지 못했다.

둘째, 환자는 유리T3는 1.8로 매우 낮았지만, 유리T4는 1.3으로 양호했다. TSH는 5로 매우 높았다. 수치로 미루어 보았을 때 환자는 T4(T3의 전구물질)를 T3로 효과적으로 바꾸지 못하고 있었다. 환자들에게 흔히 나타나는 문제였다. 한편 TSH의 증가는 갑상선 기능이 낮다는 뜻이었다. 의사는 단순하게 T4를 늘리고 T3는 그래도 방치했다. 하지만 T3는 역동적인 갑상선 호르몬 역할을 하기 때문에, 단순히 T4를 늘리는 것은 해결책이 아니었다.

셋째, 환자의 프레그네놀론 수치는 매우 낮았다. 하지만 의사는 프레그네놀론이 단순한 호르몬이라고 생각하고, 중요치 않다고 간과했다. 사실 프레그네놀론은 뇌의 기능에 매우 중요하다.

넷째, 의사는 에스트라디올과 프로게스테론을 최적화하지 않았다. 인지 지능에 대해 두 호르몬이 미치는 영향을 전혀 모르기 때문이었다.

● 금속 항상성

수은의 축적과 금속성 영양물질의 불균형은 인지 기능의 장애를 초래하고 그 기전은 시냅스의 파괴를 늘리고, 대개 APP의 병변 상태로 유도하게 되어 치매 발병에 중요한 인자이지만, 많은 사람들이 간과하는 경향이 있다.

먼저 혈액 검사를 통해 수은 수치가 높으면(특히 비유기성 수은의 수치가 높으면), 일단 치과 충전재로 사용된 아말감을 제거한다. 노련한 치과 의사라면 환자를 수은에 노출시키지 않으면서 아말감을 제거할 수 있다. 천천히 제거하는 것이 최선이기 때문에, 한 번에 하나 혹은 두 개씩 제거하도록 한다. 또 체내에 쌓여 있는 수은을 제거하는 것도 중요하다. **미국의 Quicksilver가 개발한 방법은 Nrf2라는 유전자를 활용**해서 신체가 **수은, 납, 비소, 철**을 비롯한 **독성 중금속을 제거하도록** 만든다.

그리고 구리 대 아연의 비율이 높을 때는(두 가지 금속 모두 100 mcg/dL가 되어야 하며, 따라서 비율은 1이 되어야 한다), 단계적으로 아연 수치를 높이고 구리 수치를 낮추어서 1.3:1 이하가 되도록 한다. 다음은 브루어 교수가 제안하는 구리와 아연의 비율을 회복시키는 방법이다.

- 아연 피콜리네이트(picolinate)를 매일 25~50 mg 섭취해서(50 mg을 넘어서는 안 된다) 아연 수치를 높인다.
- 구리 증가로 인한 산화를 예방하기 위해 항산화제인 알파리포익에시드(ALA)를 매일 30~60 mg 섭취한다.
- 구리를 제거하기 위해 매일 비타민 C를 1~3 g 섭취한다.
- 피리독신(비타민 B_6)을 매일 100 mg씩 섭취한다.
- 항산화요소 효과를 돕기 위해 매일 망간 15~30 mg 섭취한다.
- 스트레스를 줄인다.
- 구리 함량이 높은 비타민은 피한다.

● 독성 물질 해독

디톡스는 ReCODE 프로그램에 있어서 가장 어려운 부분이다. 인지 기능을 악화시키는 독성 물질이 너무 많기 때문이다. 다행히 음식을 비롯하여, 독성을 제거하기 위한 다양한 치료법이 개발되어 있다.

먼저 환자에게 독성 물질에 노출된 경험이 있는지를 확인하기 위한 질문이다.

- 전신마취 경험의 유무
- 얼마나 자주 수은이 많이 함유되어 있는 어류(참치, 상어, 황새치)를 먹는가?
- 직장, 차, 가정 등에서의 곰팡이 유무
- 가공식품, 유기농 식품이 아닌 식품을 얼마나 먹는가?
- 진드기 감염 여부
- 약물 복용 여부
- 역류성 위염으로 인한 PPIs(Proton pump inhibitors) 복용 여부
- 음주 여부

- 화장품, 헤어스프레이, 데오드란트 사용 여부
- 얼마나 자주 땀에 젖는가? (독소 제거에 중요한 방법이다)
- 변비 여부 (배변은 독소 제거의 또 다른 방법이다)
- 매일 적어도 1000 mL의 물을 마시는가? (배뇨 역시 중요한 방법이다)

만약 높은 수은수치나 높은 구리, 아연의 비율의 금속 독성이 의심된다면 **킬레이트(chelating)와 같은 치료 방법**이 있다.

흔히 사용되는 킬레이팅 제제는

- EDTA (ethylenediaminetetraacetic acid)
- DMPS (2, 3-dimercaptopropanesulfonic acid)
- TTFD (thiamine tetrahydrofurfuryl disulfide)
- DMSA (2, 3-dimercaptosuccinic acid)

등이 있다. 이 가운데 Calcium-disodium EDTA와 DMSA가 납 제거 목적으로 FDA에서 허가되었다. 이들 약물은 모두 신체 내 중금속과 결합하여 다른 물질과 결합을 방지하고 신체에서 배설된다. 킬레이팅 과정은 비타민 C및 E 등 영양소를 제거하기도 한다. 따라서 제거된 영양소를 보충해야 한다.

만약 곰팡이에 의한 독소나 바이오톡신과 같은 다른 세균에 의해 독성에 노출되었다면 노출된 물질에 따라 해독 방법이 다르게 된다. 증명된 'Shoemaker 프로토콜[77]'을 참조하고, 바이오톡신으로 인한 질병 치료경험이 많은 의사 전문가와 상담을 받아야 한다.

만약 검사 결과 곰팡이와 같은 병원균을 가지고 있다면, 독소를 제거해야 한다. 병원균과 관련된 생물독소를 제거하고, 독성형 알츠하이머, 경도 인지 장애, 주관적 인지 장애 환자의 인지 능력을 개선하는 방법에는 다음과 같이 크게 네 가지가 있다.

---

77 https://www.survivingmold.com/docs/12_STEP_SHOEMAKER_PROTOCOL_FOR_CIRS.PDF 참조 (부록 33편)

- **정맥주사로 글루타치온을 주입한다.**

글루타치온은 **강한 항산화제이자 해독제**로, 빠르게 인지 능력을 개선할 수 있다. 하지만 효과가 오래 지속되지 않는다. 하지만 일주일에 두 번 주입하면 인지 능력이 개선된 상태로 유지될 수도 있다. 글루타치온 섭취 방법으로는 리포솜 글루타치온, 분무 형태의 글루타치온, 앤아세틸시스테인(N-acetyl-cysteine; NLC) 캡슐이 있다.

- **혈관작동성장펩티드(VIP)는 뇌를 지지하는 영양분을 제공한다.**

MARCoNS 배양액이 음성이면 일반적으로 투여된다. 이것은 종종 인지 기능향상과 관련되어 있다. 만일 MARCoNS나 병원균에 감염되어 있다면, BEG (Bactroba(mupirocin) 0.2%, edetate disodium (EDTA)1%, gentamicin 3%) 용액을 비강에 분무하여 치료한다.

- **디톡스에 강한 음식을 섭취한다.**

고수, 십자화과 채소(콜리플라워, 브로콜리, 양배추, 케일, 시금치, Brussels sprouts, 순 무, 미나리, 콜라비, rutabaga, arugula, 서양 고추냉이, maca, rapini, 무, 와사비, 청경채), 아보카도, 근대, 민들레, 마늘, 생강, 포도, 레몬, 올리브오일, 해조류가 있다.

- **독성 물질 제거의 속도를 높인다.**

사우나에서 배출을 촉진하거나, 정수를 충분히 마신 후 소변으로 배출할 수도 있다.

생물독소에 의한 질병은 생물학적 호르몬을 적정화할 때 인지 기능이 향상된다. 치료 이후, 세균 총 수를 적정수준으로 유지하고 코와 부비강에 대한 프로바이오틱스를 사용한다.

유전자에 기반을 둔 알츠하이머의 치료

알츠하이머성 치매는 완치가 힘든 질병이지만, 적어도 약물 치료 등을 통해 병의 진행을 완화시키고 증상을 개선할 수는 있다. 가장 잘 알려진 약물 치료제는 저해제인 donepezil(아리셉트)이다. 하지만 이 약의 효력은 개인적으로 큰 차이가 있어 대략 50%의 환자에게만 약효가 있으며 'CYP2D6' 유전자의 변이에 의해 그 약효가 달라진다.

이 유전자의 변이는 약의 효능뿐만 아니라 약에 의한 부작용에도 크게 작용하는 것으로 알려져 있다. 때문에 약물 유전체 검사를 통해 개인의 유전형에 가장 적합한 치매 치료제를 선택하는 것이 중요하다.

참고로 최근 미국 샌디에이고 캘리포니아대 데시칸 교수 연구팀은 알츠하이머 치매 환자 7만 명의 유전자를 분석하여, 알츠하이머 치매 환자에게 나타나는 31개의 유전자 변이를 가지고 환자 통계와 조합에 의해 알츠하이머 치매가 언제 발생하는지 예측하는 프로그램을 개발했다.

이 연구 결과는 알츠하이머 치매의 예방, 진단, 예후, 임상 실험 설계 등에 매우 유용해 개인에 맞춘 치매 예방과 치료 프로그램을 만드는 데 도움이 될 것으로 기대된다.

동양 의학과 치매의 조우

19세기 들어서 물리학과 화학의 발달은 의학 분야에 크게 도움이 되었으며 현재까지 많은 치료법이나 약물 개발이 이어져서 많은 질병에 도움이 되고 있다. 그렇지만 치매와 같은 근본적 치료법이 없는 퇴행성 질환에 대해서 최근 다양한 약을 병용하거나, 대체치료제를 연구하고 이용하려는 노력이 증가하고 있다. 그 중에서 많은 의학자들로부터 큰 관심을 받는 분야는 한의학적 이론을 적용한 치매 치료제 개발이다.

한의학은 수 천 년의 기나긴 역사를 통해 전해오고 계승되어 온 의학으로서, 동아시아에서는 광범위하게 사용되어 왔다. 한의학을 이용한 치료 특징은 단일 유효성분으로 만든 양약 위주의 치료로 인하여 발생할 수 있는 여러 부작용 문제를, 다양한 복합제제를 사용함으로써 보완할 수 있다는 점과 개개인에 맞는 다양한 처방을 적용하여, 전반적인 인체의 치유력 증강을 목표로 하고 있는 점이다.

그렇기에 치매와 같이 지속적으로 진행하며 근본적인 치료가 필요한 중-장기적 질병에 대해서 좋은 대안이 될 수 있다고 사료된다. 따라서 한의학에서 바라보고 있는 '치매'란 무엇인지 자세히 알아야 할 것이며, 어떠한 방법으로 치매를 다루고 있는지 또 어떠한 원리의 의해서 치매 치료에 효과가 있는지 알아보고자 한다.

1) 한의학에서의 치매

한의학에서의 치매는 임상증후상 매병(呆病), 건망(健忘), 전증(癲證), 허로(虛勞), 선망(善忘) 등의 한의학적 질병명의 범주에 속한다. 중국 명나라의 저명한 의학자 張景岳(장경악)의 저서《경악전서·전광치애(景岳全書·癲狂痴獃)》편에서 치매를 최초로 기술하고 있다.

이후 여러 전통 의학자들의 연구에서 치매는 노화로 인한 몸의 생체적 변화, 각종 정서적 변화 또는 음식으로 의한 생체적 손상, 그리고 외부의 어떠한 물질이나 독소로 인하여 유발되는 등 다양한 원인이 지적되었다. 오장육부 연계 기능 작용의 약화와, 혈액 순환과 몸의 에너지 대사의 불균형으로 인해 한의학에서 말하는 담(痰), 어혈(瘀血)이 (기혈적) 생체 변화에 영향을 주게 되어 뇌에 병변이 생기게 된다고 기술되어 있다.

2) 한의학에서의 치매 치료

한의학에서는 어떠한 질병을 치료할 때 나타나는 증상을 먼저 치료하는 치표법(治標法)이 아니라 증상의 치료보다 질병의 원인을 먼저 치료하는 치본법

(治本法)을 사용하는 것이 서양 의학과 다른 점이라 할 수 있다.

게다가 음양오행(陰陽五行)이라는 한의학적 개념을 신체에 적용하며 자연적 치유증강을 목표로 하고 있기에, 치매와 같은 복잡하고 난해한 질병을 치료하기 위해 한의학에서는 표(標)와 본(本)을 동시에 치료하는 방법을 많이 사용하고 있다.

이러한 치료 방법과 더불어 한의학에서 기본적으로 개개인의 발병 원인과 증상에 따라 각기 다른 처방이나 약물을 적용하는 치료 방식은 우리가 앞서 언급하였던 ReCODE의 방법과 비슷하다고 볼 수 있다. 이러한 방법을 '변증론치'라고 하며 원인을 찾아 치료하는 한의학적 패러다임이다.

변증론치의 이론에 따른 각기 다른 증상과 그에 상응하는 치료 방법도 다르기에 여기서는 치매의 전반적인 공통적 증상, 즉 **기억, 사고, 지남력, 이해, 계산, 학습 능력, 언어와 판단력을 포함하는 여러 고위 대뇌피질기능의 장애**에 개선 효과가 있는 몇 가지의 한의학적 치료들에 대해 소개해 보고자 한다.

❶ 약물 처방 및 기전

• 당귀작약산(當歸芍藥散)

당귀작약산은 백작약(白芍藥), 천궁(川芎), 택사(澤瀉), 당귀(當歸), 적복령(赤茯苓), 백출(白朮)로 구성된 《동의보감(東醫寶鑑)》에 기록된 처방으로 체력 저하, 냉증 피로, 두통, 현기증, 어깨 결림, 혈액 순환 장애, 각종 통증에 사용된다고 알려져 있다. 현재 임상에서는 일반적으로 산부인과 영역의 난소 기능 부전, 불임증, 갱년기 증후군의 치료에 사용되고 있다.

최근 다양한 연구를 통하여 당귀작약산에 포함되어있는 **여러 화학적 물질들(Paeoniflorin, Albiflorin, Tetramethylpyrazine, Decursin, Atractylenolide 등)**의 효능으로 인한 결과를 보면, 뇌 허혈 손상 후 회복과정에 효능이 있으며 뇌 조직 내 acetylchoine synthesis nicotinic acetylcholine receptor, dopamine 생산증가에 관련이 있다고 발표하였으며, NMDA receptor gated Ca++ channel 혹은 voltage operative Ca++ channels를 차단하여 Ca++ influx를 억제하여서 glutamate toxicity 혹은 hypoglycemia/hypoxia에 의

한 신경 손상을 방지하는 작용을 통해 기억 장애 및 인식 능력 감퇴에도 유효한 것으로 나타났다.

또한 Aβ(Amyloid-beta) 응집과 섬유화를 억제하여 Aβ에 의한 공간 인지 기능 장애를 개선하는 결과를 보이며 뇌졸중 후 혈청 17β-estradiol치를 상승시키며 뇌졸중 후 뇌 위축을 어느 정도 억제시키는 효과가 있음을 확인하였다. 이렇게 다양한 결과를 바탕으로 당귀작약산의 신경 세포 보호 효능과 신경내분비 조절 기전을 이용하여, 현재 알츠하이머성 치매나 혈관성 치매를 치료하고 있으며, 나아가 기억 장애와 불면증을 개선시킬 것으로 보고 있어 전반적인 뇌질환 관리에 사용되고 있다.

● 팔미지황환(八味地黃丸)

팔미지황환은 숙지황(熟地黃), 산수유(山茱萸), 산약(山藥), 백복령(白茯苓), 택사(澤瀉), 목단피(牧丹皮), 육계(肉桂), 부자(附子)로 구성된 처방으로 옛 한나라 시대의 장중경이라는 의가의 저서 《금궤요략(金匱要略)》에 처음 등장한 처방이다. 예부터 한의학에서 말하는 신양(腎陽)의 기능을 도와주는 대표적인 처방으로서 중년층에서 주로 보이는 피로, 수족냉증, 홍조, 요통에 사용되고 있다.

현대 임상에서는 중추신경계와 비뇨생식계의 기능 저하로 인한 다양한 만성 질병에 사용되고 있다. 팔미지황환은 그 밖에도 중추 콜린성 신경 시스템을 조절함으로써, 치매의 주 증상인 기억력 감퇴의 진행의 차단과 MMSE의 향상을 유도한다고 다양한 연구를 통하여 확인되었으며, 해마 신경 세포에서의 NMDA 수용체 억제를 통해 과산화수소와 같은 활성산소로 유도된 세포 사멸에 대한 보호 효과가 입증되어, 현재 임상에서 중간 치매에 긍정적 인지 기능의 개선 혹은 일상 생활 동작 및 뇌 혈류 개선을 위해 상용되고 있다.

이러한 효능은 이 처방을 구성하는 약재들 중에 포함되어 있는 Morroniside, Gallic acid, Paeoniflorin 등과 같은 유효성분의 신경독성으로부터의 보호 효과, 신경성 항-염증 효과, 항-산화효과와 글루탐산 과잉으로 유도된 세포자살 억제 효과, 2형 당뇨병성 신경퇴행성 현상의 개선 효과, 허혈-재관류로 인한 신경 보호 효과를 통해 비롯된 것이라 볼 수 있다.

● 조등산(釣藤散)

조등산은 조구등(釣鉤藤), 석고(石膏), 진피(陳皮), 맥문동(麥門冬), 반하(半夏), 복령(茯苓), 국화(菊花), 인삼(人蔘), 방풍(防風), 감초(甘草), 생강(生薑)으로 구성된 처방으로 12세기 송나라의 허숙미(許叔微)라는 의사가 저술한《유증보제본사방(類證普濟本事方)》에 처음 전한 처방으로 중년층에서 자주 보이는 만성두통과 현기증, 어깨 결림, 우울, 불면증과 같은 신경 증상에 사용된다고 알려져 있다.

현대 임상에서는 고혈압, 편두통, 뇌동맥경화증, 자율신경 실조증, 우울증 갱년기 장애 등에 사용되고 있다. 조등산의 다양한 구성 성분 속의 Corynoxeine, Fraxetin, Ruscogenin, Ginsenoside, Cyanidin, Sitosterol, Hesperetin, Curcumin, Glycyrrhizic acid Tetramethylpyrazine 들은 항산화 효과, 신경 보호 효과, 허혈-재관류로 인한 보호 효과, Aβ로 유도된 신경성 자가소화 및 염증 보호 효과를 보인다.

그리하여 임상에서는 다양한 유형의 치매 중에 주로 인지 장애나 정서적 불안이 있는 환자에게 신경 보호 기능, 학습과 기억에 관련된 아세틸콜린을 증가시키는 효능으로 사용되고 있다.

● 억간산(抑肝散)

억간산은 당귀(當歸), 시호(柴胡), 조구등(釣鉤藤), 복령(茯苓), 천궁(川芎), 백출(白朮), 천궁(川芎), 감초(甘草)로 구성된《보영촬요(保嬰撮要)》에 최초로 기록되어 있는 처방으로, 주로 허약 체질에서 보이는 과민성, 초조감, 불면증의 질환을 치료하는 데 사용되었다. 또한 간질, 신경쇠약, 불면증 질환을 치료하는 데 응용되어 왔다.

억간산의 주요 타겟은 치매의 행동심리 증상(BPSD)이며 주로 Aβ나 글루타메이트에 의해 유도된 세포 자살을 억제하고, 소포체(ER) 스트레스를 억제하면서 신경 보호 효과를 가지는 것으로, 공격적인 행동의 감소와 기억 장애가 개선되어 치매를 예방하는 효과가 있는 것으로 보고되었다. 또한 초조함과 과민성을 완화시키고 불면증을 개선시키는 등의 효능은 임상에서 **Barthel Index, Neuropsychiatric Inventory (NPI), 일상생활 수행 능력의 점수가 증가하는 것을 보였다.**

이러한 효능 역시 Corynoxeine, Saikosaponin, Glycyrrhizic acid, Atractylenolide, Decursin, Tetramethylpyrazine 등의 화학적 성분이 ROS로 인한 해마의 신경염증 개선, 신경염증 개선 효과, 신경독성 보호 효과 인지장애 개선 효과를 통해서 비롯된 것이라 볼 수 있다.

● 억산산가진피반하(抑肝散加陣皮半夏)

억간산가진피반하는 위에서 언급하였던 억간산이라는 처방에 진피(陣皮)와 반하(半夏)를 첨가한 처방으로, 신경계의 병증으로 인하여 사지의 근육이 경련을 일으키거나 메스꺼움, 식욕부진을 치료하는 데 사용되었다.

현대 의학에서는 주로 신경 증상에 관련된 병증 (중풍, 히스테리, 자율신경 실조증, 뇌출혈 후유증)에 상용되는데, 이 처방 역시 억간산과 비슷하게 주로 Aβ나 글루타메이트에 의해 유도된 세포 자살을 억제하고, ER 스트레스를 억제하면서 신경 보호 효과를 가지는 것으로, 신경성 흥분을 억제함으로써 뇌 혈액 순환을 원활하게 하여, 치매로 인한 증상에 효능을 보이고 있다.

이러한 효능은 Corynoxeine, Saikosaponin, Glycyrrhizic acid, Atractylenolide, Decursin, Tetramethylpyrazine과 함께 Fraxetin의 신경 보호 효과에 의한 것으로 볼 수 있다.

● 황련해독탕(黃連解毒湯)

황련해독탕은 황련(黃連), 황금(黃芩), 황백(黃柏), 치자(梔子)로 구성된 처방으로서 《외대비요(外臺秘要)》에 처음 언급되었다. 주로 몸 속에 어떤 원인으로 인하여 열이 가득 차서 속이 답답하거나 고열, 두통, 이명 등에 쓰였는데, 소염, 진정, 해열 작용이 있어서 현대에는 고혈압, 불면증, 노이로제, 이질, 폐렴, 비뇨기 감염, 위염, 숙취 등에 많이 사용하고 있다.

이 처방에 공통적으로 들어 있는 berberine이란 성분은 소염, 해열, 항산화 등의 다양한 효능을 지닌 것으로 연구된 물질로서, Aβ 제거의 향상, ROS로 인한 신경염증으로부터의 보호 및 acetylcholinesterase를 조절하는 등 다양한 기전을 통하여 신경 보호 효과가 있기에 다양한 치매 치료에 좋은 효과를 볼 수 있다.

❷ 단일 약물 및 허브의 효능 및 기전

• Cannabinoid(카나비노이드)

Cannabinoid(카나비노이드)라는 물질은 많은 사람들에게 생소하면서도 다가가기 어려운 물질이다. 그렇다 .카나비노이드라는 물질은 대마 혹은 마리화나라고 알려져 있는 식물의 주요한 성분이다. 우리나라에서는 1976년 대마관리법을 제정한데 이어, 2000년 부터는 마약류 관리법으로 엄격하게 관리되고 있다. 때문에 대마를 활용하고 있는 제품들에는 사용이 많이 제한되어 있다.

하지만 대마는 기원전부터 동아시아에서 진통 조절 목적으로 널리 사용해왔고, 이미 미국을 비롯한 캐나다, 스웨덴, 독일, 네덜란드, 호주 등의 나라는 대마를 의료용으로 개발하여 합법화하고 있다.

전통의학이 발달한 중국에서도 2003년 대마초의 합법화를 통하여 의약품 개발 건수가 전 세계 특허의 절반을 차지하고 있을 정도로 대마의 효능에 세계의 눈이 주시되고 있다.

Cannabinoid(카나비노이느)는 우리 봄의 신경계, 면역계, 내분비계, 호흡계 등의 상태를 정상 상태로 유지시켜 주는 신경 전달 물질이다. 우리 몸에는 카나비노이드를 수용하는 수용체(CB1, CB2)가 있어서 우리몸의 기능들을 일정하고 자율적으로 조절해주는 능력이 있어서, 통증 완화, 염증 감소, 구토 및 메스꺼움의 감소, 항당뇨, 항곰팡이 및 바이러스, 항 근육 경련, 수면 보조 등에 많은 효능을 보이고 있어서, 현재 CBD오일, Marinol, Savivex, Epidiolex 등의 의약품으로 개발되어 많이 사용되고 있다.

특히 CBD오일은 해마에서 Aβ로 유도된 신경 염증들의 신호 전사 및 발현을 명확하게 감소시킨다는 연구 결과가 있으며, 염증과 산화 스트레스로 인하여 질병 진행에 중요한 역할을 하는 IL-1β나 iNOS 등의 상향 조절을 감소시키고, PPAR를 통하여 해마 상피세포의 발달을 촉진한다는 연구 결과가 있다.[78] 때문에 CBD 오일이 알츠하이머성 치매뿐 아니라 다양한 치매에 활용되고 있다.

---

78 • Cannabidiol in vivo blunts beta-amyloid induced neuroinflammation by suppressing IL-1beta and iNOS expression.
• Cannabidiol reduces Aβ-induced neuroinflammation and promotes hippocampal neurogenesis through PPARγ involvement.

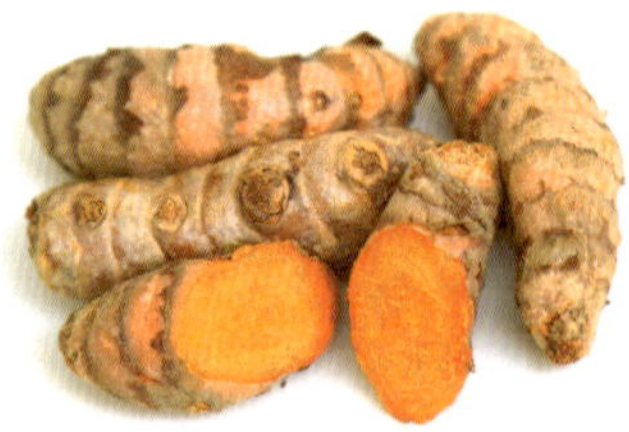

● 강황(薑黃), 생강(生薑)

우리가 흔히 먹는 커리의 원료가 되는 강황과 생강의 주성분인 커큐민(curcumin)은 Phase 2의 해독 작용을 상향 조절하고 담즙 생성을 증가시켜주는 작용과 항산화, 항염증의 효능이 있다고 널리 알려져 있다. 허혈-재관류로 인한 보호 효과, 해마에서의 NMAD 수용체와 관련된 시그널 조절로 신경 보호 효과, 만성적 플루오르(fluorine; 불소)로 인한 신경기능 저하와 기억력 개선 효과, 경련 개선 효과, Aβ로 인한 세포 사멸 및 항산화 효과 및 항염증 효과, 도파민성 신경 보호 효과 등의 효능은 다양한 종류의 치매 예방 및 치료에 활용되고 있다.

또한 당뇨로 인한 신경 독성 및 신경 재생에도 큰 효과를 보이고 있어, 1.5형의 알츠하이머 병증에 ReCODE의 진행과 함께, 커큐민이 포함되어 있는 강황이나 생강류의 식물을 섭취하면 큰 효과가 있을 것이라고 보고 있다.

커큐민은 다양한 효능을 가지고 있는 성분에 틀림없지만 시중에 유통되고 있는 단순 분말형 커큐민은 **흡수율이 매우 낮기에 파이토솜(phytosome) 인지질 결합된 흡수율을 높인 제품을 잘 선택**하여 복용해야 한다. 일반적으로 커큐민은 하루에 500~2000 mg의 용량을 복용하는 것이 권장되는데, 그 이상을 복용하게 되면 사람에 따라 소화 장애나, 어지러움을 유발할 수 있기에 권장량에 맞추어 복용하도록 한다.

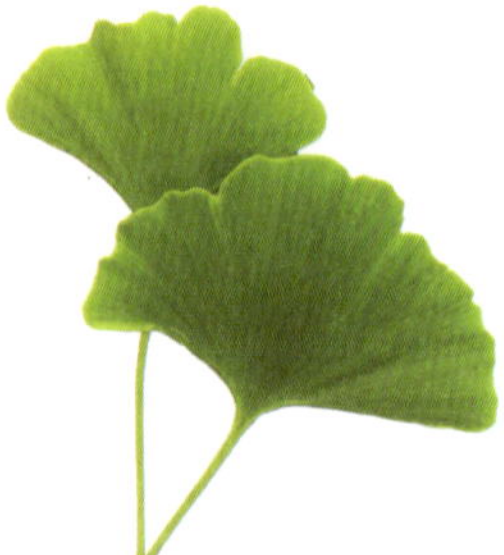

● 은행엽(銀杏葉)

Gingkomin이라고 불리는 은행잎 추출물은 항산화 효능과 기억 증진 작용으로 잘 알려져 있다. 이에 따라 알츠하이머성 치매와 혈관성 치매에 초점을 맞춰 임상 연구를 진행한 결과 은행잎 및 은행잎 추출물은 cholinesterase 억제를 통하여 일상 수행 능력과 인지 장애의 개선을 보였다.

또한 2004년 이탈리아에서 시행된 임상 연구에서는 은행잎 추출물이 SKT(Syndrome-Kurz test), MMSE, CGIC (Clinical Global Impression of Change)의 점수에서 상당히 향상된 수준을 보였기에 자주 사용되고 있는 치매 치료제 중의 하나이다.

은행잎 추출물은 다른 생약 성분에 비해 비교적 안전한 성분이기에 장기 복용도 문제가 없지만, 개개인에 따라 나타나는 증상이 다를 수 있으니 하루 복용량을 최대 300 mg을 넘기지 않는 것이 효과적이다. 통상적으로 하루 120 mg씩 두 번 복용을 권장한다.

● 은행(銀杏)

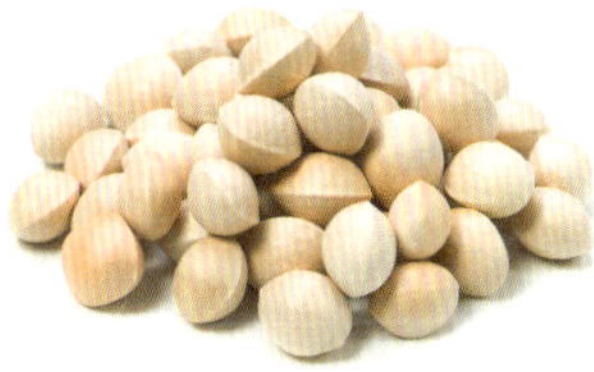

앞서 말한 은행잎의 열매로 한방에서는 백과(白果)라고도 한다. 은행의 주성분 ginkgolide류로써, ginkgolide는 뇌혈관의 혈액 순환 개선 작용으로 신경 세포와 정신 기능을 활성화시키며, 기침, 가래, 천식과 같은 호흡계 질환에도 좋은 효과가 있는 것으로 알려져 있다.

그 밖에도 ginkgolide는 항산화 효과를 통해 Aβ의 침적과 독성을 제어하고, 높은 농도의 호모시스테인으로 인한 세포독성 및 손상을 개선시키는 등, 치매로 인한 인지 능력, 기억력, 주의력 향상에 도움이 되며, 신경 안정과 강장기능이 있다.

일반적으로 은행은 우리가 쉽게 접하는 은행나무의 열매이지만, ginkgotoxin이라는 독소가 들어있어 피부에 자극과 수포를 형성하고 구토를 일으키거나 급성사구체신염을 일으킬 수 있기 때문에 일반적으로 하루에 4~10 g 또는 정제된 ginkgolide의 경우에는 120~240 mg을 넘지 않도록 주의해야 한다.

● 인도 유향(*Boswellia serrata*)

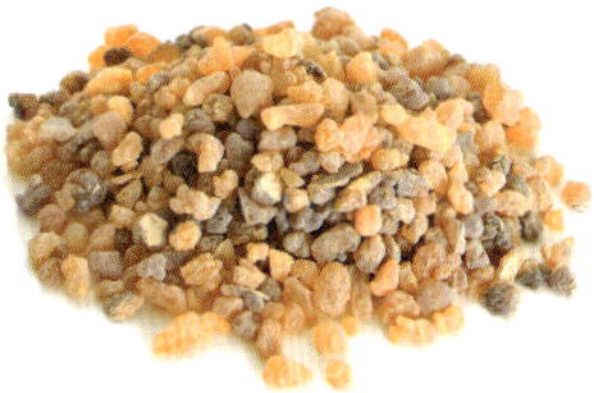

인도 유향, 즉 보스웰리아는 인도의 산악부에 자생하는 나무로 예로부터 당뇨병, 피부병, 해열, 신경질환, 류마티스, 설사 등에 사용되어 왔다. 현대에 이르러 보스웰리아는 NSAIDs의 효과가 있는 기능성 식품으로 인정되고 있으며, anti-cholinesterase 작용과 Aβ로 인한 신경독성의 보호 효과가 있는 것으로 알려지며 다양한 유형의 치매 치료에 각광을 받고 있다.

보스웰리아는 하루에 4 g 이하로 복용을 추천하고 있지만, 쓴 맛이 강하고 구토를 일으킬 수 있기에, 보통은 주성분인 boswellic acids의 함량이 37.5~65% 포함되어 있는 보스웰리아를, 300~400 mg씩 하루에 세 번 복용을 권장하고 있다.

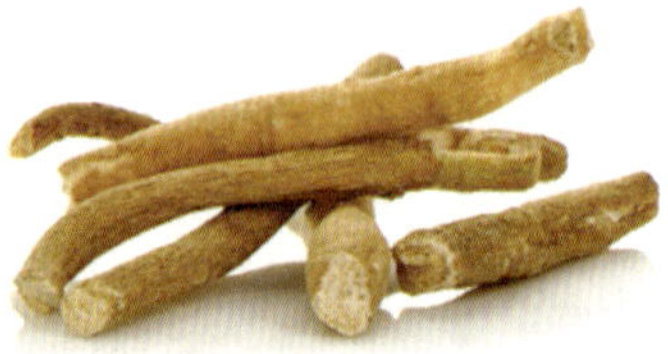

• 아쉬와간다(Ashwagandha)

우리나라에는 아쉬와간다(혹은 애쉬와간다)는 잘 알려져 있지는 않다. 하지만 중동과 네팔, 인도 등의 나라에서는 '인도 인삼'이라고 불릴 정도로 유명한 식물이다. 아쉬와간다의 여러 성분 중에 withaferin-A라는 성분은 인삼의 ginsenoside와 비슷한 항암, 강장, 면역 조절하는 작용을 한다.

임상에서는 성기능 향상, 항스트레스작용, 기억력, 집중력 향상 및 갑상선 기능을 활성화하는 치료 물질로 사용하고 있다. 또한 아쉬와간다는 과도하게 축적된 Aβ의 분해를 향상시키며, 신경 세포의 기능 저하에 대한 개선 효과를 보여 알츠하이머성 치매의 새로운 치료 물질로 주목되고 있다.

아쉬와간다는 현재까지 알려진 바로는 일반적인 부작용은 없다. 단지 임산부의 경우에 조기 분만을 유발할 수 있기에 임산부한테는 신중히 써야 한다. 일반적으로 아쉬와간다의 건조된 뿌리일 경우에는 3~8 g/d로 달이거나 3~8 mL/d로 액체 추출물과 1:1로 희석을 하거나, 가루형태의 아쉬와간다는 450~2000 mg에 이르는 용량으로 사용하는 것이 권장된다.

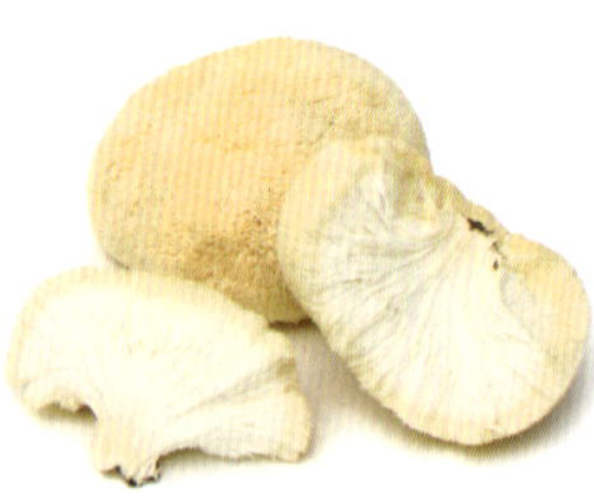

• 노루궁뎅이 버섯(*Hericium erinaceus*)

노루궁뎅이 버섯은 '사자의 갈기' 또는 '숲의 신 수염'이라는 이명을 갖고 있는 버섯으로 노루의 엉덩이 털과 닮아서 그 이름이 붙여져 중국에서 항암, 소화 불량 치료 등을 위한 약용버섯으로 활용된 식재이다. 노루궁뎅이 버섯의 다양한 성분 중에 erinacine, hericenone, β-D-Glucand은 강력한 항암 효과와 면역력 증강 효과와 더불어, 항산화 효능과 NGF(신경 성장 인자)의 합성 및 촉진을 증강시키는 효능을 보인다.

노루궁뎅이 버섯의 추출물은 글루타메이트로 인한 신경 세포 손상으로 인한 인지력 장애와 기억력 감퇴를 개선시키는 신경 보호 효능을 갖고 있어, 알츠하이머성 치매뿐 아니라 다른 유형의 치매에도 효능이 있다고 알려져 있어 임상에서 상용되는 치료 물질이다.

노루궁뎅이 버섯은 큰 부작용은 없지만 체질상 맞지 않으면 구토나 몸에 두드러기가 난다. 노루궁뎅이 버섯을 복용하는 법은 다양하여 많은 자료에 따라 다르겠지만 보통 1 g씩 하루에 세 번 가루형태로 섭취하거나 약 8 g을 달여 먹기를 권장한다.

• 홍경천(*Rhodiola rosea*)

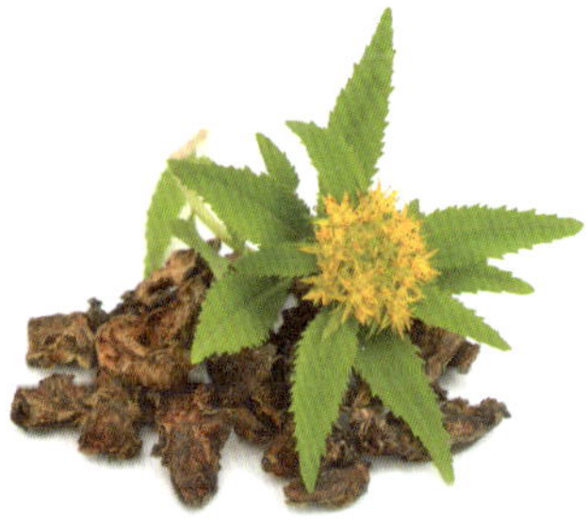

홍경천은 '참돌꽃이'라는 별칭을 갖고 있으며 뿌리와 줄기를 민간약용으로 사용하는 식물로서, 인삼을 능가하는 효능을 가지고 있다 할 정도로, 주로 인체의 생리기능을 조절하여 피로 회복, 내분기능의 조절, 강심작용, 진정 및 조혈작용을 하며 기억력 증진과 산소 결핍 증상에 저항하는 효능이 있다고 알려져 있다.

홍경천의 주요 성분은 salidroside라는 물질로 장기간 긴장 상태의 대뇌 세포를 순간적으로 정상화시키고, 인체의 면역기능을 크게 증진시키는 효과가 있다고 알려져 있다. 게다가 홍경천 추출물은 Aβ로 유도된 세포독성의 보호 효과, 자기 사멸 작용의 방지, PI3K/Akt pathway를 통한 신경 보호 효과를 나타내어 알츠하이머성 치매에 효능이 있다고 알려져 있다.

홍경천으로 인한 부작용은 현기증과 구강 건조증이 있으며, 환자의 체력과 연령을 고려하여 사용해야하는 물질이다. 처음 복용을 시작한 일주일 정도는 하루에 한 번 100 mg을 복용하다가, 차츰 늘려서 하루에 최대 680 mg까지 복용할 수 있다. 그렇지만 보통 하루에 288~680 mg의 범위 안에서 복용을 권장하는 바이다.

● 고투콜라(*Centella asiatica*)

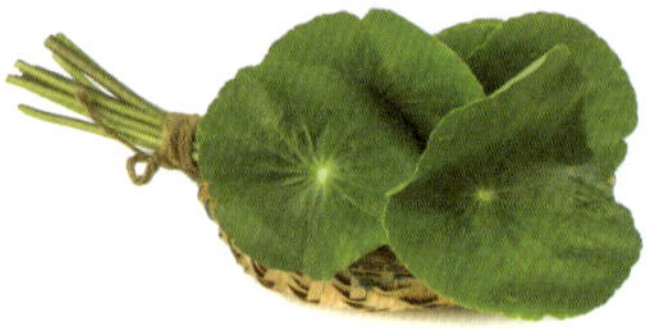

흔히 '병풀' 혹은 '호랑이풀'이라고 불리는 미나리과 식물로 제주도와 같은 남쪽 섬 지역에서 볼 수 있는 식물이다. 이 병풀의 잎과 줄기에는 Madecassic acid(마데카식산)이라고 불리는 성분이 있는데, 이것은 염증을 낫게 하고 상처를 아물게하여 새 살을 돋게 하는 효능이라는 것이 밝혀지면서 피부연고의 원료로 많이 사용되는, 우리에게 매우 친숙한 생약이다.

그 밖의 주요 성분으로 asiatic acid라는 성분은 다양한 연구결과에 따르면, Aβ로 유도된 신경 세포 기능 저하의 개선과 GABA 수용체 컨트롤로, 뇌 기능 정상화 및 신경독성의 개선, 항산화등의 효과를 보이며, 알츠하이머의 예방 및 뇌신경 보호에 효능이 있어 다양한 유형의 치매에 활용되고 있다.

고투콜라를 복용하면 졸음, 피부 민감(특히 햇빛), 여성의 월경 촉진과 위장 장애의 부작용을 유발할 수 있고, 무엇보다 간에 해가 될 수 있기에 간 질환을 겪고 있는 환자는 복용을 금한다. 효능이 좋은 대신 하루 복용량에 주의를 해야 한다. 일반적으로 하루에 90~180 mg의 용량이 권장 용량이지만 치매를 앓고 있는 대부분의 연령대가 65세 이상이므로 여기에선 60~180 mg의 용량을 권한다.

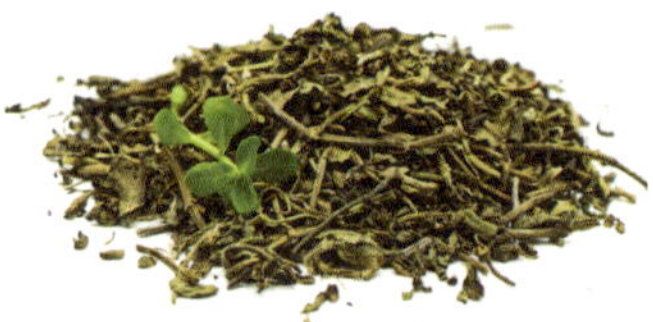

● 향설초(bacopa)

향설초 또는 '바코파' 또는 '브라미'라고 하며 인도 전역에서 찾아볼 수 있는 허브이다. 바코파는 고대 인도 문서에서도 발견될 만큼 간질 치료 및 기억력 증진을 위해 널리 사용되어 왔다. 인도의 전통의학 중에 하나인 아유르베다에서 바코파는 뇌를 위한 식품이라 일컫으며, 문제를 해결하는 능력을 향상시켜 스트레스를 해소, 예방하기 위한 약재로 불안이나 정서적 스트레스로 고통받는 이들을 위해 많이 처방되고 있다.

바코파의 주성분은 bacopaside란 물질로 항염, 항당뇨 및 신경 보호 효능이 있어 알츠하이머성 치매뿐 아니라, 다양한 치매로 인한 전반적 정신적 기능과 기억력 향상에 효과적이기에 많이 이용되고 있다.

바코파는 현재까지 부작용에 대한 보고가 없으나, 일반적으로 하루에 300 mg/d의 용량으로 하루에 두 번 복용을 권장하며 최소 6개월 이상 복용해야 효과를 본다는 것이 많은 의료인들의 공통된 의견이다.

• 상카푸스피(sankhapuspi)

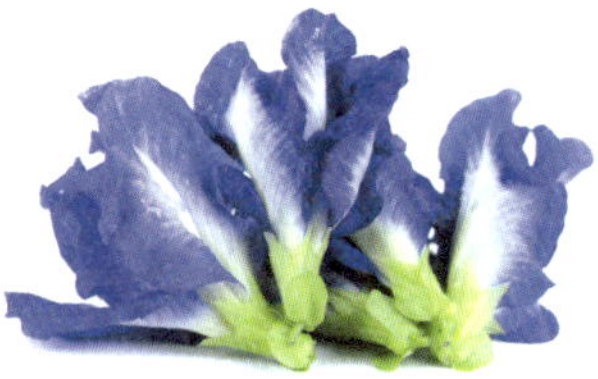

다소 생소한 이름의 상카푸스피(*Convolvulus pluricaulis*)는 아쉬와간다와 함께 아유르베다에서 자주 쓰이는 허브이다. 상카푸스피는 수 백년간 인도에서 스트레스나 불면, 불안 같은 신경질환, 그리고 소화기 궤양의 치료에 사용되어왔다. 특히 임상에서 혈압 조절제로서 많이 사용되어 왔는데, 연구결과 상카푸스피가 tau 단백질과 Aβ 단백질의 증가를 억제시켜 신경 보호 효과를 보였다. 인지 능력과 기억력 향상에 도움이 되는 허브로, 꿀과 함께 하루에 3.5 g을 복용하면 효과를 볼 수 있다.

• 밀크시슬(Silymarin)

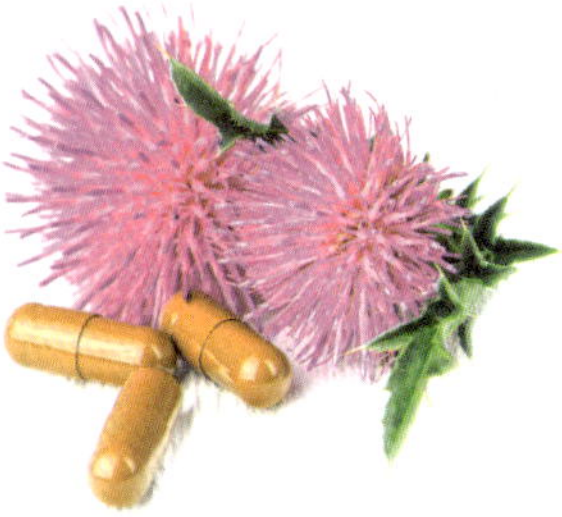

밀크시슬은 엉겅퀴의 일종으로 국화과 식물이다. 밀크시슬 속에는 실리마린(Silymarin)이라는 성분이 있는데, 비타민 E의 10배에 달하는 항산화 효능과 글루타치온을 증가시키는 기능을 갖고 있어 간을 보호하고 유해물질로 인한 독성을 감소시킨다.

강력한 항산화 효과와 해독능력을 갖고 있는 물질인 실리마린은 산화적 스트레스로 인하여 유도된 Aβ플라크의 개선과 신경 보호 작용, acetylcholinesterase의 활동을 차단하여 기억력 개선과 정서적 불안을 해소하는 등 알츠하이머성 치매에 많이 응용되고 있다. 밀크시슬은 구토나 복통, 식욕부진 및 설사를 하는 부작용이 있기에 하루에 400~1200 mg의 용량을 준수하여 복용하는 것을 권장한다.

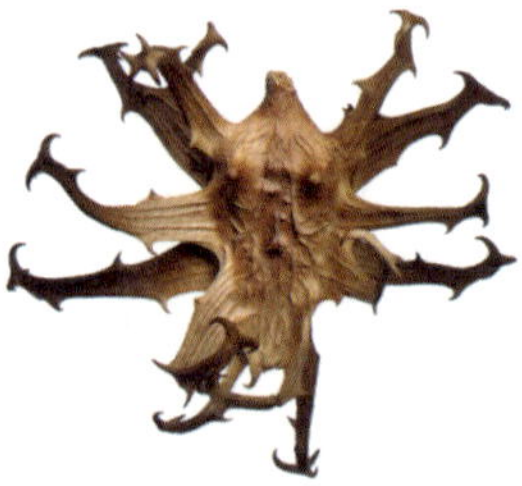

● 천수근(Devil's claws)

천수근(天授根)은 '악마의 발톱'이라는 이명을 갖고 있는 아프리카에 서식하는 식물이다. 주로 동통성 근골격계 질환에 항염증 진통제로 만성염증을 완화시켜주고 암치료에 쓰인다.

천수근에는 harpagoside라는 표준물질이 있는데 이 성분으로 인하여 위와 같은 효능을 보이며, 최근에는 harpagoside가 Aβ로 유도된 인지 장애를 BDNF 발현을 증강시켜, 다양한 유형의 치매에 응용할 수 있다고 발표되었다.

천수근은 매스꺼움, 구토, 복통 그리고 알레르기성 피부 반응이 일어나는 부작용이 있고, 담즙생성을 증가시키는 작용도 있기에 담석 환자는 주의해서 사용해야 한다. 천수근은 400~600 mg의 용량으로 하루에 세 차례 복용하거나 harpagoside를 정제한 물질은 50~100 mg의 용량으로 섭취하는 것을 권장한다.

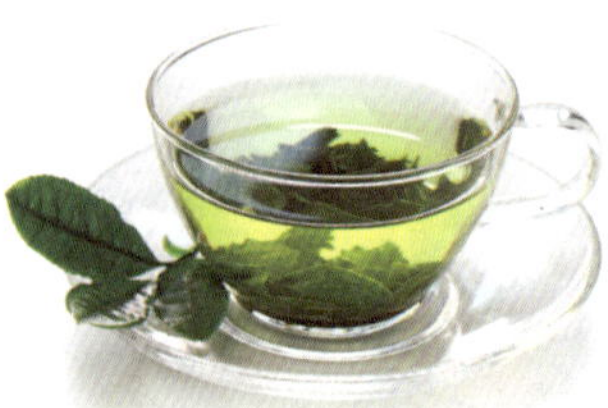

● 녹차 및 코코아의 카테킨(Catechin)

녹차 및 코코아에 풍부한 카테킨 성분은 떫은 맛을 내는 폴리페놀의 일종으로 지질 및 당질의 흡수를 억제하고 체지방을 연소하는 효과가 있어 다이어트에 많은 사람들이 이용하고 있다.

또한 카테킨 성분은 항산화 효능이 있으며 Aβ의 oligomerization을 차단하는 기능, 중금속으로 인한 독성 보호 작용, acetylcholinesterase의 차단 기능으로, 해마의 신경 세포를 보호하여 기억력 개선에 큰 효능이 있다고 많은 연구를 통해 밝혀져 있다.

카테킨은 현재까지 알려진 큰 부작용은 없다. 그렇지만 카테킨과 탄닌을 같이 과도하게 섭취하게 되면, 위장 장애나 변비가 생길 수 있으니 충분한 수분 섭취와 함께 카테킨을 복용하는 것을 권장한다. 카테킨은 다양한 용량 범위를 갖고 있지만 매일 500~700 mg의 용량을 권하는 바이다.

● 파인애플의 브로멜라인(bromelain)

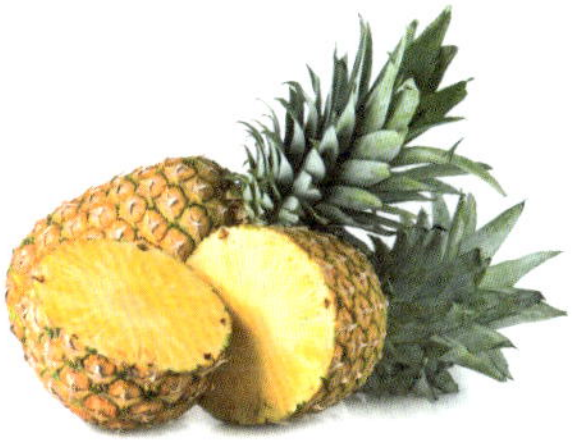

브로멜라인은 파인애플에서 추출한 단백질 소화효소로서 흡수된 후 혈액을 따라 순환하며, 단백질로 된 혈액 내의 섬유소와 항원항체 결합체와 같은 불순물들을 분해하여, 염증을 가라앉히고 자가 면역 질환, 소염 진통제(NSAIDs)의 대용으로 안전하게 쓸 수 있는 내츄럴 물질이다. 현재 널리 알려진 알츠하이머의 유병 원인 중에 하나인 Aβ를 분해하여 치매 치료에 응용하고 있다.

또한 quercetin(케르세틴)이라는 항염, 항알레르기, 면역 균형에 관여된 잎이 많은 채소, 토마토, 딸기, 브로콜리등에 많이 함유된 식물성 항산화제의 흡수를 브로멜라인이 촉진시켜서, ReCODE에서 주로 강조하는 다이어트 메뉴에 파인애플류와 채소류를 함께 섭취하도록 권장하고 있다.

브로멜라인은 기관지 천식, 위장 장애, 심계항진의 부작용이 있어서 신부전 및 간질환 환자나 혈액 응고 장애가 있는 환자에게는 금기해야 한다. 공복상태에서 250~750 mg의 용량으로 하루에 세 번 복용하는 것을 권상하고 있다.

● 십자화과 채소(glucosinolates)

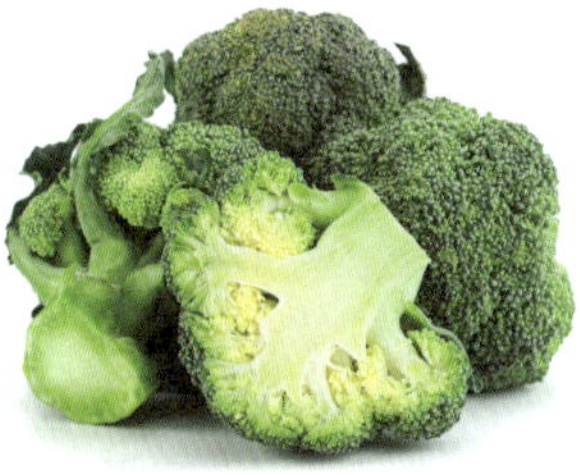

십자화과 채소(양배추, 브로콜리, 작은 양배추, 물냉이 등)에는 글루코시놀레이트(glucosinolates)라는 식물 화학 물질이 많이 함유되어 있다. 이 물질에 대표적으로 항암 효과가 있다는 연구결과는 이미 많은 사람들이 알고 있다.

그 밖에 산화 물질을 분해하는 효소의 생성을 유도하는 효능과, Phase 2의 해독을 촉진하는 효소를 유도하는 효능은 독성 물질로 인하여 발병된, 제3형 치매에 보조적 치료제로서 널리 활용할 수 있다. 글루코시놀레이트, 즉 십자화과 채소는 가급적이면 잘 씻어서 열을 가하지 않고, 날것으로 하루에 100 mg 이상 섭취하는 것이 좋다.

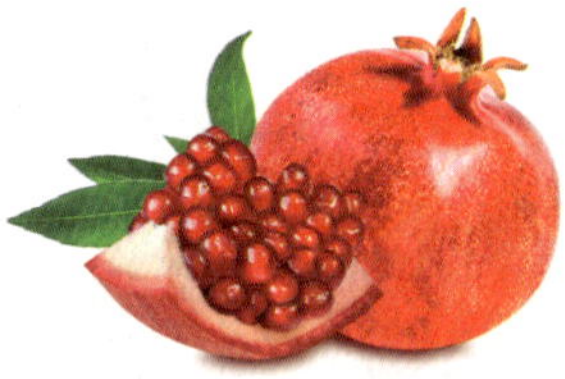

● 호두, 석류, 베리류(ellagic acid)

호두, 석류, 베리류는 공통적으로 엘라직산(ellagic acid)라는 물질이 들어있다. 대표적으로 이 엘라직산은 간 보호 작용, 독성 물질과 결합하여, 발암 전구물질인 CYP1A1의 억제제로서의 기능과 Phase 2의 해독을 유도하는 효능을 가지고 있다.

이러한 효능은 독성 물질로 인하여 발병되는 제 3형 치매와 연관된, 독성 물질인 Aβ와 중금속 침적과 신경독성을 완화시키는 물질로 많이 응용되고 있다. 현재까지 엘라직산에 대한 부작용은 밝혀진 바가 없고 하루에 250 mg의 양을 권장하고 있다.

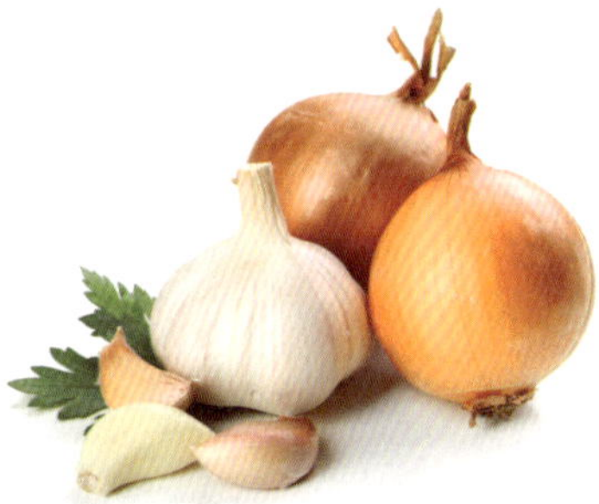

● 마늘, 양파(organosulfur compounds)

마늘과 양파에 들어있는 유기 황화물(organosulfur compounds)에는 두 종류가 있다. 감마-글루타밀-시스테인(gamma-glutamyl-cystein)과 시스테인 설폭사이드(cysteine sulfoxide)이다. 이 두 물질은 글루타치온의 증가와 Phase 2의 해독에 관여되어 있다.

글루타치온의 생성 증가와 해독에 관여된 물질인 만큼 치매를 유발하는 다양한 병리적 산물들의 생성을 방지할 수 있기에, 치매 환자로 하여금 마늘과 양파의 섭취를 권장한다. 일반적으로 큰 부작용은 없지만, 하루에 1000 mg을 넘기지 않게 권장하고 있다.

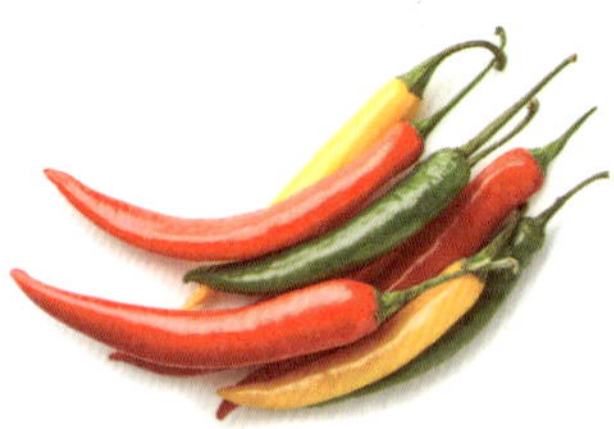

● 고추(*capsicum spp.*)

고추는 우리나라 사람이라면 흔히 섭취하는 식물로 가지과에 속하는 작물이다. 고추가 지니고 있는 Capsaicin(캡사이신)은 신진대사를 원활하게 하고 체내 신경말단의 통증물질인 P물질의 발현을 저하시키고 비타민 C와 베타카로틴이 풍부해서 혈액 순환을 증진시키는 효능을 가지고 있다.

그로 인해 허리 통증이나 당뇨병성 신경 장애에도 많이 사용되고 있는데, 최근의 연구에서 캡사이신이 Aβ의 축적과 Aβ의 분해 성분인 β-Secretase의 활성을 차단하여 노화성 신경 감퇴에 영향을 준다고 발표되어 임상에서의 새로운 치료 물질로 각광을 받고 있다.

Phytochemicals의 작용

Debomoy K.L.[79] 등의 발표에 의하면, 아밀로이드 전구단백질(APP)이 많은 상태에서 α-secretase 산물 중에 하나인 sAPPα가 만일 과다 생산되면, 신경의 neuroprotection과 microglia(소교세포)의 활성이 증가하게 되는데, 이렇게 되면, 신경의 과다 성장과 염증을 발현시키게 되고, 이러한 증상이 어릴 때에 발생하면 뇌의 볼륨이 증가하게 되어 자폐증(Autism)으로 발전하는 Anabolic Path(동화적 경로)를 밟게 된다.

반대로 같은 아밀로이드 전구단백질(APP)이 많은 상황에서 β-secretase 산물 중 하나인 sAPPβ가 많으면, 이것은 곤 소교세포의 활성에 영향을 미쳐 신경 변성(neurodegeneration)이 일어나고, 여기에 amyloid beta protein이 신경 독성을 일으키게 되면, 장년 이후에 뇌의 볼륨이 감소하게 되고 결국은 Alzheimer's disease가 되는 Catabolic Path(이화적 경로)를 밟게 된다고 발표된 바 있다.

따라서 신경의 독성을 줄여주며 해독 기능(Detoxifying function)과 항산화 기능(Antioxidant function)을 높여서 글루타치온(GSH) 합성 및 재생을 도와주는 영양 물질들을 충분히 공급하면, Alzheimer's disease의 발현 및 인지 장애, 신경 변성을 예방할 수 있다.

해독 기능은 Glutathione의 합성에 도움을 주는 브로콜리 추출물 및 N-acetyl-L-cysteine이 중요하고 항산화 기능은 Vitamin C, Selenium, Niacinamide 등이 GSH 합성 및 재생에 큰 영향을 미친다.

보다 나은 뇌의 기능을 위해서 음식을 통해 다양한 색깔의 식물 영양물질

79 Debomoy K.L. Front. Cell. Neurosci 2013 June:21

(Phytonutrients) 섭취가 추천되고 있다. 여러 색깔의 Spectrum은 식물과 과일 속에 들어 있는 식물 화학 성분인 것이다. 최근 권장되고 있는 성인의 과일과 야채 섭취량은 하루 2.5~6.5컵까지 추천되는데, 이는 성별, 나이, 활동량에 따라서 다르다. 많은 사람들이 Phytonutrient gap의 상태에 빠져 있으며 특히 남성에 있어서 섭취 부족은 심각한 상태이다. 이렇게 Phytonutrient가 부족하게 되면 세포 내에 cellular protein kinases의 결핍 증세를 갖게 된다.

Phytonutrient가 염증과 에너지, 스트레스 경로 등에 중요한 역할을 하게 되어, 염증을 감소하고 인슐린 민감도 향상 및 스트레스에 대한 저항력을 높인다. 이렇듯 식물 화학 성분이 다량 함유되어 있는 음식은 항산화 기전을 강화시키게 된다.

Phytochemical이 많이 함유된 음식을 섭취하면 산화 스트레스를 줄이게 된다. Phenol이 많이 함유된 음식을 섭취하면 Plasma Alpha-tocopherol과 Beta-carotene을 증가시켜 결국 SOD를 증가시켜 산화 스트레스를 줄여서 만성 질환 발생을 억제하게 된다.

식물에 포함된 플라보노이드(flavonoids)와 티올(thiols)[80] 등이 간에서의 PHASE-1 해독 과정에서, Free Radicals를 줄이고 ROS를 줄이는 항산화 작용을 한다. **스트레스(Starvation, Dehydreation, Infection, Cellular damage)를 거쳐 자라난 식물들은 HORMETIC SIGNALS을 만들어 내고 Xenohormetic molecule을 합성하여, 세포 내에 target protins을 만들어 생존률을 높이게 된다. 이러한 물질을 인간이 섭취하게 되면 자신의 target protins을 조절하게 되어 Xenohormesis에 의해 건강하고 장수하게 된다.**

Organic한 과일과 야채들은 Phenolics와 vitamin C 성분이 높다. 따라서 High-VF diet가 권장되고 비록 작지만 다양한 phytochemicals를 섭취하는 것이 한 두 가지 식물을 많이 먹는 것보다 훨씬 유익하다. 특히 다양한 과일과 야채 섭취는 뇌의 인지 기능을 향상시키는 데 아주 중요한 역할을 하고, 다양한 VF 섭취가 MMSE를 높여 개개인의 인지 장애 및 수행 능력, 기억 및 집중

80 마늘, 양파, 십자화과의 채소에 많다.

력을 개선시키게 된다.

1) Colorful한 과일과 야채 섭취[81]

● 붉은 색깔

붉은 색깔의 Phytochemicals는 Lycopene과 Anthocyanins, Astaxanthin을 들 수 있다. 많은 양의 블루베리와 딸기를 섭취하게 되면 인지 감퇴를 최대 2.5년 지연시킬 수 있다.

토마토에 있는 Lycopene은 당뇨와 인지 감퇴를 개선시키는 데, 특히 토마토는 올리브 오일로 구워 조리한 경우에 Lycopene의 흡수와 작용이 강화된다. 혈중의 Lycopene은 뇌허혈 및 뇌졸중을 감소시키기도 하고, 전립선 비대와 유선암 및 피부암 발생을 줄인다.

그 외에 Anthocyanins은 다양한 항암 및 항산화 작용을 갖고 있고, 특히 알츠하이머 발생을 줄인다. Astaxanthin은 간의 항산화 작용에 큰 역할을 한다.

● 오렌지 색깔

오렌지 색깔의 Phytonutrients는 Beta carotene과 Bioflavonoids이며 특히 Carotenoid를 포함하고 있는 식물들은 당근, 케일, 시금치, 가열된 토마토, 망고 그리고 호박 등을 들 수 있다. Beta carotene은 강력한 항산화 기능, 면역 강화, 항암 및 심근경색 예방, 시력 유지에 중요한 식물 영양 성분이다.

Bioflavonoids 역시 비타민 C와 함께 심장 발작을 감소시키고 항암 효과 및 피부, 시력, 치아와 강한 골격을 유지하는 데 중요한 역할을 한다.

● 연두색 식물

연두색 식물에 들어있는 식물 화학 성분은 Lutein/Zeaxanthin, Indoles, chlorophyII, folate 등이 있다. Lutein은 좋은 시력을 유지시키고 백내장을 막고 황

81 Appendix에 종류 및 분류가 상세히 되어있음. 부록 34편

반 변성을 줄인다. Indoles은 항암, 특히 유방암과 전립선암에 효과가 높고 종양의 증대를 감소시킨다. Chlorophyll은 강력한 항산화제이며, 특히 엽산이 Methylation에 관여하여 세포 성장에 중요한 역할을 하는 것은 잘 알려져 있다.

아보카도(Avocado)의 약리작용은 놀라운 혈관 이완 작용을 일으키며, 반쪽의 아보카도만으로도 햄버거를 먹은 2시간 이후에 발생할 수 있는 혈관 수축이 없고, 식사 4시간 후에 나타나는 IL-6 증가가 없을 뿐만 아니라, 대부분 식후에 Serum triglyceride의 증가가 없는 등 훌륭한 효과를 보인다.

Phytonutrient가 고농도로 함유되어 있는 음식은 새싹(Microgreens)이다. 새싹은 야채와 허브의 씨앗으로부터 자라나는 새싹들로서, 대개 2~8센티미터 정도이며 발아 이후 7~14일 정도 지난 것이, 강한 향이 있고 생생하게 살아있는 색깔과 부드러운 식감을 주는 형태를 띤다.

이러한 새싹은 다 자란 식물에 비해 비타민과 carotenoids을 더 많이 함유하고 있다. 적 양배추(Red cabbage)와 Garnet amaranth 그리고 Green daikon radish의 micorgreens에는 높은 양의 Vitamin C, vitamin K_1, vitamin E가 함유되어 있다. 올리브오일(Virgin olive oil)을 많이 함유한 지중해식 식사(Med-Diet)를 하게 되면 Control diet 또는 MediDiet+nuts에 비해 인지 기능이 개선된다.

● 푸른 빛이 도는 자주색 음식

푸른 빛이 도는 자주색 음식은 Anthocyanins와 Phenolics를 많이 함유하고 있는데, blueberries, blackberries(서양산 딸기), Purple grapes, black currants(*Ribes nigrum*), elderberries(딱총나무 열매) 등이 이에 해당되는 식물들이다. Phenolics이 많이 함유된 식물군에는 건자두, 건포도, 자두, 가지 등이 있다.

이러한 Berries가 뇌에 미치는 작용은 염증과 세포 생존에 관여하여 신경유연성(neuroplasticicity)을 향상시키고, 신경 전달 및 칼슘 중화작용을 도와 노화에 따른 병적 행동 장애를 개선하게 된다. 따라서 사람에 있어서 인지 기능을 유지하고 항산화 및 항염증 작용이 있다.

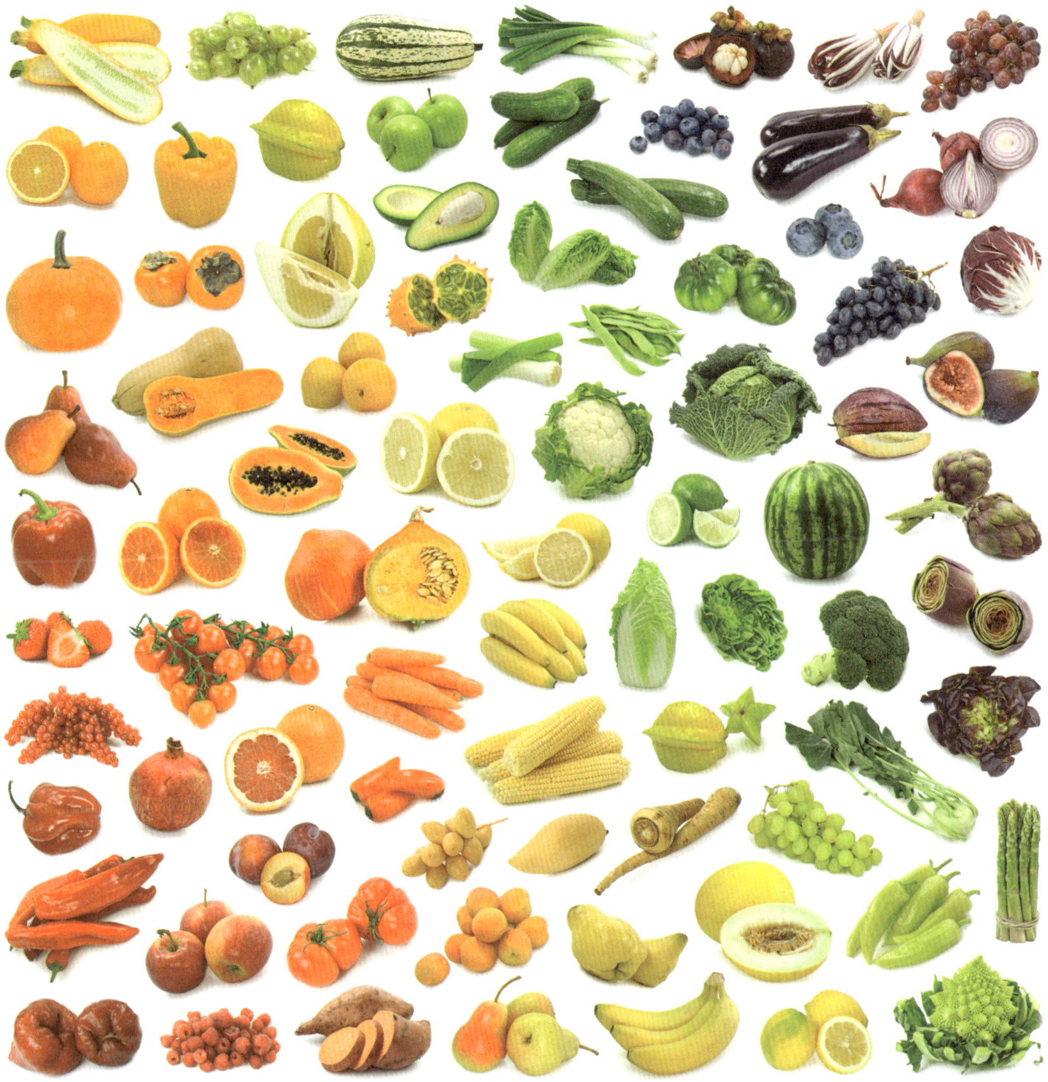

특히 블루베리를 섭취하게 되면 공간 인지 기능이 호전되고, 해마에서 BDNF 생성 및 mRNA의 발현을 조절하여 ❶ 학습 능률을 높이고 ❷ kinases의 활성화 ❸ 해마에서 BDNF 생성을 증가시킨다.

보랏빛을 띠는 과일과 식물은 Proanthocyanidin을 함유하고 있으며, Ellagic acid를 함유한 tannins인 Ellagitannin이 많이 함유된 Berries는 항암 효과가 있는데, 그 작용(Bioavailability)은 장 내 세균의 구성에 따라 다르게 나타난다.

파란 옥수수는 하얀 옥수수에 비해서 약 60배 이상의 anthocyanidin을 함유하고 있다. 당근 역시 퍼플 당근은 보통의 오렌지색 당근에 비해 15배 이상의 anthocyanidin을 함유하고 있고, 아로니아(Wild Aronia berries, Chokeberry)는 Bluecrop이라는 블루베리보다 15배 이상의 항산화 성분을 함유하고 있다.

감자 역시 Pupple Peruvian은 YUKON GOLD에 비해 30배 이상의 Phytonutrients를 포함하고 있으는데, 특히 블루나 퍼플 컬러 식물이 월등한 항산화 효과 및 다양한 약성 작용을 나타내고 있다.

- **하얀 색깔**

하얀 색깔을 띠는 식품화학 물질은 Allicin이며 그 작용과 함유하고 있는 식물들은 마늘, 양파, 대파, 봄양파, 쪽파 등이며, 면역을 강화하고 혈중 중성 지방을 감소시킬 뿐만 아니라 혈압을 조정한다. 또한 심장 발작을 감소시키며 위와 대장암의 전이를 줄이는 항암 작용도 있다.

2) 뇌의 슈퍼스타 플라보노이드

식물의 Flavones는 GABA(A)-receptor에서 benzodiazepine site에 결합하여 진정 효과 및 항불안, 항경련 등의 개선 효과를 낸다. 다양한 Flavonoids는 monoamine oxidase A or B의 억제제로서 작용하여 항우울 및 Parkinson 증세를 개선한다.

Flavanols와 flavanones 및 anthocyanidins는 염증으로부터 신경 손상을 보호하고 있으며 Flavanoids는 건강과 정서에 긍정적 영향을 미친다. 이러한 **효과를 미루어 보아 Flavonoids는 Brain Superstars임에는 틀림없다.**

표 Top Flavonoid-Containing Foods

Food	Food Prep/Serving Size	Phytonutrient Amount (mg/100)
Tea, green, large leaf, quingmao	Brewed in hot water/1 cup	29,220
Cacao Beans	Dry, powder. Can be added to frozen blended bananas for a healthy dessert/ 1cup	8,606
Tea, white, dry leaves	Can be strained and brewed in hot water as tea/1 cup	6,945
Parsley	Can be added to sauce or grinded up in salad dressing/1 tbsp.	4,503.50
Oregano, Mexican, dried	Can berinded up and chopped and added in sauces/1 tbsp.	1,545.79
Plum	Raw/ 1cup	558.19
Elderberry	Juice Concentrate, 1cup	519.56

차세대 치매 치료와 줄기세포 치료에 관한 소견

알츠하이머 병과 기타 신경퇴행성 질환에 있어서, 줄기세포 치료가, 신약으로 개발된 Solanezumab의 임상 실패 쇼크 이후에, 새로운 차세대 치료 방법으로 대두되고 있다. 줄기세포가 난치병 극복에 해결방안으로 제시되고 주목받는 이유는 줄기세포의 강력한 재생 능력 때문이다.

실제 배아줄기세포와 성체줄기세포는 분화 능력의 차이는 있으나 다양한 조직을 구성하는 세포들로 분화하므로, 손상된 부분을 재생하는 효과를 기대할 수 있다.

치료에 응용할 수 있는 줄기세포는 신경줄기세포로서(NSCs-Neural stem cells) 인간과 쥐의 뇌에 존재하며, 이 신경 세포는 성상교세포(astrocytes)와 희소돌기아교세포(oligodendrocytes)로 분화된다. 특히 신경 세포와 neuroglia(신경 아교 세포)로 성공적으로 재생되는 줄기세포인 배아줄기세포(ESCs), 유도만능줄기세포(iPSCs)는, 인공적으로 조작한 세포들로서, 신체 내의 모든 조직으로 분화가 가능하다.

신경줄기세포(NSCs) 또한 분화가 가능하다. 이러한 NSCs는 신경 세포와 아교세포로 분화되는데, 이런 것을 이용하여 알츠하이머(AD), 파킨슨병(PD), 헌팅톤병, 루게릭병(ALS), 다발성 경화증(MS), 주관적인지 장애(SCI), 뇌졸중(Stroke) 및 뇌종양에 치료 목적으로 사용할 수 있다.

특히 Mesenchymal stem cells(MSCs)은 알츠하이머 치료에 대하여 많은 주목을 받고 있는데, 신경 세포로 분화가 가능하다. 골격 줄기세포나 골수 줄기세포로 알려져 있다. MSCs는 골막, 활액막 또는 활액, 근육, 인대 그리고 태반 태아조직에서 제대혈세포(UCB)로 분리할 수 있고, 심지어 뇌에서도 발견되었다.

NSCs보다 MSCs는 여러 기관들로부터 쉽게 구할 수 있고, 다양하게 분화할 수 있는 가능성도 갖고 있다. 따라서 이 MSCs는 신경염증을 통하여, 임상 전 실험에서 Amyloid pathology 병변을 조정하는 능력이 있는 것으로 판명되어, 알츠하이머성 치매뿐 아니라 다양한 치매 치료에 효과적일 것으로 보고 있다.

이러한 **stem cells들은 뇌로 이식이 가능하고 이런 신경 전구 물질들을 정맥주사하면, BBB를 통과하여 질병 부위에 영향**을 줄 수 있으며, **MRI나 집중초음파(guided focused ultrasound)로 모니터링이 가능**하다. 특히 이 배아줄기세포(MSCs)는 ESCs와 달리 종양을 만들지 않으며, 세포 손상 부위에 자동적으로 모여서 BDNF와 memantine을 알츠하이머 병변 부위로 운반해 준다.

그리고 MSCs 중에서 조혈줄기세포(HSC)는 알츠하이머 병변 부위로 BBB를 통과할 수 있고 해마에 도달하게 된다. 쥐 치매 모델에서 MSCs는 Aβ의 축적을 줄이고, cathepsin[82] 1 level을 올린다. 인간의 제대혈 MSCs에서 얻은 중배엽 줄기세포는 인지 기능과 신경 병변을 개선하였고, 소교세포(Microglia)의 활성화를 통해서 인지 기능과 신경 손상을 개선하였으며, 소교세포가 만들어내는 proinflammatory cytokines을 줄여서 항염증 cytokines을 증가시킨 보고가 있다.

골수-MSCs 역시 소교세포의 활성화를 통해서 염증반응을 감소하였고, Aβ의 감소를 가져오게 된다. 전치태반-MSCs 역시 아교세포의 활성화와 염증 cykokines을 조절하여 APP, BACE-1을 조정하였다. 강력한 염증과 면역향상 조절을 통해 공간 감각 능력을 개선시켰고, 역시 쥐 모델에서 APP침착을 감소시켰다.

이상과 같은 stem cells의 효과로 인해 창의적이고 계획적인 줄기세포 약물, 즉 인간의 제대혈로부터 유리된 줄기세포를 이용하여, 창의적이고 개혁적인 줄기세포 약물인 neurostem이라는 약물이 개발되었다.

이러한 알츠하이머형 치매 치료제 neurostem을 투여하면 치매진행을 완화시킬 수 있다. 이 외에도 세계 최초로 자가 줄기세포 치료제 개발에 성공한 우리나라 줄기세포 회사도 있다.

이런 stem cells이 신경 세포로 분화능이 있는 것으로 확인되었고 이 세품은 인간의 지방세포로부터 유래한 MSCs를 동물과 인간에게 정맥주사를 하였을 때, 그 안전성은 2011년에 판명되었고 많은 전임상 연구를 통하여 안전성이 증명되었으며 더욱이 인간에 대한 이러한 줄기세포 발암성의 안전성이 연구되었다.

전임상 연구를 통하여 사람의 지방유래 중간엽 줄기세포를 주입하여 알츠하이머 동물모델을 연구한 결과, 학습 및 기억 능력과 병적 병변을 크게 개선하였고, amyloid plaques 수와 amyloid β plaques의 감소, 뇌에 IL-10, VEGF의 상승으로 기억력 개선 및 신경병리학적 면에서 크게 개선을 보였다.

다시 말하여 항 염증인자 및 혈관 증식 인자의 증가가 확인되었고 APP-CT의 감소 및 네프릴라이신(Neprilysin)[83]의 증가, 투여한 줄기세포가 신경세포로 분화되는 것을 확인하였으며, 정맥 내로 투여한 줄기세포는 BBB를 통과하여 신경 재생을 유도하였고 뇌혈관 재생을 유도하였으며, 알츠하이머 모

82 시스테인 단백 분해 효소

83 베타 아밀로이드를 분해하는 효소

델 동물에서 기억력 개선이 확인되었다.

위의 연구는 알츠하이머 임상 1/2상 미 FDA임상 승인을 획득하였고 모든 대상자들의 vital sign을 줄기세포 투여마다 측정한 결과, vital sign 값은 정상 범위를 유지하였고, 두 번의 투여 사이에 이상 변화는 없었다. 또한 모든 환자들에서 약물과 관련된 어떠한 이상 반응도 나타나지 않았다.

최근에는 초음파에 의해 유도된 엑소좀(exosome)[84]을 이용하여 피부세포를 줄기세포로 되돌리지 않고, 직접 신경 세포로 분화시키는 고효율 직접분화 기술을, 한국의 '김순학' 교수 연구팀이 세계 최초로 개발하였다.

엑소좀이 피부세포에 유입되면 5일 내에 70% 이상이 신경 전구 세포로 유도되는 것이 확인되었다. 이 세포는 생체 내 이식 후 신경 세포, 성상교세포, 희소돌기 아교세포로 분화되는데, 초음파로 유도된 엑소좀에는 신경계에서 특이한 다양한 리프로그래밍 mRNA, 단백질 등 유전 정보가 들어있어서, 이 엑소좀이 세포에 유입되면 세포 분화 관련 신호 경로가 활성화되고, 이로 인해 염색체가 탈메틸화되면서 신경 전구 세포로 분화한다.

또한 김순학 교수의 연구에 따르면 엑소좀에 의한 신경 전구 세포 유도기술은, 암이 발생하지 않아 안전하고 단기간에 대량 생산할 수 있어 경제적이기 때문에 앞으로 치매, 파킨슨, 헌팅톤 병 등 신경질환의 자가줄기세포 치료가 가능해지고, 줄기세포 연구 및 재생의료산업 분야에서 국제적인 경쟁력을 확보할 것으로 기대된다고 하였다.

자침 요법

자침(刺針)은 서양 의학에 없는 한의학만의 독특하고 효과있는 치료법 중 하나이다. 침은 우리 몸을 순환하는 기(氣)라는 에너지를 경락(經絡)이라 하는 한

84 세포간 정보교환을 위해 mRNA, microRNA, 단백질 등을 세포 밖으로 분비하는 50~200 nm의 물질을 말한다.

의학적 체계를 통하여 다스리는 방법이다. 침술학회의 연구내용에 따르면 신체의 일정한 부위에 침(바늘)을 이용한 자극을 주면, 뇌와 척수로 구성된 중추신경계를 자극해 특정 화학 물질을 뇌, 척수, 근육 등으로 분비시키는데, 이때 분비되는 특정 화학 물질은 생체적 균형을 되돌려 몸의 자기 치유력이 강화될 수 있다고 한다.

예부터 한의학에서는 어떠한 질병을 치료하고자 할 때 약초를 사용하여 복용하는 방법과 자침 요법을 함께 사용하면 더욱 효과적인 치료 효과를 볼 수 있다고 여겨, 복잡하고 어려운 질병일수록 두 가지 방법을 함께 사용해 왔다.

치매 치료를 위하여 이용되는 자침 방법은 임상에서 두 가지가 있다. 하나는 ❶ 경락 이론을 이용하여 사지 및 체간 부위에 자침하는 정경침법(正經針法)을 이용하는 것과, 또 다른 하나는 ❷ 치매는 뇌신경 질환의 대표적 질환이기에 머리 부위에 집중적으로 자침하는 두침요법(頭針療法)이 있다. 이 두 가지 침법은 한의사 개개인의 관점에 따라 어떤 방법이 더 효율적인지 나뉠 수 있겠지만, 여기에서는 상용되는 혈자리 및 부위에 대해서 언급하고자 한다.

먼저 정경침법을 이용한 침법에서 상용되는 혈자리는 백회(百會; GV20), 사신총(四神總), 신정(神頂; GV24), 태계(太谿; KI3), 족삼리(足三里; ST36), 수구(水溝; GV26), 현종(懸鍾; GB39), 신수(腎兪; BL23), 풍지(風池; GB20), 수삼리(手三里; LI10), 태충(太衝; LR3), 본신(本神; GB13), 내관(內關; PC6), 신문(神門; HT7), 간수(肝兪; BL18), 삼음교(三陰交; SP6), 풍륭(豊隆; ST40), 풍부(風府; GV16), 양백(陽白; GB14), 명문(命門; GV4), 견우(肩髃; LI15), 혈해(血海; SP10), 곡지(曲池; LI11), 중완(中脘; CV12), 격수(膈兪; BL17), 외관(外關; TE5), 합곡(合谷; LI4), 두임읍(頭臨泣; GB15), 솔곡(率谷; GB8), 곡빈(曲鬢; GB7), 단중(膻中; CV17), 기해(氣海; CV6), 신궐(神闕; CV8), 두유(頭維; ST8), 곡차(曲差; BL4) 등에 자침 및 뜸을 한다.

두침요법을 이용할 때 주로 운동구(運動區), 감각구(感覺區), 운청구(暈聽區), 언어2구(言語2區), 언어3구(言語3區), 운용구(運用區), 무도진전공제구(舞蹈震顫共制區), 족운감구(足運感區), 평형구(平衡區), 혈관수축구(血管舒縮區), 정감구(情感區) 등의 부위에 자침을 한다. 또한 액중선(額中線), 정중선(頂中線), 정섭전

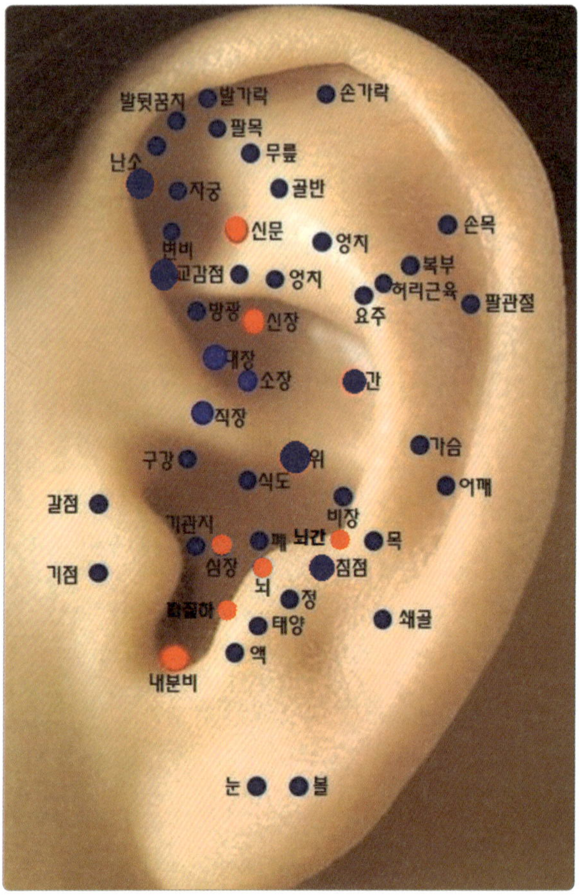

사선(頂顳前斜線), 정섭후사선(頂顳後斜線)의 부위에도 자침을 한다.

그 밖에 이침(耳針)요법도 응용이 가능한데 심(心), 뇌(腦), 피질하(皮質下) 및 내분비(內分泌)의 혈위를 사용한다. 이는 특히 독일, 프랑스, 영국 등 유럽에서도 흔히 사용되고 있다.

새로운 치료

1) 초음파 뇌수술

초음파는 그동안 피부 미용에 많이 사용되어 왔다. 하지만 최근 한국의 '장진우' 교수는 초음파를 이용하여 치매, 악성 뇌종양 등 난치성 뇌질환 치료를 시도하고 있다. 그의 이론은 초음파를 이용하여 치매, 뇌종양 치료에서 가장 큰 걸림돌 중 하나인 뇌혈관 관문(BBB)를 느슨하게 만들어, 결국 그 관문을 열어 다양한 치료법을 사용할 수 있다는 것이다.

위에서 언급하였던 줄기세포 치료가 실제로는 큰 효과를 보지 못하고 있는데 주요한 원인은 BBB의 빗장이 굳게 닫혀있는 데 원인이 있다고 한다.

실제로 다양한 약물요법이나, 줄기세포를 이용하여도 뇌의 작용에 영향을 미치려면 이 BBB라는 것을 열어야 하는 것이 중요한데, BBB라는 것이 일종의 뇌를 보호하기 위한 장치로, 초음파를 이용하면 보통의 5~10배의 침투력이 생긴다고 그의 연구 결과는 말하고 있다.

그는 초음파를 이용한 뇌 심부자극술(DBS)을 통하여 줄기세포 및 면역세포 치료제가 더 잘 들어가는 것을(5~10배) 이미 동물 실험에서는 성공을 거두었고, 만약에 임상 치료에서 효과가 입증되면 치매, 뇌종양 치료에 새로운 전기가 될 것이라 생각한다.

2) 젊은 피의 수혈

미국 샌프란시스코 지역에 있는 한 신생회사(Alkahest)는 위에서 살펴본 맥락과는 전혀 다른 가설을 기반으로, 알츠하이머 치료제를 비롯해 퇴행성 뇌질환 치료제를 개발하고 있다. 이들의 연구는 젊은 피에 있는 단백질 성분들 중에 알츠하이머를 포함한 퇴행성 뇌질환을 역전시킬 수 있는 성분이 존재한다는 가설에서 출발하고 있다.

이 가설은 젊은 쥐와 늙은 쥐의 몸을 수술로 연결해 혈액 공유가 이뤄지도록 한 결과, 젊은 피를 공급받은 늙은 쥐의 인지 능력과 뇌세포들의 신경 발생이 활발해졌다는 연구결과들에 바탕을 두고 있다. 더 나아가 연구진은 최근 인간 탯줄에 존재하는 특정 단백질(TIMP2)에 의해서도 늙은 쥐의 인지 능력이 향상된다는 사실을 확인했다.

이런 실험 결과들과 가설들을 근거로, 알츠하이머 환자들에 젊은 피를 투여한 최초의 소규모 임상 시험 결과가 2017년 11월 발표됐다. 그 결과에 따르면 4주 동안 매주 젊은 피[85](혈장)를 투여하는 치료 방법은, 안전한 것으로 확인되었으며, 쇼핑이나 식사 준비 같은 알츠하이머 환자들의 일상활동이 개선되었음을 확인했다고 한다.

하지만 이 결과는 환자 18명을 대상으로 한 소규모 실험 결과일 뿐이어서, 그 결과를 지나치게 확대 해석해서는 안 된다고 연구진은 이야기한다. 그리고 좀 더 개선된 방식으로 준비한 젊은 피(적혈구 세포들과 많은 단백질들이 제거된 후 사용)를 사용하는 대규모 임상을 수행할 계획이라고 한다.

이렇게 다양하게 기존의 약물요법과 함께 ReCODE 프로그램을 더하여, 기본적인 인지 기능의 쇠퇴를 막고 뇌의 기능을 회복시키는 요법과 식이요법을 통하여, 전반적인 우리 몸을 조절하는 많은 물질들을 조절하여 부족한 영양분을 보충하고, 새로운 패러다임 접근 방식인 phytochemical, nutrient, adaptogens 등과 같이 병행하면, 시간이 지날수록 악화되는 치매 질환 치료에 큰 효과를 볼 수 있다고 생각한다.

더욱이 최근 들어 줄기세포나 초음파를 이용한 BBB 침투 등의 시도, 그리고 신선한 수혈 등의 다양한 방법의 시도는 그동안 불치, 난치라고 여겨져 환자와 가족들을 모두 힘들게 했던 치매라는 질병을 해결해내는 데 새로운 전기가 될 것으로 여겨진다.

---

85 18~30세의 성인 남녀에서 기증 받은 혈액

12 기억력 장애가 발생될 때의 대처 요법

지금까지 전반적인 치매에 대해서 특히 알츠하이머와 혈관성 치매에 대해, 전반적인 분류 및 원인, 그리고 그에 상응하는 기존의 치료 방법과 새롭게 제안되는 다양한 치료 방법에 대해 알아보았다. 많은 내용을 설명하였는데 정말 간단하게 단계별로 다시 한 번 정리하면 다음과 같다.

1. 다음과 같이 치매가 의심되는 대표 증상에 해당하는 항목이 많을수록 병원에 간다.

- 최근에 본인이 무엇을 했는지 잘 기억나지 않는다.
- 물건이나 사람의 이름이 떠오르지 않아 단어 표현이 어렵다.
- 이유 없이 화가 나거나 갑자기 우울해진다.
- 움직이거나 속옷을 갈아입는 것조차 싫을 정도로 매사가 귀찮고 힘들다.
- 냄새를 잘 못 맡고(후각), 다른 사람의 말이 잘 안 들린다(청각)
- 주변에서 "요즘 무슨 일 있느냐?"는 얘기를 들을 정도로 멍해질 때가 많다.
- 거스름돈 같은 간단한 물건값 계산이 안 돼 장보기 힘들고, 지갑에는 잔돈이 쌓인다.
- 잠이 안 올 정도로 불안하고 잠꼬대가 심하다.
- 늘 다니던 길이 낯설거나 길을 잃고 헤매기도 한다.
- 이유 없이 체중이 빠진다.

※ 국가 치매 조기 검진 서비스

i. 치매 선별 검사(보건소나 치매지원센터)

ii. 치매 진단 검사(전문의 진찰 및 신경 심리 검사, 협력병원

iii. 치매 감별 검사(뇌 CT 및 혈액 검사, 협력병원)

※ 보건소가 지정한 협력의료기관에서 치매에 대한 정밀검사를 받을 수 있다.

i. 정밀검사는 치매인가 아닌가를 평가하는 진단 검사

ii. 치매의 원인이 무엇인가를 평가하는 감별 검사의 두 단계로 이뤄진다.

※ 치매 진단 검사에서는

i. 전문의의 진찰과 자세한 신경 심리 검사를 받게 되고,

ii. 치매 감별 검사에서는 뇌 CT(컴퓨터 단층 촬영)와 혈액 검사를 받게 된다.

참고로 전국가구 월 평균 소득의 100% 이하인 사람은 정밀검사도 무료이다. 일부 지방자치 단체에서는 보건소와 별개로 치매지원센터를 운영하고 있고, 서울의 경우 25개 구에 치매지원센터가 마련되어 있다. 치매가 의심될 경우 전화나 방문, 인터넷을 통해 기초 상담을 받을 수 있으며 상담 후에는 보건소와 마찬가지로 선별 검사를 받아볼 수 있다.

1. 병원 혹은 보건소에서 MMSE-DS의 검사와 뇌 혈류 검사를 받는다.

2. 만일 MMSE-DS 결과와 뇌 혈류 검사에 문제가 생기면 종합병원을 찾아간다.

3. SNSB, CERAD, CDR, GDS, MOCA, BNT 등의 검사를 진행하고, 뇌 영상 촬영(FDG-PET, Amyloid PET Tau PET)과 진단 의학 검사를 진행한다.

4. 진단 의학 검사는 일반적으로 보는 항목인 일반 혈액 검사, 간 기능, 신장 기능, 갑상선 기능, 전해질, 혈당, 지질, 매독, AIDS검사, 비타민(B_{12}, 엽산), 소변, 대변, 뇌파, 심전도 등의 검사는 물론이고, 유전자, 감염 여부의 다양한 곰팡이 및 세균 검사, 호모시스테인, 공복 인슐린 수치, 수은이나

구리 및 아연 비율 등의 검사도 병행해야 한다.

5. 필요하다면 뇌척수액 검사를 한다.
6. 결과에 따라 알츠하이머성 치매일 경우에는 1형, 2형, 1.5형, 3형에 맞게 각각의 ReCODE 프로그램과 약물치료를 병행하고, 혈관성 치매일 경우에는 고혈압 및 혈당에 주의를 하며 증상에 맞게 대증치료를 진행한다. (그 밖의 경우도 상응하는 치료 진행)
7. 약물치료와 ReCODE 프로그램을 최적화하여 장기간 진행한다.
8. 특히 식이요법과 독성 물질의 배제는 치료에 있어서 핵심이다.
9. 포기하지 말고 꾸준히 하는 게 치매 치료를 효과적으로 할 수 있는 지름길이다.

13 ReCODE 활용 시 유의할 점

앞에서 이미 ReCODE 프로그램을 어떻게 세우고 활용해야 할지 언급하였다. 그러나 무엇보다 중요한 것은 실행인데, 여기서는 ReCODE 프로그램을 활용하여 치료할 때 주의할 점에 대해서 언급하고자 한다.

일찍 시작할수록 완전한 인지 기능의 환원과 보호가 될 가능성이 많아진다

병변이 군이 나타나지 않아도, 초기 증상이 없어도 치매를 예방하려면 프로그램을 일찍 사용하는 것도 좋은 방법이다. ReCODE 프로그램이라는 것은 결국 불균형된 몸과 마음의 상태를 제자리로 돌려놓게 하는 다양한 방법이니까 예방을 위해서 미리 사용하는 것도 효과적이라고 본다.

가령 치매 초기 증상을 보이면 가능한 한 유전자 검사, 생화학 검사, 인지 기능 검사와 영상 검사를 통하여, 어떤 유형의 치매인지 어느 단계인지 빨리 파악하고, 치료약물과 함께 프로그램을 사용하면 병의 진행을 막을 수 있다.

ReCODE 프로그램은 적어도 6개월 이상 할 수 있는 것부터 시작하며 그것을 유지해야 한다

'고진감래'라는 말이 있다. 어렵고 힘든 일을 버티고 참아야 좋은 날이 온다는 뜻인데, 어떻게 보면 치매 치료에 있어서 그리고 ReCODE 프로그램을 사용할 때 정확히 매치되는 사자성어라고 생각한다.

발병이 언제 되었던 간에 그동안 몇십 년 동안 몸에 배어왔던 행동들을 바로 바꾸기란 여간 어려운 일이 아니다. 당장에 식단, 수면, 운동에 관한 방식을 바꿔야 한다는 것은 정말 어려운 일이다. 만약에 할 수만 있다면 당장 바꿔서 진행하면 좋겠지만, 무리하면서 진행하다 보면 그로 인하여 또 스트레스를 받게 되어 오히려 역효과가 날 수도 있다.

그러므로 조금씩 천천히 하루에 하나씩 바꾸는 방향으로 진행하는 것이 효과적이다. 이러한 방식으로 자신의 계획에 적응이 된 후, 긍정적인 효과를 보기 위해서는 적어도 6개월 이상 지속해야 한다.

무조건 따라하지 말고, 무엇이 효과가 있는지 없는지, 그리고 무엇이 문제인지 확인해야 한다

ReCODE 프로그램은 개인의 증상과 검사결과로 만들어지기 때문에 일률적이지 않다. 흔히 누가 이렇게 했더니 좋았더라, 누가 이것을 먹었더니 좋았더라라는 말은 효과를 본 사람에게나 맞는 것이지, 그것을 따라하는 사람에게 그대로 효과적일지는 미지수이다. 따라서 앞서 언급했던 다양한 진단을 통해서 자신의 유형을 파악한 후, 그에 걸맞은 프로그램을 실행하는 게 중요하다.

계속 최적화하며 검사를 자주 한다

ReCODE 프로그램은 단독 약물요법과는 달리 증상에 맞게 변형할 수 있다. 만약에 현재 시판되고 있는 유용한 약물이 다양해서 증상에 맞게 선별하여 복용하면 좋겠지만, 효능이 입증되어 있는 약의 종류가 제한적이기 때문에 증상에 맞게 바꿀 수가 없다. 따라서 주기적인 검사를 통해 상황에 맞는 제일 최적화된 ReCODE 프로그램을 실행하는 게 효과적이다.

프로그램을 주기적으로 확인하여 상태의 변화를 확인한다

아무리 증상과 상황에 맞게 프로그램이 되어있다 하더라도, 개개인에 맞지 않는 경우가 있을 수 있고, 효과가 월등히 좋아지는 경우도 있다. 다양한 항목 중에 어떠한 항목이 치료 효과에 도움을 주는지, 아니면 반대로 퇴행시키는지 확인하여 주기적으로 검사하여 계속 최적화하는 게 효율적이다.

최적의 수치는 목표일 뿐이다

앞에서 제시한 정상 수치와 최적 수치에는 다소 차이가 있는 것이 있다. 중요한 점은 초기 증상 및 예방을 위한 방법은 정상 수치보다는 최적의 수치를 목표로 하는 것인데, 이미 치매 진단을 받고 치료 중일 경우에는 최적의 수치보다는 정상 수치에 목표를 누고 하는 것이 1차적인 방법이라 생각해야 한다.

많은 사람들이 오류를 범하는 것이 어떠한 항목의 수치가 반드시 정해 놓은 구간 안에만 있어야 한다고 생각해서, 힘들어지는 것이다. 하지만 중요한 것은 항목의 수치 변화율을 보고 정상 범위, 정상 범위에서 최적의 수치를 향해 변해가고 있다면 그것만으로도 이미 좋은 효과를 보고 있다고 생각해야 할 것이다.

인지 기능의 상태를 기록한다

치매의 주 증상은 인지 기능 장애이다. 어떠한 방법을 이용하고, 어떠한 약물을 사용하여 현재 진행하고 있는 프로그램이 나에게 맞는지 확인하기 위해서 실험적 검사결과도 중요하지만 실제로 신체 기능이 개선되고 있는지 확인하기 위해서 인지 기능 상태를 확인해야 한다.

치료를 섣불리 중단하지 않는다

이것은 난치병, 불치병일수록 특효약이 없다는 것을 의미하기 때문에, 장기적으로 목표를 구체적으로 세워 치료 프로그램을 이용하는 것이 좋다. 한두 달 프로그램의 안내대로 했는데 효과가 없다고 그만두는 것보다, 어디에서 문제가 있는지 확인해보고, 의사와 상담해서 장기적으로 진행해보면 분명 자기도 모르는 사이에 그 효과가 나올 것이다.

다양한 항목의 프로그램 중에서 자신이 할 수 있는 것부터 시작하자

프로그램이 정말 방대한 ReCODE이다. 한꺼번에 모두 진행을 하는 것이 이상적일 수 있겠지만, 실제로 건강한 정상인들도 지키기 힘들 정도로 그 범위가 방대하다. 처음에는 혼자서 하는 것보다 주위 사람들의 도움을 받으며 하나 하나씩 차근차근 하는 게 중요하다. 먼저 수면 혹은 식단에 변화를 주면서 시작하는 게 효율적이다.

14 이렇게 예방하자 치매!

치매에 걸리지 않기 위해서 지금부터 당장 무엇인가 시작해야할 것 같은데, 뭘 어떻게 해야 할지 잘 몰라서 막막한 경우가 있었을 것이다. 혈압 및 혈당 조절만 잘 하면 되는 거 아니야? 몸에 좋은 영양제 많이 먹고 스트레스 안 받으면 되는 거 아니야?라고 두서없이 생각한 적도 많았을 것이다

이런 생각을 한 번이라도 해본 사람은 일단은 치매의 무서움을 잘 알고, 무언가를 시도 혹은 바꿔야 한다는 사실을 알고 있는 것만이라도 높게 평가하고 싶다. 치매의 예방에 대한 다양한 방법 설명에 앞서 예방 원리에 대해서 잠깐 언급하도록 하겠다.

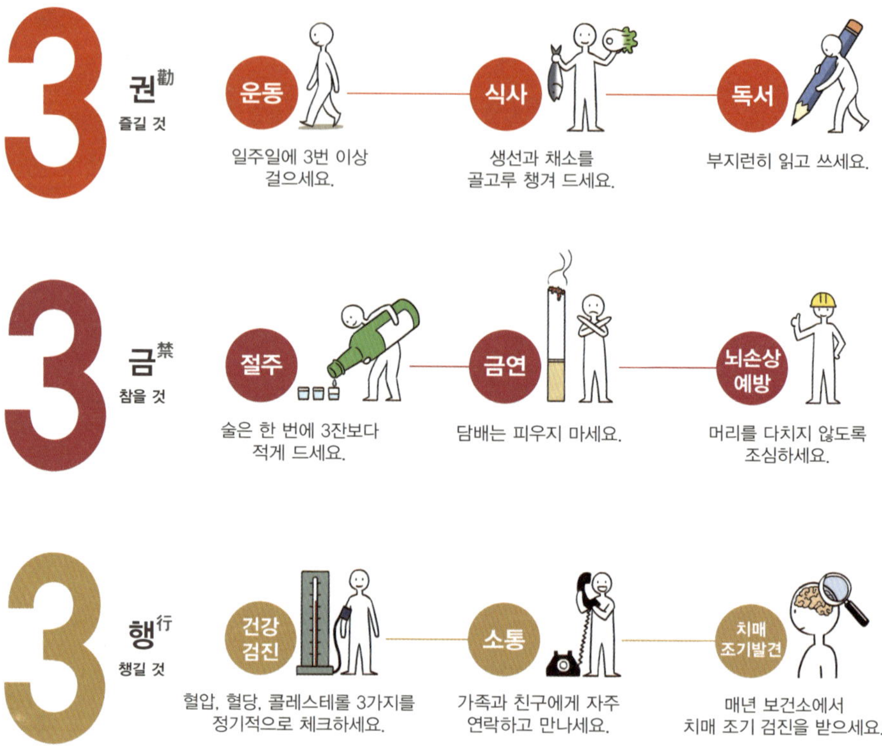

치매 중에 가장 많은 비율을 차지하고 있는 게 알츠하이머이고 그 뒤를 이어 혈관성 치매가 있다. 혈관성 치매는 뇌졸중 이후 뒤따르는 질환이기에, 이것을 치료하려면 혈관을 단련시켜 주변의 뇌세포를 보호하는 원리이다. 우리가 중점적으로 봐야 할 내용은 알츠하이머인데 다양한 원인, 즉 노화, 염증, 독성 등으로 인하여 뇌세포가 파괴되는 것을 막아야 한다. 우리가 끊임없이 운동을 하여 근육을 키워 몸의 유연성과 힘을 키워, 궁극적으로 체력과 몸의 방어력을 키우자는 것이다.

끊임없이 뇌세포를 사용하면 일종의 뇌세포 근육이라는 게 발달해, 뇌세포의 체력과 방어력이 상승되어 독성 물질의 1차 침입에 저항력을 갖게되고 설령 2차 침입을 받았다고 해도 그것을 퇴치 할 수 있거나, 3차 침입에 뇌세포가 결국 파괴되어도 주변의 남은 세포들이 죽은 세포의 역할을 대신할 수 있는 게 치매 예방의 원리라고 할 수 있다.

그렇다면 치매 예방을 위한 구체적인 내용은 다음과 같다.

정기적이고 꾸준한 운동은 암과 심혈 관계 질환 뿐만 아니라 뇌의 건강에도 좋다. 특히 운동은 뇌의 시냅스 유연성(Synaptic Plasticity)을 높일 뿐 아니라, 신경 세포의 성장을 촉진해 인지 능력의 보존을 최대한 늘릴 수 있다. 또한 운동은 뇌에 알츠하이머와 관계된 반점(plaque)의 형성을 막을 수도 있다. 알츠하이머 위험성이 높은 사람에게 권장하는 식단은

- 올리브 오일과 채소, 견과류, 생선 및 신선한 과일 그리고 약간의 육류 및 유가공 음식을 포함한 지중해식 식단(Mediterranean Diet)이다.
- 고농도의 자연 항산화 성분, 낮은 칼로리, 풍부한 불포화 지방산으로 치매에 도움을 준다.
- 적당량의 적포도주 또한 심혈 관계 질환과 전반적인 치매의 위험을 낮출 수 있다. 하지만 APOE-4형의 경우에는 포도주를 포함한 모든 알코올을 삼가야 한다. 자주 마실 경우 오히려 해가 된다.
- 적당량의 커피는 치매의 위험을 낮출 수 있는데 특히 고 위험의 APOE-4형 경우 커피의 예방 효과가 일반형인 사람에 비해 더 크다고 알려져 있다.

비타민 B_{12} 역시 치매 및 알츠하이머의 예방에 도움을 준다. 비타민 B_{12}의 혈중 농도가 높은 사람은 기억력과 집중력이 좋다고 보고되었고, APOE-4형 유전자가 있는 사람들에게 특히 도움이 된다는 사실도 발견되었다. 예를 들어 APOE-4형 유전자를 가지고 있으면서 혈중 비타민 B_{12} 수치가 낮은 사람은 기억력 검사 결과가 좋지 않았지만, 같은 유전자 변이가 있으면서 비타민 B_{12} 수치가 높은 사람은 기억력 검사 결과가 좋다는 연구 보고가 있다.

알츠하이머 및 치매를 예방하기 위해 가장 중요한 생활 습관은 어려서부터 뇌의 인지 능력을 향상해 최대한 증가시키는 것이다. 뇌는 기억과 학습한 것을 보관하는 저장고 같다. 우리의 뇌는 뉴런(Neuron)이라고 하는 신경 세포로 가득 채워져 있는데 이 신경 세포가 죽거나 제대로 기능하지 못할 때 알츠하이머 및 치매가 발생한다.

즉 신경 세포가 어느 수준 이하로 내려갔을 때 병의 증상이 나타나는 것이다. 따라서 알츠하이머의 발병 위험이 높은 APOE-4형의 유전자를 가지고 있다면 젊었을 때부터 신경 세포를 비축해 놓아 일부를 잃어버려도 문제가 없도록 하는 것이 좋다. **신경 세포를 많이 비축하고, 인지 저장능력을 극대화하는 가장 좋은 방법은 지속적인 교육과 훈련이다.**

많은 연구 보고에서 교육 수준과 치매의 발병이 역상관 관계에 있는 것으로 밝혀졌다. 대학교육을 받은 사람은 고등학교 교육을 받은 사람에 비해 15% 정도 낮은 치매 발병률을 보이며, 대학원 교육을 받은 사람은 35% 정도 낮다. 물론 높은 교육 수준이 꼭 학력을 말하는 것은 아니다. 대학이나 대학원에 진학하지 않는다 해도 어학이나 독서 등을 꾸준히 하면 치매의 발병을 낮추는 데 많은 도움이 된다.

연령대별 치매 예방 실천법

10대 뇌세포가 성장하는 시기

- 학습에 집중해 뇌세포 신경을 촘촘하게 만들자.
- 여행이나 현장 학습 등 다양한 경험으로 뇌세포를 성장시키자.
- 악기를 배워 기억을 담당하는 부분에 자극을 주자.

20대 술을 처음 접하는 시기

- 잘못된 음주 습관을 경계해 뇌세포의 파괴를 막자.
  (20대에 들인 과음 및 폭음 습관이 60대 치매로 이어진다.)

30~40대, 노화가 빨라지고 학습 기회가 사라지는 시기

- 암기가 있는 새로운 운동을 꾸준히 해 뇌세포를 자극하자.
  (운동과 학습을 동시에 하는 태권도, 검도, 댄스스포츠 등 권장)

- 한 번 가본 길은 내비게이션을 보지 말고 뇌를 활용하자.
  (스마트 기기는 뇌세포 노화의 주범)
- 잠자기 전 10분 동안 10줄짜리 일기를 써 학습 효과를 보자.

50~60대 이상, 치매 경보가 발령하는 시기

- 5년 주기로 건강검진 때 뇌 사진을 찍어 치매 진행 여부를 확인하자.
- 봉사활동, 취미 활동 등 은퇴 후에도 적극적인 사회생활로 다른 사람과 소통하자.
- 외국어 또는 한글을 배워 기억력의 감퇴 속도를 늦추자.
- 신문이나 책 요약하기, 여행 후 기행문 쓰기로 기억력을 살리자.

다양한 사회 활동에 참가하는 것도 인지 능력을 향상하는 데 큰 도움을 줄 수 있다. 혼자 살거나 외로움을 많이 느끼면 치매의 발병 시기가 훨씬 빨라진다는 것도 알려져 있다. 최근 연구 결과에 따르면 꼭 혼인 관계는 아니더라도 가깝고 친밀한 관계를 맺고 이를 지속한 사람의 치매 발생률이 그렇지 않은 사람과 비교했을 때 60% 정도 낮은 것으로 나타났다.

이에 반해 독신 남녀는 40% 정도 더 높게 나타났다. 외로움이나 우울증을 느끼는 사람 또한 치매 위험률이 44% 이상 높다. 이 때문에 적당한 사회 활동과 원활한 가족생활 및 인간관계가 치매의 위험을 줄이고 발병을 늦추는 데 가장 중요한 요소 중 하나로 꼽힌다.

뇌의 충격을 최소화하는 것도 알츠하이머 치매의 발병을 늦추는 방법이다. APOE-4형의 경우 뇌의 충격(head Trauma)을 최소화하는 것이 발병의 위험성을 낮추는 데 크게 도움이 된다. **APOE4형은 뇌 속의 신경 세포 저장고에 금이 간 항아리 같다고 보는 것이 좋다.** 작은 충격에도 깨지거나 그 틈이 더욱 커질 수 있고, 이로 인해 신경 세포에 쌓아 놓은 인지 능력을 빨리 잃어버릴 수 있다.

따라서 치매 위험성 유전 인자를 가지고 태어났다면 어려서부터 뇌의 충격을 최소화하기 위한 다양한 노력을 해야 한다. 신체적 접촉이 많은 운동은 가능한 한 피하고, 자전거 등의 야외 운동을 할 때는 보호 헬멧을 꼭 착용해 혹시라도 발생할지 모르는 뇌의 충격을 막는 것을 생활 습관으로 익히는 것이 좋다.

치아 건강이 치매와 연관있다는 연구 결과도 나왔다. 음식을 씹을 때마다 뇌로 가는 혈류량이 많아져 뇌의 활동을 돕는데, 치아가 적으면 그 양이 떨어져 기억력 감퇴나 치매에 이르기 쉽다는 것이다. 추적 조사를 시행한 결과, 치아가 많이 빠진 사람은 정상인보다 기억력이 훨씬 떨어지는 것으로 나타났다.

일본 규슈 대학교 연구팀은 치아가 1~9개 남은 노인은 20개 이상 남은 노인보다 치매 발생 비율이 무려 81%나 높다는 연구 결과를 발표했다. 이것을 볼 때 치매의 예방을 위해서는 치아를 건강히 보존하고 즐거운 마음으로 음식을 잘 씹어 먹는 습관을 가질 필요가 있다.

또한 요가나 명상을 통한 스트레스 감소도 치매 예방에 큰 도움이 된다. 그리고 알츠하이머 치매의 위험성이 높은 사람은 주기적으로 인지 능력 검사를 받는 것이 필요하다. 만약 인지 능력의 저하가 감지되었다면 PET 영상 스캔을 통해서 증상이 발생하기 전 뇌의 상태를 미리 파악하는 것도 예방과 치료에 도움이 된다.

치매 예방을 위해 적절한 영양 섭취와 식습관 개선이 중요하다고 주장한 사람은 프랑스의 브뤼노 벨라스 교수다. 세계적인 치매 권위자이자 현재 폴 사바티에대학교 치매 임상 연구소장을 맡고 있는 그는 170여 편의 논문을 통해 음식으로 치매 예방이 가능하다는 점을 널리 알렸다.

벨라스 교수가 가장 먼저 추천하는 것은 '오메가3 지방산'을 다량 함유한 등푸른 생선이고 등푸른 생선과 함께 당근, 브로콜리, 오렌지, 사과를 꾸준히 먹으면 치매 예방에 도움이 되며 견과류도 같은 효과가 있다고 한다. 반면 기름진 음식과 과식은 반드시 피해야 한다고 말한다.

모든 병이 그렇지만 치매도 음식과 연관이 깊다. 어떤 음식을 먹느냐에 따라 치매 발병의 위험도가 달라지기 때문이다. 치매에 좋은 음식 섭취는 결국 뇌에 좋은 식생활을 의미한다.

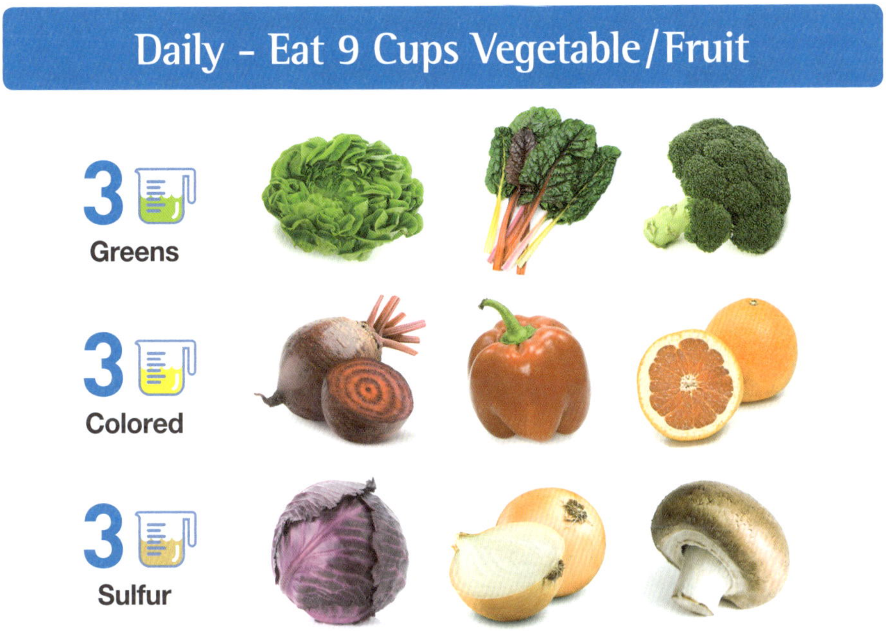
Daily - Eat 9 Cups Vegetable/Fruit
3
Greens
3
Colored
3
Sulfur

뇌 속 혈액 순환을 돕고 뇌세포 손상을 막는 음식을 통해 치매 예방 및 치료 효과를 볼 수 있다. 한 예로 불포화시방의 섭취는 치매 예방에 도움이 되지만, 동물성 식품에 많이 들어있는 포화지방을 과다 섭취하면 그렇지 않은 사람에 비해 치매 위험이 2~3배 높아지는 것으로 알려졌다.

벨라스 교수가 언급한 음식들의 효능을 살펴보면 등푸른 생선에 함유된 오메가3 지방산은 손상된 뇌세포 복구에 도움을 주는 것으로 알려져 있다. 파괴된 뇌세포를 완전히 복원하는 것은 불가능하지만, 시간이 지날수록 그 기능을 잃어가는 뇌세포의 수명을 연장해준다.

연어, 정어리, 참치, 고등어, 꽁치, 삼치 등에도 오메가3 지방산이 풍부하게 함유돼 있다. 특히 오메가3 지방산은 우리 몸에서 스스로 합성이 불가능한 영양소로 오직 음식 섭취를 통해서만 얻을 수 있다. 일상생활에서 등푸른 생선을 많이 챙겨 먹어야 하는 이유이다.

당근과 브로콜리로 대표되는 녹황색 채소는 '항산화 효과'가 탁월하다. 항산화 효과란 세포의 노화를 촉진하는 독성 물질인 활성산소의 생성을 억제해 뇌세포의 노화를 막는 작용을 말한다. 당근과 브로콜리 외에도 시금치, 미나리, 부추, 상추, 깻잎 같은 대부분의 녹황색 채소와 블루베리, 토마토, 마늘, 양파 같은 과일과 채소는 공통으로 항산화 효과가 있다.

이외에 카레의 주 성분인 커큐민이 항산화 효과가 매우 뛰어나 치매 예방에 도움이 되는 대표적인 음식으로 꼽히다. 인도인들이 전 세계적으로 치매 발생률이 낮은 이유도 카레를 주식으로 삼고 있기 때문이라고 많은 학자들은 말하고 있다.

비타민 B는 뇌의 혈류량을 증가시켜 뇌세포의 건강을 돕는 대표적인 영양소다. 사과와 오렌지를 비롯한 과일과 도정하지 않은 곡물인 현미, 보리, 통밀에 비타민 B가 많이 들어있고, 해바라기씨와 피스타치오, 잣 등의 견과류에도 많다. 우유 같은 유제품이나 연어에도 비타민 B가 풍부하다. 비타민 B 외에 비타민 E와 C는 치매로 이어질 수 있는 인지 기능 장애의 발병 가능성을 줄인다.

벨라스 교수가 언급한 음식 외에도 치매 예방에 도움이 되는 음식이 많다. 대표적으로 '된장'이 그렇다. 된장 속에는 우리 몸 속 혈관에 생기는 혈전을 녹이는 물질이 있다. 혈전은 혈관 속에서 피가 굳어 생기는 덩어리로, 혈전이 많아지면 혈액 순환을 방해해 세포의 노화가 빨라지고 계속 쌓여 뇌 속의 혈관을 막으면 한 순간에 혈관성 치매를 일으킬 수 있다. 된장을 활용한 음식인 된장국과 청국장, 일본의 낫토 등을 자주 먹으면 예방에 도움이 된다.

브뤼노 벨라스 교수가 추천하는 치매에 좋은 음식

- 연어, 정어리, 참치, 고등어 등의 등푸른 생선을 먹어라, 오메가3 지방산이 풍부하게 함유돼 뇌세포의 수명을 연장한다.
- 시금치, 브로콜리 등의 녹황색 채소와 블루베리, 토마토, 마늘, 양파, 카레 등을 챙겨 먹어라. 항산화 효과가 탁월해 뇌세포의 노화를 막아준다.
- 사과와 오렌지를 비롯해 현미, 보리, 통밀 등 도정이 안 된 곡물과 호두 등의 견과류, 우유와 치즈를 섭취하라. 비타민 B가 많이 들어있어 뇌세포의 건강을 돕는다.

매운 음식, 기름진 음식의 과도한 섭취는 치매 예방에 도움이 안 된다. 짜고 매운 음식은 고혈압, 고혈당, 고지혈증의 원인이 되는데 이런 질환이 직접 혈관성 치매를 유발할 수 있고, 알츠하이머 치매 발병률을 높인다.

또한 기름진 음식은 비만의 원인이 되는데, 비만 역시 치매로 이어지는 여러 혈관성 질환의 일차적 원인이다. 또한 특정 음식만 집중적으로 섭취한다고 해서 치매 발병률을 크게 줄일 수 없다. 일단은 다양한 영양소를 골고루 섭취하면서 전문가들이 특별히 피하라고 조언하는 음식은 먹지 말고, 나쁜 식습관을 들이지 않는게 최선이다.

치매 예방에 좋은 습관 키우기

1. 칼로리 섭취를 줄이고 체중을 감량하라.
2. 저지방 위주의 식사를 하라.
3. 비타민 E, C 엽산 및 종합비타민제를 복용하라.
4. 매일 과일, 채소, 차 등의 항산화 식품을 먹어라.
5. 하루 6잔 이상의 충분한 물을 마셔라.
6. 등푸른 생선, 견과류, 올리브유 등 좋은 지방이 많이 함유된 음식을 섭취하라.

치매 예방에 나쁜 습관 버리기

1. 스트레스에 의한 과식을 피하라.
2. 절대로 담배를 피우지 마라.
3. 카페인 과다 섭취(하루에 3잔 이상)를 피하라.
4. 가공식품 및 혈당 지표가 높은 탄수화물을 피하라.
5. 버터, 치즈, 마가린, 마요네즈, 옥수수기름 등 나쁜 지방의 과다 섭취를 피하라.

15 치매에 관한 다양한 정책

치매 진단에 따른 법률적 문제와 오진 또는 재산권 및 치매 환자가 내린 유언의 효력 등을 알아보고, 2013년 7월 1일(민법 제 5~9조)부터 시행된 성년 후견 제도에 대해서 알아보겠다. 인지 장애 그리고 일상생활의 장애 그리고 행동 정신 장애가 동시에 발생된 치매의 진단이 미치는 영향은 굉장히 크고 가족간의 갈등이나 본인의 여명에 큰 영향을 미칠 수 있고, 상속 재산의 분배 및 향후 본인의 의료, 요양 등 복지 영역에까지 큰 영향을 미칠 수 있다.

오진에 대한 문제

최근 치매 오진 및 위양성 치매와 관련된 문제에 관심이 많아지고 있으며, 그 문제점은

- 가성 치매(Pseudodementia)인데 치매약 처방
- 치매인데 치매약을 처방하지 않은 경우
- 약물 부작용에 대한 평가 및 처치 미흡
- 이상 행동 심리 증상에 대한 평가 및 처치 미흡

등을 들 수 있고, 의료인의 치매 평가에 대한 교육과 도구 사용에 대한 숙지가 필요하다.

재산권에 관한 문제

치매 진단 이후 유언 내용에 불만인 자녀들의(상반된) 소송과 유언 없이 치매 진단 후 치매 수발 비용과 같은 이러한 문제들을 해결하기 위해서는, 치매 진단의 근거 기록, 유언 능력에 대한 평가, 그리고 성년 후견 제도 활용 권고 등이 필요하다. 이를 위해 http://oneclick.law.go.kr/ 찾기 쉬운 생활법령 정보를 검색해보면 많은 도움이 될 것이다.

1) 치매 환자의 유언 능력 및 효력

- 치매가 있더라도 의사소통이 가능하고 제한적인 의사능력이 있다면 유언은 효력이 있음. 자신의 의사에 따라 유언을 하는지 여부는 공증 담당 변호사와 증인 2명이 확인함. (자신의 인적 사항, 재산 보유 내역, 재산을 받을 수증자)
- 만일 유언 당시 치매 증상이 심각하여 정상적인 의사능력이 있다고 볼 수 없는 경우는 공증 담당 변호사와 증인 2명이 확인함. 이 경우 진정한 의사 여부를 인정할 수 없게 되어 유언 공증이 이루어지지 않음.
- 만일 이미 성년 후견인이 지정되어 있다면 의사능력이 회복되었음을 증명하는 의사의 확인이 있으면 유언 공증이 가능함. 치매 환자가 유언을 할 때 가족이 의사 소견서 및 진단서를 요구한다.

2) 성년 후견 제도

- 질병, 장애, 노령 그 밖의 사유로 인한 정신적 제약을 가진 사람들이 자신의 삶을 영위할 수 있도록 후견인을 선임하는 제도.
- 정신적 제약이 있어 사무처리 능력이 부족한 성년자에게 법률 지원을 돕는 제도.
- 기존의 금치산, 한정치산자 제도를 폐지하고 2013년 7월 1일(민법 제 5~9조)부터 시행됨.
- 본인 혹은 4촌까지 친족, 검사 등의 청구에 따라 법원은 의사의 감정을 통해 성년 후견 당사자(본인)의 정신 상태를 확인하고, 당사자에게 진술을 받는 절차를 거쳐 후견인을 선임함.
- 선정된 후견인은 피후견인의 재산을 관리하거나 법률 행위의 대리권, 동의권 등을 행사할 수 있게 됨.
- 또한 피후견인 스스로 결정이 어려운 경우 의료, 재활, 교육 등의 신상에 관련된 부분에서도 법원으로부터 부여 받은 권한으로(후견인의 판단에 의해) 결정할 수 있음.

구분	과거의 후견 제도	성년 후견 제도
용어	금치산/한정치산의 부정적 용어	부정적 용어 폐지/성년 후견제
대상	중증 정신질환자에 국한	정신 장애 및 치매 노인 등 고령자까지 확대
범위	재산관리 중점	의료, 요양 등 복지 영역까지 확대
후견인 선임	후견인 자격 및 순위 • 배우자 → 3촌이내 직계 혈족, 방계혈족 중 최근친 연장자 순	가정법원이 결정(법정후견) 후견 계약에 따름(임의 후견)
본인 의사	잔존 능력 무시 탄력적 조치 불가	후견 심판시 본인의사를 청취 잔존 능력 존중(보충성) 탄력적 적용 가능
감독 기관	친족회(형식적)	가정법원이 선임한 후견 감독인
후견인 자격	자연인 1인만 가능	자연인 복수 또는 법인 후견인 가능
후견 계약	본인 결정 불가능	본인이 후견인과 내용 결정 가능

성년 후견 제도에는 법정 후견(성년 후견, 한정 후견, 특정 후견)과 임의 후견이 있다.

i. 성년 후견은 사무처리 능력이 지속적으로 결여되는 경우로 대부분의 조력을 필요한 경우.

ii. 한정 후견은 사무처리 능력이 부족한 경우로 일부분에 대해 조력을 필요한 경우.

iii. 특정 후견은 일시적 후원이나 특정사무(제정적)에 대한 후원이 필요한 경우를 말함.

iv. 임의 후견은 장래 정신 기능 약화에 대비해-사무를 처리할 능력이 부족하게 될 상황에 대비하여 스스로 후견 계약을 체결.

신청	• 후견을 받는 사람 주소지의 가정법원 및 가정법원 지원이 관할하며 신청서는 그 관할법원에 제출
법원의 심판	• 성년 후견 등의 개시 여부 판단 → 정신 감정 • 심문 절차: 본인의 상태를 확인하고 의사를 존중하기 위하여 법원은 당사자를 심문하여 그 진술을 확인
후견인 선임	• 심판 절차를 통해 법원은 본인이 잔존 능력을 최대한 활용할 수 있도록 후견의 내용을 정하고, 본인에게 가장 적합한 후견인을 선임함 • 후견개시, 후견인 선임, 법정대리권의 범위 결정, 후견인 변경, 후견 종료 등 다양한 심판 사항을 심판함.

후견인 자격은 특별히 정해놓지 않고 있으나, 파산 선고를 받은 사람, 개인회생을 진행하고 있는 사람, 자격정지 이상의 선고를 받고 형기가 집행중인 사람, 법원에서 해임된 법정 대리인, 후견인, 감독인은 후견인이 될 수 없다. 신청문의는 각 지역 지방법원에 문의해야 한다. (www.scourt.go.kr; 02-766-0710)

치매 특별 등급 의의 및 의사 소견서 작성

우리나라는 이미 65세 이상 노인인구가 전체인구 7%를 넘는 고령화 사회이고, 더 빠른 속도로 초고령화 사회로 가고 있다. 이런 고령화에 따라 건강 문제들이 발생하는데 노인성 질환 및 암 질환이 증가되고 있고, 그 중 노인성 질환 중에는 치매가 급격한 증가를 보이고 있다. 2020년에는 지금의 2배 가량 늘어날 것으로 예상한다.

이러한 사회 변화에 따른 새로운 복지 수요를 충족하기 위한 것이 장기 요양 보장 제도이다. 노화에 따라 거동이 불편한 사람들에 대해서 신체 활동이나 일상 가사 활동을 지속적으로 지원해주는 문제가 사회적 이슈로 부각되었고, 장기 요양이 사회적, 국가적 책무로 강조되어 2008년부터 장기 요양 보장 제도를 도입하여 운영하고 있다.

2014년 7월부터 시행된 치매 특별 등급에 관련된 의사 소견서 작성을 살펴보면, 국민건강보험제도와 별개로 노인 장기 요양 보험 제도는 65세 이상의 노인을 중심으로 유영되고, 건강보험 재정에 구속되지 않아 장기 요양급여 운영, 장기 요양제도의 특성을 살릴 수 있도록 노인장기 요양법을 재정하여, 사회보험 방식을 근간으로 일부는 공적 부조방식을 가미한 형태로 설계, 운영되고 있고, 관리 기관을 국민건강보험공단으로 하고 있다.

치매의 중증도 평가 및 치매 치료제의 급여 인정 기준에 대하여 치매의 중증도 평가의 중요성은 아래와 같다.

- 적절한 약물의 선택 및 치료 계획 수립, 환자의 상태 및 경과, 간병 지침 설명.
- 치료 과정에서 환자의 변화를 추적하는 기준 설정.
- MMSE(KMMSE) 점수만으로는 치매의 중증도 판단의 어려움.
- 치매 치료제의 국민건강보험 급여기준 확보.
- 치매 보험들의 보상 기준 제공.
- 치매 치료제의 임상 시험 및 연구 시 활용될 수 있음.

그리고 치매 중증도 평가 도구에는 **CDR, GDS, FAST**(Functional Assessement Staging) 등이 있다.

표 CDR, GDS and K-MMSE의 상관 관계표

CDR	K-MMSE	GDS	K-MMSE
0	27.8±1.3	1	28.3±1.2
0.5	23.7±3.2	2	26.6±1.8
1	18.5±3.1	3	24.0±2.8
2	13.2±4.5	4	20.2±3.7
3	6.7±2.7	5	16.5±3.5
4	1.0±1.0	6	7.6±3.1
5	0±0	7	0.3±0.7

표 치매 치료제의 급여 인정 기준

	CDR	GDS	MMSE	Aricept (Donepezil)	Memantine
Early Dementia	1	3	21-26	0	×
Moderate Dementia	2	5	10-20	0	0
Severe Dementia	3	6-7	1-9	0	0

노인장기 요양 보험 적용

누구나 받을 수 있는 것은 아니고 일정한 절차에 따라 장기 요양 급여를 받을 수 있는 권리(수급권)가 부여되는데 이를 장기 요양인정이라고 한다. 신청 자격은 장기 요양보험 가입자 및 그 피부양자 또는 의료급여 수급권자 중 65세 이상의 노인, 또는 65세 미만의 자로서 치매, 뇌혈관성 질환 등 노인성 질병을 가진 자 중, **6개월 이상 혼자서 일상생활을 수행하기 어렵다고 인정되는 자**를 수급 대상자로 하고 있다.

장기 요양 이용 절차

a. 장기 요양인정 신청

장애인복지법에 따른 1, 2등급 등록 장애인이 활동 지원 급여를 이용 중이거나 이용을 희망하는 경우, 장기 요양 등급이 인정되면 장애인 활동 지원 신청이 제한되며, 장애인 활동 지원 신청을 위해 이미 인정된 장기 요양 등급을 취소할 수 없다.

b. 치매 특별 등급의 신설

노인장기 요양보험은 일상생활을 혼자서 수행하기 어려운 노인 등에게 신체 활동, 가사 활동 지원 등 요양서비스 제공으로 노후 돌봄 및 가족 부담 경감에 기여해왔으나, '신체 기능 중심의 중증 노인' 위주의 제도 설계로, OECD 국가와 비교해 수혜 범위가 넓지 못하였다. 장기 요양 인정자 수는 2008년 12월 21.4만 명(노인의 4.2%)에서 2012년 12월 37.8만 명(6.1%)으로 증가하였지만, 2011년 OECD 평균 노인인구 중 장기 요양 수급자가 11%, 일본 17.7%, 독일은 13.7%에 비교해 볼 때, 수급률이 현저하게 낮아 치매 특별 등급이 신설되었다.

치매 특별 등급의 의의

a. 배경

고령화로 인한 치매 환자 증가로 가족의 부담은 증가하고 있으나, 신체 기능은 양호하나 간헐적 문제 행동을 보이는 경증 치매 환자는 장기 요양 수급자로 보호받기 어려운 상황이다. 치매 유병률은 지속적인 증가 추세이고, 장기 요양 수급자 중 치매 환자는 18.2만 명(37.4만명 중 48.7%, 2013년 10월)으로 노인의 삶의 질 제고, 가족의 돌봄 부담 경감을 위해 이들에 대한 장기 요양 서비스 확대의 필요성이 대두되었다.

앞으로 치매 특별 등급(45점 이상 51점 미만) 적용으로 그동안 혜택을 받지 못하던 노인 약 5만 명이 추가로 혜택을 볼 수 있고, 이 경우 매달 70만 8000원(하루 8시간씩 한 달에 20일)씩 내던 보호 시설 이용비를 15%인 매월 10만 원

정도만 내면 된다.

치매 특별 등급 도입으로 장기 요양 등급 체계를 기존 3등급에서 5등급으로 개편한다. 특히 경증 치매 환자 중 일상생활 수행에 제한이 있는 "등급 외 A"(인정점수 51~45점)를 대상으로 "5등급(치매 특별 등급)"을 신설하며, 현행 "3등급구간"(인정점수 75~51점)을 장기 요양 인정 점수 60점을 기준으로 2개의 등급(3등급, 4등급)으로 분할, 조정하는 것을 주요 골자로 한다.

<table>
<tr><td rowspan="2">기존 등급 체계</td><td></td><td>1등급</td><td>2등급</td><td>3등급</td><td>등급외A</td><td>등급외B</td><td>등급외C</td></tr>
<tr><td>요양 인정 점수</td><td>95</td><td>75</td><td>51</td><td>45</td><td>40</td><td></td></tr>
<tr><td rowspan="3">현 등급 체계</td><td rowspan="2"></td><td rowspan="2">1등급</td><td rowspan="2">2등급</td><td rowspan="2">3등급</td><td>등급외A</td><td rowspan="2">등급외B</td><td rowspan="2">등급외C</td></tr>
<tr><td>5등급
(치매 특별 등급)</td></tr>
<tr><td>요양 인정 점수</td><td>95</td><td>75</td><td>51</td><td>45</td><td>40</td><td></td></tr>
</table>

치매 특별 등급 의사 소견서 작성

요양 인정 점수와 함께 의사 소견 및 근거자료가 있어야만 등급 판정이 되도록 개편되었다.

치매 진단이 필요하나 진단의 전문성, 가족의 요구에 의한 형식적 발급 등 정확도 및 신뢰도 문제에 대한 보완 조치 수반 필요성이 대두되면서 다음의 형태를 취하게 된다.

치매의 진단

선별 검사(MMSE 등) → 진단 검사(신경 인지 검사) → 감별 검사(뇌영상 등)

또한 5등급(치매 특별 등급) 신청용 별도 의사 소견서를 통해 진단의 근거

(MMSE 등)를 확보하고, 치매 환자의 보호 필요성에 대한 의료인의 소견을 반영하며, 지속적인 보수교육을 해 나가는 것을 원칙으로 하였다. 대상은 요양 인정 점수 45점에서 51점에 해당되는 자로 제한되고, 보호자의 과장된 병력 서술이 가능하므로 특별등급에 해당되는 내용을 숙지해서 평상시 기록해 놓아야 하고, 환자의 일상생활 능력이나 행동 장애에 대한 청취를 미리 기록해 놓는 게 좋다.

치매 특별 등급 소견서 작성 교육을 이수한 의사에 의해서만 발급 되어야 하고, 국민건강보험 공단에서 이수자를 관리하며, 그 명단을 치매 환자와 그 가족에게 안내하고 의사 소견서 발급의 적정성을 모니터링하는 체계를 갖고 있다.

급여 내용

급여 내용은 주로 경증 치매 환자와 가족에게 '필요한 서비스'이다. 경증 치매 환자의 주된 증상은 기억력과 주의 집중력의 장애로, 인지 기능의 악화 방지와 잔존 능력 유지가 필요한 경우, 일상생활(개인 위생, 배설, 식사 등) 수행 보조 및 사회 활동(장보기, 외출 등) 훈련 지원은 인간으로서 독립성 유지를 위하여 실시한다. 이와 함께 인지 기능 개선제, 항정신성 약물 등 치매 약물은 규칙적인 투약이 중요하며, 고혈압, 당뇨병 등 동반 신체 질환에 대한 관리를 함께 실시하고, 부양 부담을 줄이기 위해 치매 지식과 대처 기술을 가족에게 실시하는 일반 교육도 강화한다.

인지 활동 프로그램	주간 보호 또는 방문 요양(인지자극 활동형) 급여에서 제공되는 [인지 활동 프로그램]을 주 3회 이상 우선 이용. * 기억력 향상(workbook), 회상훈련, 수단적 일상생활을 함께하기.
케어 및 모니터링	치매전문교육을 이수한 방문 요양 요양보호사가 치매 특화된 일상생활의 수행 관리 등 케어를 제공하고, 기관의 사회복지사 등이 치매 환자 별 케어플랜 작성, 서비스 내용 모니터링 실시.
가족 교육 및 상담	방문 간호 급여에서 가정 환경, 건강 상태 등에 따라 초기 개입 및 가족 교육, 상담 실시, 규칙적 복약 지도, 신체 질환의 관리 등 제공.

2018년 7월 1일부터 국민건강보험공단은 장기 요양보험의 보장성 기회의 일환으로 **치매수급자에게 방문 간호 서비스를 확대**하게 된다. 치매수급자로 최초로 등급을 받게 되면 총 4회까지 방문 간호 서비스를 무료로 이용하는 것이 가능하다. 자세히 말하자면 최초로 장기 요양 등급을 받은 1~5등급 치매수급자는 월 한도액에 관계없이 간호인력이 가정을 직접 방문하여 건강 관리, 치매 돌봄 정보 제공 등의 간호서비스를 제공하며, 등급을 받고 60일 이내에 최대 4회(월 2회)까지 이용할 수 있게 된다. 이러한 서비스를 받으려면 의료기관에서의 방문 간호지시서를 발급받아야 한다. (www.longtermcare.or.kr ; 1577-1000)

지금까지 장기 요양급여에 대해서 알아보고 치매 특별 등급 도입에 배경과 내용을 살펴 보았다. 치매 특별 등급이 시행됨으로써 의료인들이 환자들에게 보다 많은 서비스를 제공할 수 있는 길을 주도할 수 있게 되었으나, 치매 진단서 발부 남용과 요양 급여 서비스도 보다 엄격히 관리되어야 한다.

교육 및 봉사로 치매 극복

치매 교육을 받아본 적이 있는가? 하는 물음에 "그렇다"고 대답할 수 있는 사람은 과연 몇 명이나 될까? 2013년 보건복지부의 '치매 인식도 설문 조사'에서 치매 교육을 받아봤다고 답한 사람은 10명 중 1명 꼴에 불과했다. 대표적인 치매 선진국으로 꼽히는 이웃 나라 일본만 봐도 우리나라와는 극명하게 대비된다.

치매 환자가 약 300만 명인 일본은 치매 교육 시스템이 잘 확립돼 있는 대표적 치매 선진국으로 꼽힌다. 일본에는 '치매 서포터스'라는 제도가 있다. 대단하고 거창한 일을 맡기는 제도가 아니니다. 치매에 관해 지자체에서 간단한 교육을 받는 일반인들에게 서포터스의 자격을 주고 다양한 형태로 환자들을 돕도록 하는 일종의 '치매 자원봉사제'다.

치매 서포터스가 되면 치매의 특징과 치매 환자 돌보는 법 등에 대해 배운다. 그리고 평소 길을 잃은 치매 환자를 경찰서로 안내하고, 치매 환자의 집이나 지역 보호 시설을 찾아가 목욕 봉사도 한다. 때로는 홀로 사는 치매 노인의 가족이 되어주기도 하고, 우리나라의 노인장기 요양보험 격인 '개호보험'의 혜택을 제대로 못 받고 있는 환자와 그 가족에게 여러 가지 조언도 해준다. 의사들처럼 전문적인 치매 지식을 갖추고 있다기보다, 치매에 대한 기본적인 지식과 함께 환자를 향한 이해심과 배려심을 갖춘 이들이 바로 치매 서포터스다.

일본 정부와 각 지자체가 '치매 바로 알기 운동'의 하나로 2005년부터 모집해 온 치매 서포터스는 일본 전역에 400만 명이 넘는다. 이렇게 서포터스 제도가 잘 정착한 비결은 중앙정부뿐 아니라 지방자치단체도 치매 극복에 앞장선 덕분이다. 특히 일본 규슈 구마모토 현이 대표 사례다. 65세 이상 고령자 비율(25.7%)이 일본 평균(23.3%)보다 높은 구마모토 현은 2006년부터 치매 서포터스를 모집해왔다.

이렇게 한국도 일본의 예를 참고로 하여 치매 서포터스처럼 치매에 대해 일반인들과 의료에 종사하는 사람들에게 주기적으로 치매에 대한 교육을 실시하여, 급격히 증가한 치매 환자의 대처법을 숙지할 필요가 있다. 그렇기 위해서는 먼저 예산 증가가 필요할 것이다.

우리나라 장기 요양보험 예산은 약 3조 원으로 일본(60조 원), 독일(50조 원) 같은 나라들보다 턱없이 적다. 독일은 장기 요양보험을 신청하는 치매 환자의 90% 이상이 수혜자로 선정되지만, 우리나라는 60% 정도 밖에 안 된다.

치매 선진국을 보면 미국의 치매 관련 한 해 예산은 약 5500억 원이고, 프랑스는 2008년 치매 관리 국가 계획을 발표하면서 5년간 2조 5천억 원을 투입했다. 반면 우리나라의 한 해 치매 관련 예산은 모두 300~400억 원에 불과하다.

2000년대 중반부터 치매 가족협회가 120시간짜리 '치매 전문인 양성 과정'과 20, 30대 젊은이를 대상으로 2시간짜리 '치매 서포터스' 교육을 운영해왔다. 하지만 이 교육도 운영 자금을 확보하지 못해 2012년부터 중단된 상태다.

예산이 충분히 확보돼야 치매 가족 교육 같은 핵심 정책들을 시행하고, '치매 뇌 은행' 같은 연구기관도 세울 수 있다. 정책이 뒷받침되지 않는 이상 치매 가족들의 고통은 날이 갈수록 가중될 수 밖에 없다.

치매 국가 책임제

치매로 인하여 생길 수 있는 다양한 문제들을 해결할 수 있게 최근 정부에서는 치매 국가 책임제라는 것을 제정하였다. 치매 국가 책임제라는 것은 말 그대로, 국가에서 치매로 인한 다양한 문제들을 정책적인 방법으로 해결하려고 하는 것으로, 앞으로 이 정책을 시행하면 다음과 같은 사항들의 변화가 긍정적인 결과를 보이게 될 것이다.

1) 치매 환자와 가족에 대한 정보 제공, 1:1 맞춤형 관리 유도

전국 252개의 보건소에 치매안심센터를 설치하여, 1:1 맞춤형 상담과 함께 정기적 검진, 관리, 서비스 연결까지 통합적인 지원이 생길 수 있다. 치매안심센터에서는 내부에 ❶ 치매 단기 쉼터와 ❷ 치매카페를 설치하여 치매 환자의 초기 안정화와 치매 악화 지연, 그리고 환자 가족들에게 도움을 준다. 치매안심센터에서 받은 상담 및 관리 내용은 '치매 노인 등록 관리 시스템'을 통해 전국 어디에서든 유기적, 연속적으로 관리받을 수 있게 된다.

✓ 치매안심센터에서 하는 일은?

- 치매안심센터는 비약물적 치료프로그램을 제공하여 인지 기능 유지 및 치매 악화 방지, 정서적 안정, 신체적 건강 증진 도모를 목적으로 지문 등 사전 등록제, 배회가능 치매 환자의 인식표 보급 사업, 치료비 지원 사업, 성년 후견 제도 등을 지원하고 있다.

2) 경증 치매 환자도 장기 요양 서비스 제공 (장기 요양 서비스 확대)

기존의 정책은 신체 기능이 양호한 경증 치매 환자들은 치매등급 판정에 탈락하여, 치매 환자와 그의 가족들이 받을 수 있는 다양한 보험 및 서비스를 받지 못하는 경우가 많았다. 그러나 앞으로는 신체 기능이 양호한 치매 환자들도 모두 장기 요양보험의 대상자가 될 수 있도록 장기 요양 등급체계를 개편하며 인지지원등급 신설을 통하여 이루어지게 된다.

만약에 새로 치매 질환을 앓게 된 신규 등급자는 신체 기능 유지와 증상의 악화 방지를 위하여, 인지 활동 프로그램을 이용하고 간호사가 가정방문을 하여 복약 지도, 돌봄 관련에 대한 정보를 받을 수 있게 된다.

또한 치매 환자에게 특화된 치매안심형 시설 확충을 추진하고 있다. 치매안심형 시설이란 요양보호사를 추가 배치하고, 치매 맞춤형 프로그램을 제공하는 등 가정과 같은 환경을 제공하는 시설이다. 경증 치매 환자는 치매안심형 주야간 보호 시설을 이용할 수 있고, 중증 치매 환자는 치매안심형 입소 시설을 2022년까지 단계적으로 확충하며 이용할 수 있게 바뀌게 된다.

그 밖에도 장기 요양 시설 지정 갱신제를 도입하여 장기 요양 종사자의 처우를 개선하여, 서비스 질 관리와 함께 종사자로 하여금 전문성 강화도 동시에 추진한다. 다시 말하면 국민건강보험공단에서는 ❶ 시설장을 포함한 프로그램 관리자와 ❷ 요양보호사에 대하여 치매 전문교육을 실시하는데, 시설에 있는 치매 수급자에게 품격 높은 맞춤형 서비스를 제공하기 위하여, 기존의 방문 요양기관과 치매 5등급 서비스 제공 주야간 보호 기관을 대상으로 교육을 한다.

그리고 치매전담형 장기 요양기관으로 지정된 기관 소속 시설장, 프로그램 관리자 및 요양보호사 등을 대상으로 전국 179개 교육장에서 연중 교육을 실시한다. 이러한 교육은 치매 환자의 ❶ 심리적 안정에 도움을 주고 ❷ 문제 행동을 개선하며 ❸ 신체적 기능 저하를 방지하는 데 도움을 줄 수 있는 수급자별 맞춤형 서비스를 제공할 수 있도록 전문 교육 과정으로 진행한다.

교육 내용은 급여 제공 능력 향상을 위하여 치매 환자의 특성과 인지 기능 개선, 신체 활동 훈련 프로그램 등으로 구성되어 공통으로 실시한다. 특별히 장기 요양기관의 관리자 역할의 중요성을 감안하여 프로그램 관리자를 대상으로하는 ❶ 인지 기능 개선 프로그램 제공 계획 수립 ❷ 급여제공 모니터링 ❸ 슈퍼비전 이해 등의 내용을 추가적으로 실시하게 된다.

✓ 노인장기 요양보험

- 노인장기 요양보험은 고령이나 노인성 질병 등의 사유로 일상생활을 혼자서 수행하기 어려운 노인에게, 신체 활동 또는 가사 활동 지원 등의 장기 요양급여를 제공하여, 노후의 건강 증진 및 생활안정을 도모하고 그 가족의 부담을 덜어줌으로써, 국민의 삶의 질 향상함을 목적으로 시행하는 사회보험제도이다.
- 65세 이상 노인 또는 65세 미만의 자로서 치매-뇌혈관성 질환 등 노인성 질병을 가진 자 중 6개월 이상 혼자서 일상생활을 수행하기 어렵다고 인정되는 자에게 적용이 된다.
- 노인장기 요양 5등급(치매 특별 등급)으로 인정받기 위해서는 국민건강보험공단에서 발급되는 장기 요양 인정 조사와 치매 진단 관련 의사 소견서가 필요하다.
- 이용할 수 있는 급여로는 주·야간 보호 시설을 이용할 수 있고(단, 원 한도액 범위 내에서 이용가능), 매주 3회 또는 월 12회 이상 인지 활동 프로그램 이용이 가능하다.

3) 치매 환자 의료 지원 강화

이상 행동증상(BPSD)이 심해서 시설이나 가정에서 돌보기 어려운 중증환자는, 앞으로 전국적으로 확충될 치매안심요양병원을 통해 단기 집중 치료를 받을 수 있게 된다. 현재 전국에 분포되어 있는 공립요양병원에 한하여 시범적으로 치매 전문 병동을 설치하여 운영되고 있으며, 향후 단계적으로 확대할 예정이다.

치매 이외에 다른 내, 외과적 질환이나 치과질환 등이 동반된 경우에도 걱정없이 진료받을 수 있도록 치매 통합 진료수가를 신설하는 등 관련수가도 새롭게 바뀔 예정이다.

4) 치매 의료비 및 요양비 부담 완화

건강보험이 확대되면서 치매에 대한 의료비 부담이 줄어들게 되었는데, 기존의 20~60% 수준이었던 중증 치매 환자의 의료비 본인 부담률이 새로운 정책으로 인하여 **산정특례 혜택으로 10%로 인하되는 것이 2017년 10월 1일부터** 시행하고 있다. 적용대상은 ❶ 중증도가 높고 ❷ 희귀난치성 질환 성격의 중증치매로 조발성 알츠하이머성 치매, 루이소체성 치매 등이 있다.

이러한 경우 일수 제한 없이 5년간 의료비 본인 부담률이 10% 적용되고, 일정 기준 충족 시 재등록도 가능하다. 즉 환자의 상태에 따라 발생하는 중증 치매가 다음의 상황에서 한 가지 이상 발생한 경우로 ❶ 만발성 알츠하이머성 치매, ❷ 피질하혈관성 치매가 있다.

- 치매 및 치매와 직접 관련되어 중증의 의료적 필요로 인해 입원, 외래 진료가 필요한 경우
- 문제 행동이 지속적으로 심하여 잦은 통원 혹은 입원치료가 필요한 경우
- 급속한 치매 증상의 악화로 의료적 재접근이 필요한 경우
- 급성 섬망 상태로 치료가 필요한 경우

등과 같은 경우에 연간 최대 60일까지 산정특례 적용이 가능하다. 다만 병원급 이상 의료기관의 신경과, 정신과 전문의가 인정한 경우 60일 추가 인정이 가능하다.

종합 신경인지검사(SNSB, CERAD 등)와 같은 치매가 의심되는 환자에 대한 MRI 검사도 순차적으로 건강보험을 적용하여, 진단 검사 비용이 건강보험 적용에 따라 기존의 100만 원 정도에서 40만 원 이하로 줄어들고 있는 추세이다.

그동안 중위 소득 50% 이하 수급자에게 적용되던 장기 요양 본인부담금 경감 혜택도 대상을 늘려나가는 방안을 추진하게 될 것이며, 부담이 컸던 ❶ 식재료비와 ❷ 기저귀와 같은 복지용품도 지원하는 방안이 검토되고 있다.

5) 치매 예방 및 치매 친화적 환경 조성

전국의 노인복지관(350여 개)에서도 치매 예방을 위한 프로그램을 제공하여, 노화로 인한 인지 기능이 약화된 고연령자들, 독거노인들과 같이 치매 위험에 노출되어 있는 사람들을 대상으로 미술, 음악, 원예 등을 활용한 인지 활동 서비스가 제공된다.

또한 66세 전 국민을 대상으로 국가건강검진의 인지 기능 검사를 정밀화하여, 기존의 1차 간이 검사에 시행되어 왔던 5개 항목 후에도 15개 항목을 늘려 추가 검사를 진행하는 방식이 아닌, 처음부터 15개 항목의 인지 기능 장애 검사를 실시하여 초기 진단을 빨리 내려 조기 치료가 적용될 수 있게 된다.

기존에 4년에 한번씩 주기적으로 받을 수 있던 검진도 2년으로 줄어들게 된다. 만약에 치매로 의심될 경우에 치매안심센터로 연결하여 상담, 치매 검사, 약제비 지원 등의 지속적인 관리 또한 시행될 것이다.

그 밖에도 ❶ 치매 가족 휴가제 ❷ 치매 환자 실종 예방 사업 ❸ 치매 환자의 공공 후견 제도 등을 통해 치매 친화적인 사회 환경을 조성하는 등, 지역사회 주민에게도 교육의 참여를 통한 치매에 관한 인식 개선, 치매 환자를 서로 돕도록 유도하는 치매 안심 마을을 조성하고 상기에 언급한 치매 서포터즈 양성사업도 확대하게 될 것이다.

✓ 치매 가족 휴가제

- 일상 생활을 하기 어려운 치매 환자의 가사 및 활동을 지원하는 서비스 안에 포함되어 있는 것으로, 연 6일 이내의 기간 동안 방문 또는 주간 보호 서비스 이용자 중 치매 환자에게 단기 보호 서비스를 추가적으로 제공하여, 치매 환자의 가족들을 도와주는 제도이다.
- 이러한 서비스를 받으려면 최근 6개월 이내에 발급 받은 의사 진단서, 의사 소견서로 치매임이 확인된 사실이 필요하고, 2개월 이내 원칙으로 1회당 2시간, 월 24시간으로 적용되는 단기 가사 서비스도 제공하여, 가사, 일상생활 및 신변활동 지원(취사, 청소, 세탁, 외출 동행 등)의 서비스도 있다.
- 이러한 서비스가 포함된 노인 돌봄 서비스를 이용하려면 65세 이상, 장기 요양등급 외 A, B 등급을 받고 가구 소득이 기준 중위 소득 160% 이하인 경우만 이용 가능하다.

6) 치매 연구 개발(R&D)

보건복지부와 과학기술 정보통신부가 힘을 합하여, 치매에 대해 체계적인 연구 계획을 수립하게 된다. 새롭게 국가치매연구위원회를 신설하여 국가 치매 연구 개발 10년 계획을 수립하였으며, 그로 인해 치매 환자와 가족의 부담을 덜고, 일상생활에시 체감할 수 있는 기술 개발과 혈액 검사 등을 통한 조기 진단과 원인 규명, 예측, 예방 등 치매를 사전에 예방하고 관리할 수 있는, 기술과 치매 치료제 개발 등 치매의 근본적 해결을 위한 중장기 연구도 지원할 예정이다.

7) 치매 정책 행정 체계 정비

보건복지부 내에 치매 정책 전담 부서(치매 정책과)를 새롭게 신설하여 지방자치 단체에 국고 재정을 투입하여, 지역 특화 사업 추진 여건을 조성하게 될 것으로 본다.

APPENDIX

부록

부록 1 · # Non Alzheimers Causes of Dementia 비알츠하이머성 치매

	발병나이	Motor SnSx	정신/감각 SnSx	신경촬영법	기타
루이소체 치매	70세 전후	강직, 서완증(bradykinesia), 진전, 보행 장애	기민/집중력, 우울, 냉담, 졸림, 기억 장애	DAT; FDG-PET 두정엽, 후두엽	REM 수면 장애, 자율신경 장애, 환시
혈관성 치매	70~90세 전후	보행 장애, 자세 불균형	혼란, 집중력, 판단, 명령, 결정 장애	다양한 공간	급박뇨, 요실금
전측두엽 퇴화, 실어증(PPA), 피크병, 진행성 핵성마비, Corticobasal degen	50~70세 전후	진전, 강직, 경련, 연하운동 저하, 허약, 협동 운동 조절 장애, 균형 장애(SNP), 비정상적 시선, 언어 장애 (PPA,CBD)	성격, 감정, 부적절한 변화, 행동 변화	전두엽과 측두엽의 위축	
파킨슨병	70세 전후	진전, 강직, 서완증, 보행 장애, 자세 불균형, 언어 장애	우울, 감정, 치매	진단적 의의 없음	언어 능력과 쓰기 결함
정상 뇌압 수두증	다양함	방광 조절 능력 실조, 발을 끄는 보행 장애, 협동 운동 조절 장애, 자세 불균형	시력, 두통, 졸음, 기억	뇌실의 확장	
만성외상성 뇌병증	다양함	보행 장애, 진전, 허약, 강직, 연하운동 저하	충동적, 불안, 공격성, 우울, 자살 행위, 무관심	좌우 비대칭, 타우단백질 +++	약물 남용, 머리 외상
베르니케 코르사코프 증후군	다양함	운동 실조, 진전, 협동 운동 조절 장애	환각, 작화, 심각한 기억 상실	해당 없음	비타민 B_1부족, 알콜남용
헌팅톤 무도증	40~50세 전후	강직, 무도병, 보행 장애, 자세 불균형, 연하운동저하	충동 조절 장애, 고집, 집중력 부족, 집행 능력	미상핵 위축	불면증, 체중 감소, 정서 불안
다발계위축증	60~70세 전후	보행 장애, 자세 불균형, 강직, 언어 장애, 시각 장애, 연하운동저하	감정 조절 장애	소뇌, 뇌간, 기저핵 퇴행	드물게 자율신경 장애, 기립성 phen.
크로이츠펠트 -야콥병	다양함	말하기, 연하운동저하, 급격한 움직임	정신적 불안, 우울, 시력저하, 불면증	기저핵, 대뇌 피질, 시상	드물게 급성악화

부록 2 · MMSE-DS

Mini-Mental State Examination

이름		나이	성별	생년월일	교육 □ 무학 □ 유학
검사일	년	월	일 (:)	장소	검사자

대분류	점수	소분류	문항	점수
지남력	1	시간	올해가 몇 년입니까?	
	1		몇 월?	
	1		몇 일?	
	1		무슨 요일?	
	1		요즈음은 어떤 계절입니까?	
	1	장소	당신은 무슨 시에 살고 있습니까?	
	1		무슨 구?	
	1		무슨 동?	
	1		여기가 어디입니까? (예: 병원)	
	1		여기가 무엇을 하는 곳입니까? (예: 치료실)	
기억력	3	기억 등록	세 가지 단어 즉시 따라하기 (나무, 자동차, 모자)	
	3	기억 회상	5분 후 "아까 말한 세 가지 단어를 생각해서 말씀해주세요."	
주의 집중 및 계산	5	수리력	"100에서 7씩 계속해서 뺄셈을 하세요." 100 − 7 = −7 = − 7 = − 7 = − 7 = 또는 "삼천리강산"을 거꾸로 말해보세요.	
언어 기능	2	이름 맞추기	이것을 무엇이라고 합니까? (연필, 시계)	
	3	3단계 명령	"제가 지금 말씀드리는 것을 잘 들으시고 말씀드린 대로 해보세요." "오른손으로 종이를 들어서, 반으로 접어 무릎 위에 올려 놓으세요."	
	1	복사	오각형 두 개 겹쳐 그리기	
	1	반복	"간장 공장 공장장" 따라 하기	
이해 및 판단	1	이해	"왜 옷은 빨아서 입습니까?"	
	1	판단	"길에서 주민등록증을 주웠을 때 어떻게 하면 쉽게 주인에게 돌려줄 수 있습니까?	

의식 수준: Alert(민첩함), Drowsy(졸린 듯함), Stupor(혼미), Coma(혼수) **총점**:

평가 목적	1975년 미국에서 개발된 MMSE를 1989년 한국판으로 발간한 것으로, 단시간 내에 간단하게 노인의 인지 기능, 치매여부를 평가하기 위해 개발된 선별 검사 도구임
평가 대상	치매의심 노인 또는 뇌 손상 환자
평가 도구	평가 용지, 연필, 시계, 종이 1장
평가방법	

각 문항의 세부평가방법

분류	번호	점수	무학가산	평가방법
지남력	1	0~5점	최대 1점	오늘 날짜에 대해 질문함. 만일 빠진 부분이 있으면 다시 질문함. 음력이나 간지(예: 을축)로 대답해도 정답으로 간주함.
	2	0~4점		주소를 묻고, 특별시 혹은 직할시인 피검자는 시, 구, 동 까지 물음
	3	0~1점		평가하는 곳의 이름을 질문함
기억 등록 회상	4	0~3점		• 기억에 대한 검사임을 인지하고 세 단어를 1초 간격으로 정확하고 천천히 불러주고 따라 하도록 함 • 만일 주의를 집중하지 않아 반복하지 못한다면 전혀 다른 세 가지 물건을 다시 불러줌(예: 물, 이불, 젓가락)
	5	0~3점		3~5분 후에 앞서 이야기 한 세 단어를 기억해 보도록 함
주의 집중 계산	6	0~5점	최대 2점	• 100에서 7을 빼도록 한 후, "그 수에서 다시 7을 빼세요"라고 4회를 반복함 • 앞 숫자를 이야기 해주어선 안 됨. 중단하거나 수행하지 못할 경우, "삼친리깅신"을 거꾸로 말하게 함
언어 기능	7	0~2점	최대 1점	물체를 제시한 후 무엇인지 질문함(일반적인 생활용품으로 제시)
	8	0~3점		종이 한 장을 피검자 앞에 두고, 정확한 발음으로 한 번만 명령함
	9	0~1점		• 깨끗한 종이 위에 각 변이 3센티미터 정도 되는 5각형 두 개를 겹치도록 그린 후, 피검자에게 그림을 보면서 똑같이 따라 그리도록 함 • 10개의 각이 분명하고 2개의 오각형이 겹쳐 있어야 함
	10	0~1점		"간장 공장 공장장"을 단 1회로 읽어준 후 따라하도록 함
이해 판단	11	0~1점		"깨끗하고, 더러워서…" 등의 위생에 대한 대답일 경우에만 점수를 줌
	12	0~1점		우체국과 관련된 대답에만 1점을 줌

Norm Score

점수화	• 시간에 대한 지남력 문항의 첫 번째에서 1점, 주의 집중 및 계산 문항에서 2점, 언어 기능 문항에서 1점을 가산함 • 단, 각 문항에서 가산점으로 인해 만점을 넘지 않도록 함 • 24점: 정상 / 20~23점: 치매 의심 / 15~19점: 확정적 치매 / 14점 이하: 중증 치매

Age in Years	Education in Years				평균
	0~4	5~8	9~12	12이상	0~12
18~90	22	26	29	29	29

(Education in Years는 MMSE manual에 나와있는 표를 참고로 하였음)

부록 3 · CDR
Clinical Dementia Rating

	CDR 0	CDR 0.5	CDR 1
기억력 **Memory**	기억 장애가 전혀 없거나 경미한 건망증이 때때로 나타남	• 경하지만 지속적인 건망증 • 사건의 부분적인 회상만 가능 (양성건망증)	• 중등도 기억 장애: 최근 것에 대한 기억 장애가 더 심함 • 일상생활에 지장이 있음
지남력 **Orientation**	정상	시간에 대한 경미한 장애가 있는 것 외에는 정상	• 시간에 대해 중등도의 장애가 있음 • 사람과 장소에 대해서 검사상으로는 정상이나 실생활에서 길 찾기에 장애가 있을 수 있음
판단력과 문제 해결 능력 **Judgement and Problem Solving**	• 일상생활의 문제를 잘 해결하고 사업이나 재정 문제도 잘 처리함 • 과거에 비해 판단력은 아직 좋음	문제 해결 능력, 유사성, 상이성 해석에 대한 경미한 장애	• 문제 해결 능력, 유사성, 상이성 해석에 대한 중등도의 장해 • 사회 생활에 대한 판단력은 대부분 유지되어 있음
사회 활동 **Community Affairs**	직장 생활, 물건 사기, 자원 봉사, 사회적 활동 등에서 보통 수준의 독립적 기능이 가능함	이와 같은 활동에 있어서의 장애가 의심되거나 약간의 장애가 있음	이와 같은 활동의 일부에 아직 참여하고 있고 언뜻 보기에는 정상 활동을 수행하는 것처럼 보이나 사실상 독립적인 수행이 불가능함
집안 생활과 취미 **Home and Hobbies**	집안 생활, 취미 생활, 지적인 관심이 잘 유지되어 있음	집안 생활, 취미 생활, 지적인 관심이 다소 손상되어 있음	• 집안 생활에 경미하지만 분명한 장애가 있고, 어려운 집안 일은 포기된 상태임 • 복잡한 취미나 흥미(예, 바둑)는 포기됨
위생 및 몸치장 **Personal Care**	정상	정상	가끔 개인 위생에 대한 권고가 필요함

기억점수 = 0인 경우

CDR = 0 ; 다른 항목도 전부 0이거나 한 가지가 0.5인 경우 / CDR = 0.5 ; 위의 사항에 해당되지 않는 모든 경우)

기억점수 = 0.5인 경우

(CDR = 0.5 / CDR = 1 ; 기억력을 제외한 나머지 항목 중 적어도 3가지가 CDR 1 이상 되는 경우)

기억점수 = 1, 2, 3인 경우

• 기억력을 제외한 5항목 중 3가지 이상 공통되는 항목의 점수를 CDR 점수로 한다. 단, 이때 세 가지 항목이 기억력 점수보다 높은 (또는 낮은) 점수로 일치하고, 또 다른 두 가지 항목이 기억력 점수보다 낮은 (또는 높은) 점수로 일치할 때는 기억력 점수를 전체 CDR 점수로 한다.

CDR 2	CDR 3	CDR 4	CDR 5
• 심한 기억 장애: 과거에 반복적으로 많이 학습한 것만 기억 • 새로운 정보는 금방 잊음	심한 기억 장애: 부분적이고 단편적인 사실만 보존됨	• 부분적인 사실조차도 보통 잊어버림 • 난해하거나 부적절한 말을 사용하기 때문에 기억력을 검사하기 힘든 경우가 많음	• 의미 있는 기억 기능이 전혀 없음 • 이해력이 없거나 둔한 경우가 많음
시간에 대한 지남력은 상실되어 있고 장소에 대한 지남력 역시 자주 손상됨	사람에 대한 지남력만 유지되고 있음	자신의 이름에 대해서만 때때로 반응함	자신에 대한 인식이 전혀 없음
• 문제 해결 능력, 유사성, 상이성 해석에 심한 장해 • 사회생활에서의 판단력이 대부분 손상됨	판단이나 문제해결이 불가능함	단순한 지시나 명령에 대해서도 수행할 능력이 없음	문제에 대한 인식이나 주변 환경에 대한 이해가 전혀 없음
집 밖에서 독립적인 활동을 할 수 없으나 외견상으로는 집 밖에서도 기능을 잘 할 수 있어 보임	집 밖에서 독립적인 활동을 할 수 없고 외견상으로도 가정을 떠나 외부에서는 정상적인 기능을 할 수 없어 보임	어떠한 사회적 상황에서도 의미 있는 참여를 할 수 없음	어떠한 활동에도 참여할 수 없음
아주 간단한 집안일만 할 수 있고, 관심이나 흥미가 매우 제한됨	집안에서 의미 있는 기능 수행이 없음	어떠한 취미 활동이나 집안 일에도 의미 있는 참여를 할 수 없음	어떠한 활동에도 전혀 참여할 수 없음
옷 입기, 개인위생, 개인 소지품의 유지에 도움이 필요함	개인 위생과 몸치장의 유지에 많은 도움이 필요하며, 자주 대소변의 실금이 있음	• 옷 입기나 식사를 하려는 시도는 있음 • 도움 없이는 이동하지 못함	• 식사 시 먹여주어야 함 • 누워 지내는 상태임

- 기억력 점수보다 큰 쪽이든 작은 쪽이든 한쪽으로 치우치면서 흩어진 경우는 기억력 점수에 가장 가까운 점수를 전체 CDR 점수로 한다.
  (예를 들어, 기억력과 한가지 항목 = 3, 두 항목 = 2, 남은 두 항목 = 1 ; CDR = 2)
- 한 개나 두 개 항목의 점수가 기억력 점수와 일치하고, 나머지 항목 점수는 기억력 점수의 양쪽으로 두 개 이하씩 흩어진 경우는 기억력 점수를 전체 CDR 점수로 한다.
- 기억력 점수가 1 이상인 경우는 전체 CDR 점수는 '0'이 될 수는 없다. 예를 들어, 기억력을 제외한 다른 항목들이 대부분 '0'이면 CDR = 0.5가 된다.

부록 4 · GDS

Global Deterioration Scale

1 = □	인지 장애 없음	임상적으로 정상. 주관적으로 기억 장애를 호소하지 않음. 임상 면담에서도 기억 장애가 나타나지 않음.
2 = □	매우 경미한 인지 장애	건망증의 시기, 주관적으로 다음과 같은 기억 장애를 주로 호소함; 1) 물건을 둔 곳을 잊음. 2) 전부터 잘 알고 있던 사람 이름 또는 물건 이름이 생각나지 않음. • 임상 면담에서 기억 장애의 객관적인 증거는 없음. • 직장이나 사회 생활에 문제 없음. 이러한 자신의 증상에 적절한 관심을 보임.
3 = □	경미한 인지 장애	분명한 장애를 보이는 가장 초기 단계. 그러나 숙련된 임상가의 자세한 면담에 의해서만 객관적인 기억 장애가 드러남. • 새로 소개받은 사람의 이름을 기억하기 어려울 수 있음. • 책을 읽어도 예전에 비하여 기억하는 내용이 적을 수 있음. • 단어나 이름이 금방 떠오르지 않는 것을 주위에서 알아차리기도 함. • 귀중품을 엉뚱한 곳에 두거나 잃어버린 적이 있음. • 낯선 곳에서 길을 잃은 적이 있을 수 있음. • 임상 검사에서는 집중력 감퇴가 보일 수 있음. • 직업이나 사회 생활에서 수행 능력이 감퇴함. 동료가 환자의 일 수행 능력이 떨어짐을 느낌. 환자는 이와 같은 사실을 부인할 수 있음. • 경미하거나 중등도의 불안증이 동반될 수 있음. • 현재 상태로는 더 이상 해결할 수 없는 힘든 사회적 요구에 직면하면 불안증이 증가됨.
4 = □	중등도의 인지 장애	후기 혼동의 시기. 자세한 임상 면담 결과 분명한 인지 장애. 다음 영역에서 분명한 장애가 있음; 1) 자신의 생활의 최근 사건과 최근 시사 문제들을 잘 기억하지 못함. 2) 자신의 중요한 과거사를 잊기도 함. 3) 순차적 빼기(예; 100 – 7, 93 – 7…)에서 집중력 장애가 관찰됨. 4) 혼자서 외출하는 것과 금전 관리에 지장이 있음. 그러나 대개 다음 영역에서는 장애가 없음; 1) 시간이나 사람에 대한 지남력. 2) 잘 아는 사람과 낯선 사람을 구분하는 것. 3) 익숙한 길 다니기. • 더 이상 복잡한 일을 효율적이고 정확하게 수행할 수 없음. • 자신의 문제를 부정하려고 함. • 감정이 무디어지고 도전적인 상황을 피하려고 함.

5 = □	**초기 중증의 인지 장애**	초기 치매, 다른 사람의 도움 없이는 더 이상 지낼 수 없음. • 자신의 현재 일상 생활과 관련된 주요한 사항들을 기억하지 못함(예를 들면 집 주소나 전화번호, 손자와 같은 가까운 친지의 이름 또는 자신이 졸업한 학교의 이름을 기억하기 어려움). • 시간(날짜, 요일, 계절 등)이나 장소에 대한 지남력이 자주 상실됨. • 교육을 받은 사람이 40에서 4씩 또는 20에서 2씩 거꾸로 빼 나가는 것을 하지 못하기도 함. • 이 단계의 환자들은 대개 자신이나 타인에 관한 주요한 정보는 간직하고 있음. 자신의 이름을 알고 있고 대개 배우자와 자녀의 이름도 알고 있음. • 화장실 사용이나 식사에 도움을 필요로 하지는 않으나 적절한 옷을 선택하거나 옷을 입는 데는 문제가 있을 수 있음(예; 신발의 좌우를 바꾸어 신음).
6 – □	**중증의 인지 장애**	중기 치매. 환자가 전적으로 의존하고 있는 배우자의 이름을 종종 잊음. • 최근의 사건들이나 경험들을 거의 기억하지 못함. 오래된 일은 일부 기억하기도 하나 매우 피상적임. • 일반적으로 주변 상황, 년도, 계절을 알지 못함. • '1~10' 또는 거꾸로 '10~1'까지 세는 데 어려움이 있을 수 있음. • 일상 생활에 상당한 도움을 필요로 함(예를 들면 대소변 실수가 있음). • 또한 외출 시 도움이 필요하나 때때로 익숙한 곳에 혼자 가기도 함. • 낮과 밤의 리듬이 자주 깨짐. • 그러나 거의 항상 자신의 이름은 기억함. • 잘 아는 사람과 낯선 사람을 대개 구분할 수 있음. • 성격 및 감정의 변화가 나타나고 기복이 심함. **1)** 망상적인 행동(예를 들면 자신의 배우자가 부정하다고 믿음. 주위에 마치 사람이 있는 것처럼 얘기하거나 거울에 비친 자신과 얘기함). **2)** 강박적 증상(예를 들면 단순히 바닥을 쓸어내는 행동을 반복함). **3)** 불안증, 초조, 과거에 없었던 난폭한 행동이 나타남. **4)** 무의지증, 즉 목적 있는 행동을 결정할 만큼 충분히 길게 생각할 수 없기 때문에 나타나는 의지의 상실임.
7 = □	**후기 중증의 인지 장애**	말기 치매. 모든 언어 구사 능력이 상실됨. 흔히 말은 없고 단순히 알아들을 수 없는 소리만 냄. • 요실금이 있고 화장실 사용과 식사에도 도움이 필요함. • 기본적인 정신 운동 능력이 상실됨(예를 들면 걷기). • 뇌는 더 이상 신체에 무엇을 하라고 명령하는 것 같지 않음. • 전반적인 피질성 또는 국소적 신경학적 징후나 증상들이 자주 나타남.

부록 5 · Barthel ADL Index

항 목	0	1	2
대변 가리기	거의 가리지 못한다. (또는 관장이 필요하다)	가끔 실수한다. (일주일에 1번 정도)	정상
소변 가리기	거의 가리지 못한다. (또는 요도관을 끼고 있다)	가끔 실수한다. (하루에 1번 정도)	정상
세수, 머리 빗기, 양치질, 면도	도움이 필요하다.	도구가 주어지면 혼자서 가능하다.	
화장실 사용	도움이 필요하다.	약간의 도움이 필요하지만 혼자 할 수 있다.	혼자서 가능하다.
식사	혼자서는 불가능	약간의 도움이 필요하다.	혼자서 가능하다.
바닥에서 의자로 옮겨가기, 또는 의자에서 바닥으로 옮겨 가기	전적으로 도움이 필요하며 앉지도 못한다.	(한 사람이나 두 사람의) 상당한 도움이 필요하나 앉을 수는 있다.	약간의 도움이 필요하다.
보행	보행이 불가능	휠체어를 타고, 혼자서 이동이 가능하다.	다른 한 사람의 부축으로 보행이 가능하다.
옷 입기	전적으로 도움이 필요하다.	약간의 도움이 필요하다. (반 정도는 도움을 받아야 가능하다)	단추를 채우고 지퍼를 올리는 것을 포함하여 혼자서 옷 입기가 가능하다.
계단 오르내리기	불가능하다.	부축을 받으면 가능하다.	혼자서 가능하다.
목욕하기	혼자서 불가능	혼자서 가능하다.	

부록 6 · Instrumental ADL Index

항 목	0	1	2	3	
1. 시장보기, 쇼핑 상점에 가서 계획한 물건들을 잊지 않으며 돈 계산에 실수 없이 구매합니까?	혼자 가능	약간 도움이 필요	많은 도움이 필요	불가능	해당 없음
2. 교통 수단 이용 대중교통을 이용하거나 스스로 운전해서 길을 잃지 않고 목적지에 갑니까?	혼자 가능	약간 도움이 필요	많은 도움이 필요	불가능	해당 없음
3. 돈 관리 용돈을 관리하고, 은행에 가서 저축을 하는 등의 돈과 관련된 일을 처리합니까?	혼자 가능	약간 도움이 필요	많은 도움이 필요	불가능	해당 없음
4. 집안일 하기, 기구 사용 진공 청소기, 다리미 등의 기구들을 잘 다루며 일상적인 집안일(예: 청소, 화초 물주기, 설거지)을 예전처럼 말끔하게 합니까?	혼자 가능	약간 도움이 필요	많은 도움이 필요	불가능	해당 없음
5. 음식 준비 적절한 식사를 계획하여 재료를 준비하고, 예전과 같이 맛있게 음식을 만듭니까?	혼자 가능	약간 도움이 필요	많은 도움이 필요	불가능	해당 없음
6. 전화 사용 필요한 전화 번호를 수첩에서 찾거나 기억하여 전화를 겁니까?	혼자 가능	약간 도움이 필요	많은 도움이 필요	불가능	해당 없음
7. 약 복용 시간과 용량을 지켜 약을 먹습니까?	혼자 가능	약간 도움이 필요	많은 도움이 필요	불가능	해당 없음
8. 최근 기억 약속, 어제의 일 또는 다른 사람에게 전달해야 할 내용 등을 기억합니까?	정상	약간 어려움 있음	많은 어려움 있음	불가능	해당 없음
9. 취미 생활 종교, 독서, 바둑, 장기, 화투, 산책, 등산, 운동 등의 예전에 하던 취미를 그대로 즐깁니까?	정상	약간 어려움 있음	많은 어려움 있음	불가능	해당 없음
10. TV 시청 집중해서 TV를 보며 그 내용을 이해합니까?	정상	약간 어려움 있음	많은 어려움 있음	불가능	해당 없음
11. 집안 수리 못 박기나 전구 끼우기 같은 집안 잔일을 수행합니까?	혼자 가능	약간 도움이 필요	많은 도움이 필요	불가능	해당 없음

부록 7 · 치매 자가 테스트

치매 설문지(KDSQ)

각 항목에 대하여, 1년 전의 환자 상태와 비교하여, 현재 상태에 해당하는 곳에 동그라미를 하십시오. 본 설문지는 환자분의 상태를 자세히 파악하기 위한 것이므로 환자분을 가장 잘 아는 보호자가 답하여야 합니다. 성의껏 답해 주시면 진단과 치료에 많은 도움이 됩니다. 가장 적절한 내용에 ㅇ표(2개 이상 가능) 해주시거나 직접 기술해 주십시오.

Korean Dementia Screening Questionnaire - C	아니다(0점)	가끔(조금) 그렇다(1점)	자주(많이) 그렇다(2점)
1. 오늘이 몇 월이고, 무슨 요일인지를 잘 모른다.			
2. 자기가 놓아 둔 물건을 찾지 못한다.			
3. 같은 질문을 반복해서 한다.			
4. 약속을 하고서 잊어버린다.			
5. 물건을 가지러 갔다가 잊어버리고 그냥 온다.			
6. 물건이나, 사람 이름을 말하기 힘들어 머뭇거린다.			
7. 대화 중 내용이 이해되지 않아 반복해서 물어본다.			
8. 길을 잃거나 헤맨 적이 있다.			
9. 예전에 비해서 계산 능력이 떨어졌다. (예: 물건값이나 거스름돈 계산을 못한다)			
10. 예전에 비해 성격이 변했다.			
11. 이전에 잘 다루던 기구의 사용이 서툴어졌다. (세탁기, 전기밥솥, 경운기 등)			
12. 예전에 비해 방이나 집안의 정리 정돈을 하지 못한다.			
13. 상황에 맞게 스스로 옷을 선택하여 입지 못한다.			
14. 혼자 대중교통 수단을 이용하여 목적지에 가기 힘들다. (신체적인 문제(관절염)로 인한 것은 제외됨)			
15. 내복이나 옷이 더러워져도 갈아입지 않으려고 한다.			
점 수			

▶ 1~15문항의 점수가 6점 이상이면 기억 장애 의심 / 전문 의료인의 상담을 권유합니다.
▶ 문의사항은 거주지역의 자치구 치매지원센터로 연락바랍니다.

부록 8 • KDSQ-P
Korean Dementia Screening Questionnaires-Prescreening

서울대 신경과 김상윤 교수가 2006년에 개발, 현재 일반건강검진 공동 문진표에 인지 기능 선별 문항으로 활용되고 있다. 진단적 가치를 가진다기보다는, 추가적인 평가를 요하는 피검자들을 선별하는 역할을 한다.

인지 기능 선별 문항 (KDSQ-P)

아래의 각 항목에 대하여, 1년 전과 비교하여, 현재 상태에 해당하는 곳에 표시해 주십시오.
(동행한 가족이 있으면 가족이 작성하시고, 없으면 본인이 작성하십시오.)

1. 자신의 기억력이 친구나 동료들에 비해 못하다고 생각하십니까?
① 아니다　② 가끔(조금) 그렇다　③ 자주(많이) 그렇다

2. 자신의 기억력이 1년 전에 비해 더 나빠졌다고 생각하십니까?
① 아니다　② 가끔(조금) 그렇다　③ 자주(많이) 그렇다

3. 중요한 일을 하는데 있어서도 기억력이 문제가 되는 경우가 있습니까?
① 아니다　② 가끔(조금) 그렇다　③ 자주(많이) 그렇다

4. 자신의 기억력이 떨어진 것을 남들도 알고 있습니까?
① 아니다　② 가끔(조금) 그렇다　③ 자주(많이) 그렇다

5. 잘해오던 일상적인 일을 하는데 예전보다 서툴어졌다고 생각하십니까?
① 아니다　② 가끔(조금) 그렇다　③ 자주(많이) 그렇다

아니다 = 0점, 가끔 그렇다 = 1점, 자주 그렇다 = 2점

이 검사에서 4점 이상인 경우, 치매 선별 검사가 필요한 대상자로 판정된다. (다만, 2010년에 발표된 연구에 따르면, 4점 이상을 치매로 진단할 때, 민감도와 특이도는 각각 73.0%, 81.2%이다.)

부록 9 · KDSQ-C
Korean Dementia Screening Questionnaires-Cognition

KDSQ-P에서 치매 선별 검사가 필요한 것으로 판정된 경우에 사용되는 설문지이다. 치매 선별에 대한 민감도와 특이도가 각각 79%와 80%(6점 이상을 치매로 진단할 경우)로 알려져 있다.

본 설문은 인지 기능 장애 평가를 위한 문진표입니다. 아래의 각 항목에 대하여, 1년 전과 비교하여 현재 상태에 해당하는 곳에 표시해 주십시오. (동행한 가족이 있으면 가족이 작성하시고, 없으면 본인이 작성하십시오).

Korean Dementia Screening Questionnaire - C	아니다(0점)	가끔(조금) 그렇다(1점)	자주(많이) 그렇다(2점)
1. 오늘이 몇 월이고, 무슨 요일인지를 잘 모른다.			
2. 자기가 놓아 둔 물건을 찾지 못한다.			
3. 같은 질문을 반복해서 한다.			
4. 약속을 하고서 잊어버린다.			
5. 물건을 가지러 갔다가 잊어버리고 그냥 온다.			
6. 물건이나, 사람 이름을 말하기 힘들어 머뭇거린다.			
7. 대화 중 내용이 이해되지 않아 반복해서 물어본다.			
8. 길을 잃거나 헤맨 적이 있다.			
9. 예전에 비하서 계산 능력이 떨어졌다. (예: 물건값이나 거스름돈 계산을 못한다)			
10. 예전에 비해 성격이 변했다.			
11. 이전에 잘 다루던 기구의 사용이 서툴어졌다. (세탁기, 전기밥솥, 경운기 등)			
12. 예전에 비해 방이나 집안의 정리 정돈을 하지 못한다.			
13. 상황에 맞게 스스로 옷을 선택하여 입지 못한다.			
14. 혼자 대중교통 수단을 이용하여 목적지에 가기 힘들다. (신체적인 문제(관절염)로 인한 것은 제외됨)			
15. 내복이나 옷이 더러워져도 갈아입지 않으려고 한다.			
점 수		/ 30	

한국치매 선별 설문지 KDSQ-C

문항	구분
1. 오늘이 몇 월이고, 무슨 요일인지를 잘 모른다. 2. 자기가 놓아 둔 물건을 찾지 못한다. 3. 같은 질문을 반복해서 한다. 4. 약속을 하고서 잊어버린다. 5. 물건을 가지러 갔다가 잊어버리고 그냥 온다.	Memory (KDSQ-M)
6. 물건이나, 사람 이름을 말하기 힘들어 머뭇거린다. 7. 대화 중 내용이 이해되지 않아 반복해서 물어본다. 8. 길을 잃거나 헤맨 적이 있다. 9. 예전에 비해서 계산 능력이 떨어졌다. 10. 예전에 비해 성격이 변했다.	Other (KDSQ-O)
11. 이전에 잘 다루던 기구의 사용이 서툴어졌다. 12. 예전에 비해 방이나 집안의 정리 정돈을 하지 못한다. 13. 상황에 맞게 스스로 옷을 선택하여 입지 못한다. 14. 혼자 대중교통 수단을 이용하여 목적지에 가기 힘들다. 15. 내복이나 옷이 더러워져도 갈아입지 않으려고 한다.	ADL (KDSQ-A)

이 설문지 질문은 치매 환자의 초기 흔한 증상인 기억 장애, 행동 장애, 일상생활 수행 장애 파트로 구분될 수 있다.

부록 10 · KDSQ-V와 KDSQ-D

KDSQ에는 KDSQ-C 외에도 5문항씩 vascular와 depression 요인을 평가하는 KDSQ-V와 KDSQ-D가 있다.

KDSQ-V

	잘 모름	아니다 (0점)	그렇다 (1점)
H1. 위의 증상들이 어느 날 갑자기 발생하였다.			
H2. 뇌졸중을 앓았던 적이 있다.			
H3. 고혈압이나 당뇨병을 앓고 있다.			
H4. 걸음이 이상이나, 발음 장애, 손발 마비, 감각 이상 등이 있었다.			
H5. 증상이 갑자기 나빠졌다 서서히 회복되고 다시 나빠짐을 반복하면서 점차 심해진다.			

KDSQ-D

	잘 모름	아니다 (0점)	가끔(조금) 그렇다(1점)	자주(많이) 그렇다(2점)
D1. 우울한 기분이 든다. (혹은 그런 이야기를 한다)				
D2. 잠을 잘 못 자거나 일찍 깬다.				
D3. 모든 일에 흥미를 잃었다.				
D4. 자신이 쓸모 없다고 느낀다. (혹은 그런 말을 한다)				
D5. 식욕이 떨어졌다.				

KDSQ-V는 혈관성 치매 항목으로, 6점 이상을 혈관성 치매로 진단할 경우, 민감도와 특이도가 각각 56%와 73%로 알려져, 알츠하이머병과 감별하는 데 도움이 된다.

KDSQ-D의 경우, 노인 우울 척도인 GDS(Geriatric Depression Scale)와 유의미한 상관관계가 보고되어, 우울 성향의 정도를 파악하는 데 도움이 될 수 있다.

부록 11 • SNSB 구성

1. 주의 집중 능력

- digit span test: forward/backward
- letter cancellation

언어적 자극에 대한 일시적인 주의 집중 능력과 지속적인 주의 집중 능력을 평가하는 숫자 외우기와 시공간적 주의능력과 무시증후군을 평가하는 글자 지우기 검사로 구성되어 있다. 숫자 외우기 검사에서 바로 따라 말하기는 주의 폭과 더불어 지속적인 주의 집중 능력을 평가하고, 거꾸로 따라 말하기는 작업 기억에 대한 평가 도구로서 인정받고 있다.

2. 언어 및 그와 관련된 기능들

- spontaneous speech / comprehension / repetition (Korean-Western aphasia battery)
- reading / Writing (K-MMSE)
- Korean-Boston Naming Test (K-BNT)
- Praxis test
- Finger naming / Right-Left orientation / Calculation / Body part identification

언어 능력, Gerstmann's syndrome 및 실행증을 평가하는 검사들로 구성되어 있다. 먼저 언어 능력은 "자발적인 발화 능력 및 내용 전달 능력"으로 나누어 평가한다. 자발적인 발화에서 유창성과 내용 전달 능력은 면담이나 검사 중에 관찰된 피검자의 말의 수, 말의 속도, 발음 장애, 착어증 및 word finding difficulty에 기초하여 검사자가 판단하게 되어 있다. 대개 한 문장이 5~6어절 이상으로 구성되어 있으면 유창한 것으로 간주한다.

언어 이해력은 문장을 질문하여 "예/아니오"로 말하게 되어 있고, 따라 말하기 능력은 1어절부터 5어절의 문장까지 차례로 불러주고 매번 따라 말하게 시킨다. 이름 대기 능력은 K-BNT로 평가되는데 60개의 흑백 그림으로 구성되어 있고 그림의 이름을 말하게 되어 있다. 그러나 주의 집중 능력이 제한되어 있고 장시간 동안 검사에 임하도록 협조를 구하기 어려운 환자들에게는, 60문항이 어려울 수 있으므로 15문항으로 이루어진 단축형 이름 대기 검사를 추천한다.

Gerstman's syndrome을 평가하기 위한 검사로 손가락 이름 대기 검사, 산수검사, 좌우 지남력 검사 및 쓰기 검사가 있으며 이와 함께 신체부위 확인검사도 포함되어 있다. 실행증 검사는 buccofacial apraxia검사와 ideomotor apraxia검사로 나뉘어져 있다. buccofacial apraxia 검사는 피검자가 이전에 잘 학습되어 있는 동작을 검사자의 구두 지시에 얼굴, 입술, 혀, 볼 등을 이용하여 흉내를 내는 검사이다. 여기서 문제를 보이는 환자들은 검사자의 구두 지시에 흉내 내는 행동 대신 말로 대신 표현하거나 이전에 한 행동을 반복해서 보일 수도 있다. ideomotor apraxia는 도구 사용을 흉내 내는 항목들로 구성되어 있고 이때 피검자들이 어떤 반응과 오류를 보이는지 관찰해야 한다. 피검자가 자신의 신체를 도구로 사용하는 오류를 보이는지, 도구와 도구의 목표물이 올바른 공간적 관계를 가지지 못하는 오류를 나타내는지, 동작의 특징적인 운동과 목표를 완성하기 위해 꼭 필요한 운동을 하지 못하는지(운동 오류)를 살펴보아야 한다.

3. 시공간적 지각 및 구성 능력

- Interlocking pentagon (K-MMSE)
- Rey-Osterrieth complex figure test (Copy)

K-MMS의 그리기 검사의 결과와 Rey Complex Figure Test(RCFT) 모사 단계의 결과로 평가한다. 두 검사는 지각능력과 구성 능력이 동시에 요구되는 그리기 과제이다. RCFT의 모사 양상을 살펴보면 어느 쪽 반구의 기능이 더욱 저하되어 있는지에 따라 그리기 과제의 반응 양상이 다르다고 알려져 있는데, 좌반구의 기능이 더욱 저하되어 있는 경우에는 그림의 내용이 생략된 "빈곤한" 그림을 그리고, 우반구의 기능 저하가 더 심한 경우에는 그림이 조각나고 구성 요소들 간의 상대적 위치 관계가 맞지 않는 그림을 그리는 특성이 있다. 또한 병변이 어디에 있는지에 따라 시공간 기능의 손상 양상에 차이가 있다. 두정엽 손상 환자들은 RCFT를 모사할 때 그림의 세부 요소 각각은 대체로 잘 알아볼 수 있도록 그리지만 요소들 간의 공간적인 위치 관계를 틀리는 그림을 그리는 반면, 전두엽 손상 환자들의 경우에는 전반적으로 비조직화된 그림을 그린다.

알츠하이머성 치매와 혈관성 치매 환자들의 RCFT 모사양상을 비교해 보면, 알츠하이머성 치매 환자들은 그림의 부분들을 연결하거나 구성하여 전체적인 윤곽을 형성하지 못하고 부분 부분을 따로 지각하는 인지 양식을 지니고 있었고 병변에 따라 차이가 있겠으나 혈관성 치매의 경우는 그림을 전체적인 윤곽을 그린다 하여도 개념을 가지고 그림을 그리기보다는 주변 특징들의 연속성에 기초하여 그림을 그림으로써 세부 요소들을 구조화하여 보지 못하고 인상적이고 두드러진 자극 특징에 기초하여 비조직화된 방식으로 그림을 그리는 것으로 나타났다. 따라서 RCFT 묘사 시 그림을 그려 나가는 과정이 기록될 수 있도록 여러 가지(4~5가지) 색깔의 색연필을 사용하면, 피검자의 시공간 구성 능력을 평가하는데 도움이 되는 정보를 얻을 수 있다.

4. 기억력

- Three word registration / recall (K-MMSE)
- Korean-Hopkins Verbal Learning Test (K-HVLT)
- Rey-Osterrieth complex figure test (Immediate & Delayed recall)

언어적 기억력과 시각적 기억력으로 구성되어 있다. 언어적 기억력은 K-MMSE의 기억 등록과 기억 회상 및 SVLT로, 시각적 기억력은 RCFT로 평가한다. 이들 검사들은 모두 일화기억을 평가하는 것으로서 자극 제시 직후에 기억의 양을 측정하는 즉시회상과 자극 제시 후 20~30분의 시간이 경과한 뒤에 기억하고 있는 양의 정도를 다시 측정하는 지연 회상 및 재인식 검사로 구성되어 있다. 특히 SVLT는 검사자가 불러 준 단어 목록을 환자로 하여금 외우게 함으로써, 새로운 언어 자극에 대한 학습과 기억 처리 과정에 관한 질적인 평가를 가능하게 하여 기억의 다양한 요소들을 평가할 수 있다.

언어적 기억력과 시각적 기억력 간의 차이가 있는가를 확인하여 병소의 편측화에 대한 정보를 얻을 수 있으며, 재인과 회상 간의 차이에 주목함으로써 환자의 기억력 문제가 저장 단계에서 발생한 것인지 인출 단계에서 발생한 것인지에 대한 단서를 얻을 수 있다. 치매 초기에는 치매와 연합된 질환에 따라서 손상되는 기억 양상이 달라, 이러한 차이가 중요한 진단적 가치를 지닐 수 있다고 보고되었다.

알츠하이머성 치매 환자들은 같은 자료를 반복적으로 학습시켜도, 습득되는 정보의 양이 증가하지 않고 지연 회상 시 빠른 망각을 보이며, 제시된 여러 단어들 중에서 가장 최근에 제시된 단어만을 회상하는 최신효과를 과장되게 나타낸다. 또한 재인검사의 수행 수준과 자유회상 과제의 수행 수준에서 차이가 발견되지 않는 특징을 보이는데 이는 단기 기억에서 장기기억으로 정보를 전이, 저장하지 못함을 시사한다. 재인과정에서 기존에 제시된 단어와 어의적으로 연관성이 없는 단어를 더 많이 회상하는 오류를 보이는 경향도 나타난다. 반면 전두엽-피질하 회로의 장애를 나타내는 파킨슨병 환자나 피질하 혈관성 치매 환자들은 자유회상 과제에서 보다 재인 검사에서 수행이 증진되는데, 이는 저장된 정보를 인출하는 단계가 문제임을 시사한다.

5. 전두엽 기능

- Contrasting program / Go-no-go test
- Fist-Edge-Palm / Alternating hand movement
- Alternating square & triangle / Luria loop
- Abstract reasoning test
- Word fluency test: Semantic: animal, supermarket list
- Phonemic: ㄱ, ㅇ, ㅅ
- Stroop test

전두엽 집행기능은 Motor impersistence, Contrasting Program, Go-No-Go, Fist-Edge-Palm, Alternating Hand movement, Alternating Square and Triangle, Luria Loop, Controlled Oral Word Assciation Test(COWAT) 및 Korean-Color Word Stroop Test(K-CWST)로 평가한다.

Motor impersistence는 전두엽 장애인 운동을 지속하지 못하는 능력을 평가하고, Contrasting Program과 Go-No-Go test는 전두엽의 중요한 기능인 mental set-shifting ability와 반응 억제를 평가할 수 있다. Fist-Edge-Palm나 Alternating Hand Movement test를 시행하여 motor programming ability와 motor set-shifting ability의 장애를 평가할 수도 있다. Alternating Square and Triangle test와 Luria Loop test는 그림을 그대로 그리도록 하여 전두엽 손상 지표 중의 하나인 보속증을 확인한다.

COWAT는 동물과 슈퍼마켓에서 살 수 있는 물건을 정해진 시간 내에 얼마나 많이 말할 수 있는가를 평가하는 범주(또는 의미) 유창성과 특정 자음인(ㄱ, ㅇ, ㅅ)으로 시작하는 낱말을 정해진 시간 내에 얼마나 많이 할 수 있는가를 평가하는 글자(또는 음소) 유창성 검사로 구성되어 있다. 이 검사는 생성 이름 대기 능력을 평가하는 것으로서 사고의 생산성을 평가하며 전두엽 손상 환자들의 탐지와 변별에 매우 유용한 검사이다.

K-CWST는 “글자 읽기 조건”과 “색깔 읽기 조건”으로 구성되어 있으며 반드시 글자 읽기 조건을 먼저 실시하도록 되어 있는데 이는 전두엽에서 담당하는 주요 인지 기능 중의 하나인 억제기능을 평가하기 위해서다.

6. 기타 검사들

- Korean Mini-Mental State Examination (K-MMSE)
- Geriatric Depression Scale (GDS)
- Clinical Dementia Rating (CDR) scale
- Barthel Activities of Daily Living (Barthel ADL) index

부록 12 • CERAD-K 신경 심리 평가집

J1. 언어유창성 검사

동물범주, 언어 산출, 어의적 기억 및 언어 능력 자체를 평가하는 검사로, 피험자에게 1분 동안 생각할 수 있는 가능한 한 많은 동물의 이름을 말해 보도록 하여, 피험자가 말한 동물 이름의 개수를 최종 점수로 한다. 만점은 없다.

J2. 보스톤 이름 대기 검사

15항목 단축형, 선 그림으로 제시되는 사물의 이름을 말하도록 하여, 이름 대기를 평가하는 언어 능력 검사이다. CERAD-K에 포함된 보스톤 이름 대기 검사는 K-BNT(한국판 보스톤 이름 대기 검사)에서 15항목을 추출하여 제작한 것이다. 15항목은 한국어에서의 어휘빈도에 따라 5개의 고빈도, 5개의 중간빈도, 5개의 저빈도 항목으로 구성되어 있으며, 각 항목당 1점씩 15점 만점이다.

J3. 간이 정신 상태 검사(MMSE-KC)

MMSE-KC는 영어판 CERAD 평가집에 포함되어 있는 MMSE의 질문 내용 및 방법, 채점 방법 등을 충실히 따라 번안하되, 일부 문항의 경우, 기존에 한국에서 널리 사용되어 온 권용철과 박종한의 MMSE-K11를 참고하여 개발되었다. MMSE-KC는 30점 만점이며, 점수가 낮을수록 인지 기능 수준이 낮은 것을 의미한다. 본 연구에서는 16번 문항 중 하나인 "오른손으로 받는다."를 오른손 마비 환자에게 검사할 경우에는 "손이 마비라서 못 받는다."라는 등의 표현을 하거나 또는 마비된 오른손으로 받으려는 의지를 보일 경우 1점을 주었다.

J4. 단어 목록 기억 검사

새로운 언어 정보를 학습하는 능력을 평가하는 언어적 기억 검사이다. 10개의 단어를 일정한 속도로 피험자에게 제시하고 큰 소리로 따라 하게 한 후 가능한 한 많은 수의 단어를 회상하도록 하는 과정을 3회 시행한다. 10개의 단어는 세 번의 시행, 모두 동일하나, 제시되는 순서는 서로 다르다. 매 시행마다 올바로 회상한 단어마다 1점씩, 10점 만점으로 평가되며, 최종 점수는 세 번의 시행 점수를 합산하여 얻는다.(30점 만점)

J5. 구성 행동 검사

시공간 및 구성 능력을 평가하는 과제로 4개의 단순한 기하학적 도형을 점차 복잡성이 증가되는 순서(원, 마름모, 겹쳐진 직사각형, 입방체)로 제시하면서 그대로 따라 그려보도록 하는 검사다. 최종 점수는 각 도형에 대한 평가 점수를 합산한 것으로 11점 만점이다.

J6. 단어 목록 회상 검사

J4 단어 목록 기억 검사에서 제시되었던 10개의 단어를 J5 구성 행동 검사 시행 직후에 회상하도록 하는 언어적 지연 기억(delayed recall) 검사다. 회상을 위해 허용되는 시간은 90초이며, 최종 점수는 올바로 회상한 단어마다 1점씩 10점 만점이다. 학습 후 지연 시간 동안 저장되어 있는 정보의 상대적 인양을 반영하는 것으로 저장률 점수를 백분율로 제시하기도 한다.

[저장률(%) = (J6최종 점수 / J4시행3점수) × 100]

J7. 단어 목록 재인 검사

J4 단어 목록 기억 검사에서 제시되었던 단어들을 새로운 단어 10개와 섞어 제시하면서, 검사에서 본 단어인지('예' 반응), 처음 보는 단이인지('아니오' 반응)를 구분하게 하여 언어적 재인 기억(recognition memory)을 평가하는 검사이다. 최종 점수는 정확한 '예' 반응의 수와 정확한 '아니오' 반응의 수를 더한 다음, 여기서 10을 빼서 얻는다. 10점 만점이다.

J8. 구성 회상 검사

J5 구성 행동 검사에서 제시되었던 도형을 단어 목록 회상 및 재인 검사 뒤에 회상하여 그려보도록 하는 시각적 지연 회상 검사다. 최종 점수는 회상하여 그린 각 도형에 대한 평가 점수를 합산한 것으로 11점 만점이다.

J9. 길 만들기 검사 A, B

길 만들기 검사는 무작위로 배치되어 있는 원숫자(①,②,③, …) 혹은 원문자 (㉮,㉯,㉰)를 가능하면 빨리 연필 선으로 잇도록 하는 검사로 원숫자 25개를 순서대로 잇도록 하는 검사 A와 원숫자 및 원 문자 25개를 교대로 잇도록 하는 검사 B로 구성되어 있다. 검사 A는 주로 주의력, 순서 배열(sequencing), 시공간 인지력, 운동기능 등을, 검사 B는 이러한 인지 기능화 함께 전두엽 기능에 해당하는 정신적 유연성(mental flexibility)을 평가한다.

최종 점수는 각 검사를 완료하는 데 걸린 시간(초)이며, 제한된 시간(검사 A: 360초 검사 B: 300초) 내에 검사를 완료하지 못하면 수행하지 못한 것으로 간주한다. 검사자는 도중에 오류가 있을 경우 지적하고 오류 위치에서 다시 시작하도록 하는 데, 질적인 평가로 오류 횟수도 기록한다.

J가. 스트룹 검사

20항목씩 5열로, 총 100개의 항목이 있다. 단어 페이지에는 빨강, 노랑, 파랑이 무선적으로 배열되어 있고 8.5″ × 11″ 크기의 흰 용지에 검정색으로 인쇄되어 있다. 한 열 내에서 어떤 단어도 그 단어 바로 뒤에 반복되어 나오지 않는다. 색깔 페이지에는 빨강, 노랑 혹은 파랑 중 하나의 색으로 인쇄된 XX가 100항목으로 구성되어 있다.

한 열 내에서 어떤 색깔도 그 색깔 바로 뒤에 반복되어 나오지 않으며, 단어 페이지의 대응되는 항목과 일치하지도 않는다. 색깔-단어 페이지는 단어 페이지에서 온 단어가 색깔 페이지에서 온 색으로 인쇄되어 구성되어 있다. 즉 색깔–단어 페이지의 첫 번째 항목은 단어 페이지의 첫 번째 항목이 색깔 페이지의 첫 번째 항목의 색깔로 인쇄되어 만들어졌다. 어떤 경우에도 단어와 그 단어가 인쇄된 색깔은 일치하지 않는다.

※ 신경 심리 검사의 예 (CERAD-K + SNSB + K-DRS-2)

주의력 및 집중력	• 숫자 폭 검사: 숫자 바로 따라 외우기/거꾸로 따라 외우기 • 시공간 폭 검사: 바로 따라 하기/거꾸로 따라 하기 • 순서화(Letter-Number Sequencing) • 지우기 검사(Cancellation test) • 연속 수행력 검사(CPT: Continuous Performance Test): 지속적 주의 집중력 평가 • 선로 잇기 검사(Trail Making Test): 주의 지속 및 주의 전환 능력 평가 • 스트룹 검사(Stroop test): 선택적 주의력 평가 • 기타 주의력 검사: 요일 또는 달 거꾸로 말하기, 연속 빼기(100 – 7, 20 – 3 등) 검사 등
언어 능력	• 어휘 검사(Vocabulary) • 보스턴 이름 대기 검사(BNT: Boston Naming Test) • 언어 유창성 검사(Verbal Fluency): 범주 유창성 검사(동물 이름 대기, 쇼핑 리스트 등), 음운 유창성 검사 등 • 따라 말하기 검사(Repetition) • 토큰 검사(Token Test) • 기타 종합 언어 능력 검사: 보스턴 진단용 실어증 검사(BDAE: Boston Diagnostic Aphasia Examination), 웨스턴 실어증 검사(WAB: Western Aphasia Battery) 등
시공간 처리 능력 검사	• 토막 짜기 검사(Block Design) • Rey 복합 도형 검사(R-CFT: Rey-Osterrieth Complex Figure Test) • Rey 단순 도형 검사(SRFT: Simple Rey Figure Test) • 벤더 도형 검사(BGT: Bender Visual Motor Gestalt Test) • 시각-운동 통합 발달 검사(VMI: Visual-Motor Integration) • 기타 도형 그리기 검사: 겹친 오각형 그리기, 육면체 그리기 등
기억력 검사	• 숫자 폭 검사 • 시공간 단기 기억력 검사: Corsi Block Test 등 • 레이 청각 언어 학습 검사(Rey-AVLT: Rey Auditory VerbalLearning Test) • 홉킨스 언어 학습 검사(Hopkins Verbal Learning Test) • 캘리포니아 언어 학습 검사(California Berbal Learning Test) • 레이 시공간 기억 검사(Rey Visuospatial Memory Test) • 워링턴 재인 기억 검사(Warrington's Recognition Memory Test) • 문-사람 검사(Doors and People Test) • 웩슬러 기억 검사(WMS: Wechsler Memory Scale) • 기억 평가 검사(MAS: Memory Assessment Scales) • 레이-킴 기억 검사(Rey-Kim Memory Test) • 노인 기억 장애 검사(Elderly Memory Disorder Scale) • 리버미드 행동 기억 검사(RBMTI: Rivermead BehaviouralMemory Test)

※ 신경 심리 검사의 예 (CERAD-K + SNSB + K-DRS-2) (계속)

실행 기능/ 전두엽 기능	• 위스콘신 카드 분류 검사(WCST: Wisconsin Card Sorting Test) • 런던탑 검사(하노이 탑) 검사 • 공통성 검사 • 언어 유창성 검사(Verbal Fluency): 범주 유창성 검사(동물 이름 대기, 쇼핑 리스트 등), 음운 유창성 검사 등 • 선로 잇기 검사(Trail Making Test) • 스트룹 검사(Stroop Test) • 레이 복합 도형 검사(R-CFT: Rey-Osterrieth Complex Figure Test) • Kims 전두엽 관리기능 신경 심리 검사 • 전두엽 평가 배터리(FAB: Frontal Assessment Scale) • 기타: Contrasting Program, Go-No-Go Test, Luria 3단계 검사(Fist-Edge-Palm), 양손 교차 운동 검사(Alternating Hand Movement), 삼각형-사각형 번갈아 그리기(Alter-nating triangle& square), Luria 루프 그리기(Luria loop) 등
치매 관련 종합 신경 심리 검사	• 한국판 치매 평가 검사-2(K-DRS-2: Korean Dementia RatingScale-2) • 서울신경 심리 검사-II(SNSB-II: Seoul Neuropsychological Screening Battery-II) • 한국판 CERAD 신경 심리 평가집(CERAD-K(N))

신경 심리 평가에 사용되는 신경 심리 검사는 각 인지 영역에 특화되어 있는 개별 검사가 있는가 하면, 여러 인지 영역을 총체적으로 평가하고자 평가 목적에 따라 여러 개별 검사를 세트로 구성한 종합 신경 심리 검사도 있다. 신경 심리 검사를 선택할 때에는 평가 목적뿐만 아니라 연령, 교육 수준, 수검자의 신체 상태 및 기본적인 인지 능력을 충분히 고려해야 한다.

부록 13 · 케톤(Ketone) 측정기 상세 정보

- 케톤시스 소변 검사는 너무 부정확해서 대부분의 사람들에게 도움이 되지 않는다.
- Glucose와 ketones를 함께 검사할 수 있는 정밀 Extra측정기가 있다. Glucose strip은 가격이 매우 저렴하지만 Ketones strip은 매우 비싸다. ApoE4.info 웹사이트의 Julie Gregory는 ketones strip이 캐나다에서 더 저렴하니, 캐나다에서 구매할 것을 제안했다.
- ketone측정에는 처방이 필요 없다.
- 측정에는 25달러 정도의 비용이 든다; http://www.amazon.com에서 케톤측정기를 구매할 수 있다. 검색창에 'precision glucose keton monitoring system'을 입력해서 검색한다.
- 목표는 beta-hydroxybutyrate를 0.5mmol/L~4mmol/L로 유지하는 것이다. 이 수치는 경도 케토시스를 의미한다.
- 케톤 측정기 사용 후 경도 게토시스임을 확인한 후에는, 주기적으로 사용하지 않아도 된다. 이미 어떤 것들이 경도 케토시스를 유발하는지 파악되었기 때문이다. 당연히 어느 때라도 케톤을 측정할 수 있다.

부록 14 • 23andMe에서 DNA 평가하기

23andME는 완전한 게놈을 제공하지 않는다. 따라서 알츠하이머 병과 관련된 모든 SNP(Single nucleotide polymorphisms)가 평가되는 것은 아니다. 하지만 ApoE상태는 보고 되어야 한다(거의 85% 보고된다). 23andMe가 AopE 상태보고를 다시 시작했다.

✓키트 주문하기

1. 웹 상에서 23andme.com 사이트에 들어가서 "how it works" 탭을 클릭한다.
2. "shop now" 버튼을 누른다.
3. "Health+Ancestry"를 선택해서 "add to cart"버튼을 클릭한다.
   프로필과 신용카드 정보를 입력한다. 이때 당신의 사용자 ID와 비밀번호를 꼭 기억하도록 한다.
4. 우편으로 DNA키트를 받았을 때, 열어서 안에 있는 사용설명서에 따라 실행한다.
5. 다시 23andme.com를 방문해서 "register kit"를 선택한다.
6. 샘플을 원래 받았던 우편상자에 넣어 23andMe로 돌려 보낸다.
7. 당신의 샘플이 그들의 실험실에 도착했을 때 23andMe로부터 확인 이메일을 받게 될 것이다.

✓게놈파일 다운로드하기

당신의 게놈서열(genome sequencing)이 완성됐을 때, 23andMe로부터 이메일을 받게 될 것이다.

1. 자신의 게놈데이터를 다운받기 위해서는 23andMe웹사이트로 들어가 자신의 계정으로 로그인한다.
2. 로그인 한 후, 사이트의 맨 오른쪽 위에 있는 자신의 프로필을 클릭한다.
3. BROWSE RAW DATA를 선택한다.
4. 다음 웹 페이지에서 'Download'버튼을 클릭한다.
5. 다운로드 할 프로필을 지정한다.
6. "All DNA"를 선택한다.
7. 5~30MB정도 크기의 압축된 파일을 확인하다. 다운로드 된 파일의 이름은 다음의 형식을 띈다: Genome_*Your_Name*_Full_date.zip.

한 번 이 파일을 받으면, Promethease(http://promethease.com)과 같은 웹사이트에서 분석할 수 있다.

부록 15 · Hypercortisolism 고코티졸혈증

당신의 부신은 신장의 위쪽에 위치하여 중요한 호르몬인 코티졸, 아드레날린, 그리고 dehydro-epiandrosterone을 분비한다. 이러한 호르몬들은 스트레스 반응을 결정함으로써 스트레스를 해소하고 일상 생활에 적응하도록 도와 준다. 스트레스를 받으면 건강한 아드레날린은 당신이 건강을 유지할 수 있도록 코티졸과 DHEA의 분비를 증가시킨다. 그것들은 아드레날린을 분비해서 필요할 때 에너지를 낼 수 있게 도와준다.

만약 이러한 작용이 만성적으로 작동하면, 아드레날린은 더 이상 수요를 따라갈 수 없고, DHEA의 수치는 부신의 피로로 인하여 감소하기 시작한다. 게다가 아드레날린 과다 분비는 당신을 불안하고 긴장하게 만들 수 있다. 불면증, 피로, 우울증, 과민성 소화 장애 등의 불편함이 흔한 증상이다.

스트레스를 받는 동안 아드레날린이 급증하면서 소화효소들의 수치가 감소하고 혈당 수치가 상승한다. 이것이 더 만성적인 발생이 되면서 높은 코티졸과 장기간의 스트레스로부터 아드레날린 수지의 결과는 다음과 같은 증상을 포함한다.

면역기능의 감퇴, 코티졸의 고갈로 인한 저혈당, 수면 장애, 혈중지질수치 증가, 수분의 저류로 인한 부종, 중요한 미네랄인 칼륨손실, 인슐린 민감성이 떨어지고 당뇨병으로 발달, 충분한 DHEA를 생산할 수 있는 능력 상실 등의 증상이 있다.

코티졸의 기능

혈류에서 아미노산을 증가시켜 단백질을 에너지로 변환, 간을 자극하여 에너지를 위해 필요한 만큼의 아미노산을 포도당으로 전환시킴. 염증과 알레르기의 반대 작용, 혈압 유지, 스트레스 반응에 대응 및 도움.

DHEA의 기능

테스토스테론과 에스트로겐의 전구물질, 바이러스, 박테리아, 기생충, 알레르기, 암에 대한 내성을 향상시킴, 골다공증 예방. Total 혹은 LDL콜레스테롤 낮춤. 근육의 질량 증가 및 체지방 감소.

복원

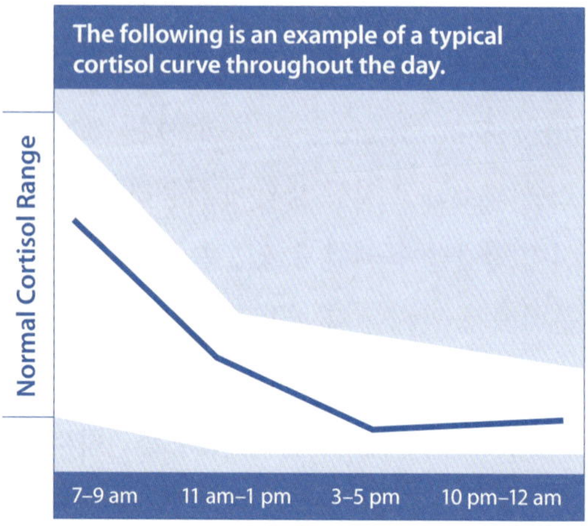

증상을 유발할 수 있는 음식을 설정하고 피한다. 정제된 설탕, 카페인 그리고 알코올을 식단에서 피해야 한다. 단백질이 함유된 식사를 매일 조금씩 여러 번 먹는다. 보조적으로 ginseng 또는 licorice tea를 복용하거나 함께 복용한다. 충분한 비타민C를 섭취한다. 충분한 수면을 취하고 밤 10시까지 잠자리에 든다. 스트레스에 관한 관리 기법을 사용한다. 필요에 따라 웃음, 호흡, 및/또는 전문적인 도움으로 감정을 처리한다. 가벼운 운동을 시행하고, 매일 실외 활동을 한다.

부록 16 • Male Hormones & Female Hormones

Male Hormones

실험	범위
타액	
테스토스테론	110~513 pmol/L
에스트라디올 (E2)	3.1~7.4 pmol/L
프로게스테론	141~529 pmol/L
혈청	
에스트라디올 (E2)	25.8~60.7 pg/mL
에스트론 (E1)	13~58 pg/mL
프로게스테론	0.2~1.4 ng/mL
테스토스테론, 자유	4.7~24.4 ng/mL
테스토스테론, total	>17 세: 348~1197 ng/dL
디하이드로테스토스테론 (DHT)	30~85 ng/dL
성호르몬결합 글로불린 (SHGB)	10~80 nmol/L
프로락틴	4.04~15.20 ng/mL
황체형성 호르몬 (LH)	1.7~8.6 mIU/mL
여포자극 호르몬 (FSH)	1.5~12.4 mIU/mL
IGF-1	연령에 따라 범위가 다름
프레그네놀론	20~140 ng/dL
소변 (24시간)	
프레그난디올	0.30~4.20 umol/24h
17-케토스테로이드	다양한 구성 요소 및 값
테스토스테론	0.16~0.65 umol/24h
안드로스테인디올(안드로젠)	≤0.25 umol/24h
17-하이드로시스테로이드	다양한 구성 요소 및 값
에스트론 (E1)	1.6~8.6 mcg/g Cr
에스트로디올 (E2)	0.8~4.3 mcg/g Cr
에스트리올 (E3)	0.3~5.1 mcg/g Cr
2-OH(E1+E2)	0.7~12.5 mcg/g Cr
16α-하이드로시에스트론 (16 α-OH E1)	≤2.0 mcg/g Cr

Male Hormones (계속)

실험	범위
소변 (24시간) (계속)	
4-OH(E1+E2)	≤1.6 mcg/g Cr
2MeO(E1+E2)	0.2~2.5 mcg/g Cr
4MeO(E1+E2)	≤1.0 mcg/g Cr
2-OH(E1+E2)/16 α-OH E1	0.38~12.9
2-OH(E1+E2)/2-MeO(E1+E2)	1.0~8.8

Female Hormones

실험		범위
타액		
에스트론 (E1)	폐경 이후	4.7~18.9 pmol/L
에스트라디올 (E2)	여포기 배란기 황체기 폐경 이후	2.8~8.8 pmol/L 4.5~19.1 pmol/L 2.8~8.2 pmol/L 3.7~9.4 pmol/L
에스트리올 (E3)	폐경 이후	<133 pmol/L
프로게스테론	여포기 배란기 황체기 폐경 이후	120~593 pmol/L 328~1385 pmol/L 147~797 pmol/L 163~669 pmol/L
테스토스테론, total	폐경전 폐경기	34~148 pmol/L 34~148 pmol/L
프로게스테론 / 에스트라디올 비율	여포 황체 폐경기	23~159 25~141 33~116
혈청		
에스트론 (E1)	폐경전 폐경 이후	13~135 pg/mL 10~55 pg/mL
에스트라디올 (E2)	여포기 배란기 황체기 폐경 이후	12.5~166 pg/mL 85.8~498 pg/mL 43.8~211 pg/mL <54.7 pg/mL

Female Hormones (계속)

실험		범위
혈청 (계속)		
프로게스테론	여포기 배란기 황체기 폐경 이후	0.2~1.5 ng/mL 0.8~3.0 ng/mL 1.7~27 ng/mL 0.1~0.8 ng/mL
프레그네놀론		<151 ng/dL
테스토스테론, total		12~82 ng/dL
디하이드로테스토스테론 (DHT)		4~22 ng/dL
성호르몬결합 글로불린 (SHGB)		20~130 nmol/L
여포자극 호르몬 (FSH)	여포기 배란기 황체기 폐경 이후	3.5~12.5 mIU/mL 4.7~21.5 mIU/mL 1.7~7.7 mIU/mL 25.8~134.8 mIU/mL
혈청 (농도)		
황체형성 호르몬 (LH)	여포기 배란기 황체기 폐경 이후	2.4~12.6 mIU/mL 14.0~95.6 mIU/mL 1.0~11.4 mIU/mL 7.7~58.5 mIU/mL
프로락틴		4.79~23.30 ng/mL
IGF-1		연령에 따라 범위가 다름
소변 (24시간)		
프레그난디올		0.30~4.20 umol/24h
17-케토스테로이드		다양한 구성 요소 및 값
테스토스테론		0.16~0.65 umol/24h
안드로스테인디올(안드로젠)		≤0.25 umol/24h
17-하이드로시스테로이드		다양한 구성 요소 및 값
에스트론 (E1)	폐경 전기 폐경기	2.0~26.2 mcg/g Cr 1.1~26.2 mcg/g Cr
에스트로디올 (E2)	폐경 전기 폐경기	0.6~11.2 mcg/g Cr 0.6~15.4 mcg/g Cr
에스트리올 (E3)	폐경 전기 폐경기	0.6~19.9 mcg/g Cr 0.7~30.8 mcg/g Cr
2-OH(E1+E2)	폐경 전기 폐경기	1.3~36.3 mcg/g Cr 0.9~43.8 mcg/g Cr

Female Hormones (계속)

실험		범위
소변 (24시간) (계속)		
16α-하이드로시에스트론 (16 α-OH E1)	폐경전기 폐경기	0.5~8.9 mcg/g Cr 0.4~7.7 mcg/g Cr
4-OH(E1+E2)	폐경전기 폐경기	≤5.9 mcg/g Cr ≤8.8 mcg/g Cr
2MeO(E1+E2)	폐경전기 폐경기	0.2~8.6 mcg/g Cr 0.3~5.0 mcg/g Cr
4MeO(E1+E2)	폐경전기	≤1.0 mcg/g Cr
2-OH(E1+E2)/16 α-OH E1	폐경전기 폐경기	0.3~13.7 0.3~15.1
2-OH(E1+E2)/2-MeO(E1+E2)	폐경전기 폐경기	1.6~10.7 0.4~11.6

부록 17 · Copper Exposure Sources 구리 노출 요인

구리는 여러 환경 경로를 통해 유입된다. 그것은 부패하는 식물, 화산 폭발, 산불, 그리고 다른 원천으로부터 자연스럽게 발생한다. 그리고 광산, 제조, 농업과 같이 인간이 만들어 낸 원인들이 있다. 구리 화합물이 개방된 환경에서 분해되는 동안, 순수 구리 입자는 분해되지 않고 우리의 공기와 음식 그리고 물에 남아 있다.

구리는 모든 살아 있는 유기체에게 필수적인 요소이다. 그래서 그것은 우리가 먹는 음식, 식물, 동물 그리고 인체 조직 내에도 존재한다. 그러나 너무 많은 구리는 또한 문제가 될 수 있다. 호흡을 통해 마시는 공기, 마시는 물, 음식을 먹거나 구리 함유 화합물과 피부가 접촉하여 사람들은 구리에 노출될 수 있다.

SUGAR(당)

사과, 살구씨, 아보카도, 바나나, 꿀벌의 꽃가루, 비트, 메밀, 버터, 치킨, 병아리, 초콜릿, 옥수수 기름, 게, 달걀, 포도, 켈프(해초), 바닷가재, 마가린, 버섯, 견과류, 귀리, 올리브, 오렌지, 육류 내장품, 복숭아, 말린 자두, 건포도, 연어, 조개류, 콩, 토마토 퓨레, 밀, 밀 배아, 효모균

WATER SOURCES(식수)

- 사람에게 과도한 구리 노출을 일으킬 수 있는 가장 큰 원인은 구리 파이프와 황동 싱크대 고정 장치를 통해 전달된 식수이다. 당신의 집에 구리 파이프와 산성수가 있다면, 특히 구리 파이프와 황동 수도꼭지를 통해 아침에 처음으로 마시는 물은 높은 구리 수치를 가질 것이다. 먹는 물의 구리수치를 줄이기 위해서는 물을 마시기 전에 최소 15~30초 동안 물을 틀어 놓거나 물을 끓인다.
- 조류를 조절하기 위해 구리 화합물로 처리하거나 발전소로부터 냉각수를 공급 받은 호수와 강은 높은 수준의 구리를 가질 수 있다.
- 냉장고의 냉수기와 제빙기도 구리 튜브를 사용한다.
- 미국의 몇몇 지역에서 공급되는 물은 많은 양의 자연 발생 구리를 함유하고 있다. 또한 이스트와 곰팡이를 죽이기 위해 지방의 식수에 황산 구리를 첨가하기도 한다.

INDUSTRY SOURCES(업계 자원)

- 구리 광산에서 일하거나 구리를 함유한 금속을 빻으면 구리에 노출될 수 있다.
- 구리 성분이 함유된 살균제를 섭취하거나 구리 광산 근처에 살거나 구리가 청동이나 황동으로 가공되는 경우 구리에 노출될 수 있다.
- 구리 화합물은 농업에서 곰팡이와 같은 식물 질병을 치료하거나 물을 처리하거나 나무, 가죽, 직물의 방부제로 사용된다.
- 광산, 주조 공장, 제련소, 발전소, 소각장 및 기타 연소 자원, 금속 제조 및 처리 공장, 목재 처리 공장, 인산염 비료 공장 및 인근에 거주하는 근로자 또한 과도한 구리 노출을 경험할 수 있다.
- 배관공, 용접공, 엔지니어 등 구리를 다루는 사람들은 구리 독성에 노출될 위험이 있다.

OTHER SOURCES(기타 자원)

- 구리 식기류
- 토양은 높은 수준의 구리를 함유할 수 있으며, 특히 구리 제련 공장 근처에 있는 경우에는 더욱 그렇다. 아이들은 이 구리에 손과 입을 접촉하여 오염된 흙과 먼지를 먹을 수도 있다.
- 치과 재료 (구리는 치과용 합금이나 기타기기에 사용된다.)
- 비타민 알약(구리는 비타민 보충제, 특히 태아의 비타민에 자주 첨가된다.)
- 식품의 살균 잔류물
- 피임 약 (이는 에스트로겐 호르몬과 구리 수준의 밀접한 연관성 때문이다.)
- 망간, 철, 비타민-B, 비타민-C의 결핍으로 구리가 축적될 수 있음.
- 어떤 원인에서든 스트레스는 구리 불균형의 원인이 된다. 스트레스는 부신 기능을 감소시키고 체내의 아연 농도를 낮춘다. 아연이 부족해 질 때마다 구리는 축적되는 경향이 있다.
- 황산 구리는 수영장에 첨가되며 과일과 채소에 뿌려 조류와 곰팡이의 성장을 지연시킬 수 있다.

구리: 식이 참조

	영유아 0~6개월 7~12개월	어린이 1~3세 4~8세	남성 9~13세 14~18세 19세 이상	여성 9~13세 14~18세 19세 이상	임산기 18세이하 19~50세	수유기 18세이하 19~50세
mcg/day	200 200	340 440	700 890 900	700 890 900	1000 1000	1300 1300
한계 용량(UL)	ND ND	1000 3000	5000 8000 10000	5000 8000 10000	6000 10000	6000 10000

ND: 영유아 연령대에서는 부작용 데이터가 부족하여 확정지을 수 없다.

환경보호국은 음용수에서의 기준을 1.3 mg/L로 설정했다. 이 수준 이상으로 반드시 설비, 파이프 교체, 인산염 또는 규산염 기반 부식 방지제를 사용한 배관 접착제, 또는 pH, 칼슘으로 구성된 부식제어 프로그램을 시행해야 한다.

산업안전보건관리국(OSHA)은 구리가열에서 발생하는 연기는 0.1 mg/m^3, 구리분진은 1 mg/m^3, 그리고 40시간의 용해 가능한 구리먼지의 양 등을 한계로 설정하였다.

결론

이 문서는 구리 노출에 대한 다양한 원인이 요약되어 있다. 이러한 원인에 따라 구리 노출의 수준을 줄이면 상당한 도움이 될 수 있다. 또한 아연 수준이 낮은 경우에도 구리 수준이 상승할 수 있다. **따라서 아연이 함유된 음식이나 아연 보충제를 첨가하는 것은 몸 안의 구리 수준을 감소시키는 적절한 방법이 될 수 있다.** 몸 속의 구리-아연의 비율이 적절한지 결정하는 데 도움이 되도록 의료 전문가와 논의해야 한다.

부록 18 · Functional Nutrition Evaluation Biomarkers PFC-MVP Laboratory Testing

기능 영양 평가 바이오마커 PFC-MVP 실험실 테스트

	첫 번째 단계 유용하고 효율적 비용	두 번째 단계 유용하고 저렴한 비용	세 번째 단계 관련유형으로 비용효율이 낮음
P = Protein (단백질)			
	• 총단백질 • 알부민 • 글로불린	• 프리알부민-트랜스레틴 • 혈장 아미노산 • 카르니틴	• 소변 아미노산 • 트랜스페린 • 피브로넥틴 • 소마토메딘 C • 3-메틸히스타딘 • 혈청단백전기영동법
F = Fat (지방)			
	• 지질종류 및 비 (TC, LDL, HDL, TG) • 지질입자 수/크기 및 하위 구성요소 • TG/HDL 비율 • ApoB, ApoA1 • ApoB/ApoA1	• 적혈구성 필수 지방산 • 오메가 3 지표 • 혈장 필수 지방산 수치 • 산화성 LDL	
C = Carbohydrates (탄수화물)			
	• 공복 혈당 • 공복인슐린 (HOMA-IR 수치) • HgA1c • 중성지방 • γ-글루타민 전이효소 • 요산	• 아디포넥틴 • 프럭토사민	• 내당능 시험 (포도당, 인슐린)
M = Minerals (미네랄)			
기본적	• CBC w/diff • CMP		
Calcium (칼슘)	• 혈청 칼슘(Ca^{2+}) • 이온화 칼슘		• PTH • 1,25-Dihydroxy Vitamin D_3 • 25-Hydroxy Vitamin D_3 • 소변 칼슘

	첫 번째 단계 유용하고 효율적 비용	두 번째 단계 유용하고 저렴한 비용	세 번째 단계 관련 유형으로 비용 효율이 낮음
M = Minerals (미네랄) (계속)			
Calcium cont. (칼슘농도)			• 뼈흡수마커 (N-Telopeptide, 24시간 소변 칼슘 농도, 24시간 소변 단백질 농도, Pyridinium Crosslinks, Deoxypyridinoline..)
Copper (구리)	• 혈청 구리 • Ceruloplasmin	• 적혈구성 구리	
Iodine (요오드)		• Spot First Morning Urine Iodine (아침 소변 요오드) • 24시간 소변 요오드	
Iron (철)	• 혈청 철 • 트랜스페린 • TIBC • 페리틴 • CBC (Hgb, Hct, MCV, MCH) • 혈색소침착증 유전자 패널		
Magnesium (마그네슘)	• 혈청 마그네슘(Mg^{2+}) • 적혈구성 마그네슘	• 구강세포마그네슘 • NMR에 의한 마그네슘의 이온화 • 24시간 소변 마그네슘	• 마그네슘 부하
Phosphorus (인산염)	• 혈청 인산염		
Selenium (셀레늄)	• 혈청 셀레늄	• 적혈구성 셀레늄	• 글루타치온 과산화효소
Zinc (아연)	• 혈장 아연 (Zn^{2+})	• 적혈구성 아연 • 24시간 소변 아연	• 혈청 Metallothionein
V = Vitamins (비타민)			
기본적	• CBC w/diff		
• Fat Soluble (지용성)			
Vitamin A		• 혈청 베타카로틴 • 혈청 레티놀	• 레티놀 결합 단백질

	첫 번째 단계 유용하고 효율적 비용	두 번째 단계 유용하고 저렴한 비용	세 번째 단계 관련 유형으로 비용 효율이 낮음
• Fat Soluble (지용성) (계속)			
Vitamin D	• 혈청 25-Hydroxy Vitamin D_3	• 혈청 1,25-Dihydroxy Vitamin D_3	• PTH • 이온화 칼슘 • 비타민 D 수용체 (VDR) • Gene Panel – Fok1, Taq1, Bsm1, SNPs*
Vitamin E		• 혈청 비타민 E (α, γ-토코페롤)	
Vitamin K	• Prothrombin Time • 부분 Thromboplastin Time	• 혈청 필로키논 (비타민 K_1) • Under-Carboxylated Osteocalcin	
• Water Soluble (수용성)			
Vitamin B_1 (Thiamine)	• 혈장 Thiamine	• 적혈구성 Transketolase index	• 소변 α-케토산 (Isovalerate, Isocaproate, EMethylvalerate) • 혈장 이소류신
Vitamin B_2 (Riboflavin)	• 혈장 Riboflavin		• 소변 α-케토산 (메틸 호박산염, 말론산)
Vitamin B_3 (Niacin)			• 소변 락테이트 • 소변 피르브산 • N-메틸니코틴아니드
Vitamin B_6 (Pyridoxine)	• 호모시스테인 • 혈장 Pyridoxal-5 Phosphate (P5P)	• Urine Xanthurenate • Urine Kynurenate	• 트립토판 부하 시험 • 메티오닌 부하 시험 • 시스타티오닌-베타-합성 (SNP*)
Vitamin B_7 (Biotin)			
Vitamin B_9 (Folate)	• 혈청 엽산염 • 호모시스테인 • 평균혈구용적(MCV)	• 적혈구성 엽산 • Urine Formimino glutamic acid	• UMFA (Unmetabolized Folic Acid) • Methylenetetrahydrofolate reductase (MTHFR) (SNP*) • Catechol-O-methyl trans-ferase (COMT) (SNP*)
Vitamin B_{12} (Cobalamin)	• 혈청 B_{12} • 호모시스테인 • Methylmalonic Acid (MMA) • 평균혈구용적 • 평균혈구혈색소		• 메티오닌 합성효소 (MTR) SNP* • 메티오닌 합성효소 환원효소 (MTRR) SNP*

	첫 번째 단계 유용하고 효율적 비용	두 번째 단계 유용하고 저렴한 비용	세 번째 단계 관련 유형으로 비용 효율이 낮음
• Water Soluble (수용성) (계속)			
Vitamin C (Ascorbic Acid)			• 혈청 비타민C • 백혈구 비타민C
P = Phytonutrients (식물 영양소)			
		• 지질 과산화물 • 산화성 LDL • 8-OHdG • 총 항산화 용량	• 적혈구성 글루타치온 • 혈청 코엔자임Q10

부록 19 · Functional Genetics Testing Profiles
기능 유전자 검사 프로파일

시험	유전자	성향
산화스트레스	SOD1, SOD2, SOD3, GPx1, CAT	심장병, 노화, 당뇨병, 알츠하이머
비타민 D	VDR, CYP27B1, GC	골손실, 대사 증후군, 심장병, 염증
신경 전달 물질 합성/ 엽산의 메틸화	COMT, MTHFR	결합조직염, 피로, ADHD, 자폐증, 우울증, 불안장애
소화지방변증	HLA-DQ2.5, HLADQ8	글루텐민감, Brain fog, 소화기장애
금속해독 작용	GSTM1	만성피로증후군, 결합조직염
다약제 내성	MDR1	약물에 대한 반응, 해독

부록 20 · 갑상선 실험실 수치

안내 – 이것은 증상을 진단하거나 치료하는 데 사용되는 실험실 테스트이며 모든 목록을 포함하지는 않는다. 범위는 실험실, 검체 유형 및 기술에 따라 달라진다. 이곳의 범위는 예시들을 제공한다. 방법론에 기초한 일반적 범위의 내용은 실험실 제조 회사를 참조한다. 이상적인 기능성 범위는 개별적일 수 있다.

실험	범위
혈청	
TSH	0.4~2.5 or 3.0 mIU/L*
자유 T4 (FT4)	9~23 pmol/l or 0.93~1.70 ng/dL
자유 T3 (FT3)	3.7 pmol/l or 2.0~4.4 pg/mL
반대 T3 (RT3)	11~31 ng/dL
총 T3 (TT3)	76~181 ng/dL
자유 T3 / 자유 T4	>.33*
총 T3 / 반대 T3	>6*
TPO 항체	<34 IU/mL
TG 항체	<115 IU/mL

* 다음 인용문에 기초한 범위:

American Association of Clinical Endocrinologists medical guidelines for clinical practice for the evaluation and treatment of hyperthyroidism and hypothyroidism. Endocr Pract, Nov- Dec. 2002. 8(6): p. 457-69.

Andersen, S., et al., Narrow individual variations in serum T(4) and T(3) in normal subjects: a clue to the understanding of subclinical thyroid disease. J Clin Endocrinol Metab, 2002. 87(3): 1068-72.

Baloch, Z. et al., Laboratory medicine practice guidelines. Laboratory support for the diagnosis and monitoring of thyroid disease. Thyroid, 2003.13(1): 3-126.

Canaris, G.J., et al. The Colorado thyroid disease prevalence study. Arch Intern Med, 2000. 160(4): 526-34.

Surks, M.I., G. Goswami, and G.H. Daniels. The thyrotropin reference range should remain unchanged. J Clin Endocrinol Metab, 2005. 90(9): 5489-96.

Wartofsky, L. and R.A. Dickey. The evidence for a narrower thyrotropin reference range is compelling. J Clin Endocrinol Metab, 2005. 90(9): 5483-8.

부록 21 · 인지 기능 장애 환원 프로그램의 기본 원칙

인지 기능 장애 환원 프로그램이 어떤 원리로 개발되었는지 궁금한 독자들을 위해 간략한 요약본을 제공하려고 한다. 200편이 넘는 더 많은 정보의 대부분은 인터넷에서 무료로 얻을 수 있다.

인지 기능 장애 환원 프로그램 이론의 근거

원리	증거
1. 기억을 보존하는 신호와 재구성하고 잊게 만드는 신호 사이에 신경 유연성 균형이 조절될 수 있다.	직관적인 기억, D664A 변이, 변형
2. APP는 이런 신경 유연성 균형을 중재한다.	D664 변이
3. 4:2비율은 APP가 중재하는 신경 유연성 균형을 반영한다.	D664 변이, ApoE4 효과, 염증 효과
4. ApoE4와 같은 알츠하이머 위험 요소는 신경 유연성 균형과 4:2의 비율을 바꾼다.	
5. APP는 의존성 수용체다.	
6. 알츠하이머(AD)α(시냅스를 생성하는 신호와 시냅스를 파괴하는 신호)성장 가능성	이식유전자, 인간 APP 변이, 역학
7. 분자스위치 같은 APP기능	sAPPα, αCTF, 아밀로이드 베타의 억제 효과
8. APP-Aβ가 프라이온 고리를 형성한다.	
9. 프라이온은 생물학적 신호를 증폭시킨다.	증폭과 다양한 목적을 요구하는 반항상성 신호
10. 집합체가 신호를 조율한다.	카스파제(caspases)와 같은 자가활성복합체
11. 알츠하이머는 신진대사, 전염/감염, 독성 물질에 대한 대응으로 인한 신경변성의 신경 유연성 불균형이다.	역학; NF-κB 반응, 독성형 알츠하이머; 수은의 영향
12. SCI, MCI 및 AD 치료에는 신경 유연성 균형을 시냅스 생성 신호로 유도하고 시냅스 파괴 신호 전달로부터 멀어지게 하는 것을 포함한다.	

증거에 관한 설명

1. 기억을 보존하는 신호와 재구성하고 잊게 만드는 신호 사이의 균형은 조절될 수 있다. 직관적인 기억(사진으로 찍은 듯이 단번에 기억하는 것) 현상이 이 점을 뒷받침하며, 균형이 바뀔 때 나타나는 변화에서도 증거를 확인할 수 있다. APP의 caspase 부위의 돌연변이는 Mouzheimer의 알츠하이머 모델 쥐에서 기억 상실 효과를 감소시킨다.

반대로 APP에 알츠하이머와 관련된 돌연변이를 생쥐에 주입하면 알츠하이머 모델 쥐처럼 기억 상실이 초래된다. Mouzheimer모델 쥐의 기억을 개선하는 물질을 일반 쥐에 주입했을 때는 실제로 기억력이 좋아졌다. 이러한 발견들은 기억을 저장하는 것과 재구성/잊는 것 사이의 균형이 변한다는 원리를 뒷받침한다.

2. APP는 뇌신경 유연성의 균형을 조절한다. APP의 돌연변이는 이 균형을 양쪽 방향, 즉 더 나은 기억력과 더 나쁜 기억력 가운데 예측 가능한 쪽으로 변화시킨다. 이러한 발견은 APP가 뇌신경 유연성의 균형을 조절한다는 원리를 뒷받침한다.

3. 4:2의 비율은 APP가 중재한 뇌신경 유연성의 균형을 반영한다. 4APP(sAPPα, Aβ, Jcasp, C31)의 분리를 증가시키거나 2APP(sAPPα와 aCTF)분리를 감소시키는 돌연변이나 영양요소를 변화시키는 조작은 기억 성능을 감소시키고 알츠하이머의 병리학적 변화를 증가시킨다.

   즉 기억을 돕는 펩타이드는 줄고 알츠하이머를 유발하는 펩타이드가 늘어난다. 반대로 이 비율을 감소시키는 돌연변이와 조작은 반대의 효과를 나타낸다. 기억력을 향상시키고 알츠하이머의 병리학석 변화를 감소시킨다.

4. ApoE4와 같은 알츠하이머의 위험 요소는 뇌신경 유연성의 균형, 4:2의 균형을 바꾼다. ApoE4, 에스트로겐 감소, 비타민 D 감소 등의 위험 인자들은 모두 4:2 비율을 증가시킨다. 반대로 운동과 BDNF와 같은 위험감소 요소들은 이러한 비율을 감소시킨다.

5. APP는 의존성 수용체다. 앞의 표에서 설명한 것처럼 단일세포의 caspase 부분과 같은 APP는 의존성 수용체의 특징을 보이며, 영양 요소와 결합한다. 이 경우 APP는 네트린-1 (netrin-1)과 결합한다.

6. 알츠하이머 α(시냅스를 만드는 신호와 시냅스를 파괴하는 신호)의 성장 가능성이 있다. 골다공증에서 골 생성 신호와 파괴 신호가 있는 것처럼, 알츠하이머 성장의 가능성은 시냅스 생성 신호와 파괴하는 신호의 비율에 비례한다. 어느 방향으로든 이 비율을 조절하는 것은 질병의 위험에 대한 예측 효과와 병의 진행과 회복에 영향을 미친다. 이 원리는 가족력이 있는 환자들에게서 확인된 변이(비율이 모두 증가함), 역학적 위험 요소와 운동, 호르몬, 영양 요소 등의 억제 요소에서 확인할 수 있다.

7. APP는 분자스위치 역할을 한다. APP가 분열되면서 파생되는 물질은 반대 방향의 분열을 막는다. 예를 들어서 CTFα는 감마로의 분열을 제한한다. 따라서 분열은 한 가지 방향이나 다른 방향으로 향하게 되며, 스위치 역할을 한다.

8. APP-Aβ는 프라이온 고리를 만든다. 이 원리의 당연한 결과로, APP에 아밀로이드 베타를 추가하면 아밀로이드 베타의 생성이 늘어난다. 따라서 APP와 Aβ는 프라이온 고리를 만들어 아밀로이드 베타가 APP에게 아밀로이드 베타를 더 많이 생성하도록 요구하고, 그 과정을 증가시킨다.

9. 프라이온은 원래 생물학적 신호를 증폭시킨다. 그런데 혈전처럼 신호가 빠르게 증폭되어야 하고, 목표가 하나가 아닐 때는 (혈전을 만들라는 신호와 막으라는 신호, 신경돌기를 확대하라는 신호와 줄이라는 신호 등 두 가지가 존재할 때) 반항상성 신호의 특성을 갖는다. 다시 말해서 자신과 같은 중재자를 더 많이 만들도록 하고, 신호도 더 많이 발생시키게 한다. 이러한 것들이 프라이온의 특성들이다.

10. 집합체는 신호를 조율한다. 많은 시스템에서 보여주듯이, 단백질의 자가상호작용은 자가활성화 같은 특정 효과를 가져온다. 예를 들어 일부 caspase에서는 집합체가 빠른 활성화로 이어진다.

11. 알츠하이머는 신진대사, 전염/감염, 독성 물질에 대한 대응으로 인한 신경변성의 뇌신경 유연성의 불균형이다. 앞에서 설명했듯이 아밀로이드를 생산하는 경로인 4개의 pro-Alzheimer펩타이드로 나뉘는 APP의 변화는 염증, 영양 요소 부족, 독성 물질 노출 등 3가지 주요한 대사성 또는 독성 침투에 대한 보호반응이다. 이러한 보호반응은 시냅스 네트워크 축소와 관련이 있다.

12. 주관적 인지 장애(SCI), 경도 인지 장애(MCI) 및 알츠하이머(AD) 치료에는 뇌신경 유연성의 균형을 시냅스 생성신호로 이동시키고 시냅스 파괴 신호 전달에서 멀리 이동시키는 것을 포함한다. 시냅스 생성으로 신호의 균형을 개선하면 주관적 인지 장애, 경도 인지 장애, 초기 알츠하이머를 앓고 있는 환자들의 인지 기능 상태가 호전된다.

부록 22 · 누가 치매에 위험한가?

우리는 앞서 치매를 일으키는 다양한 발병 요소 및 위험인자에 대해서 자세히 언급한 바 있다. 때문에 여기서는 다양한 요소 및 위험 인자 중에 치매에 걸릴 확률이 높은 사람들의 공통적인 특징에 대해서 알아보고자 한다.

- 부모 중에 치매 환자가 있는 경우 (유전자 ApoE4 연관)
- 저학력, 문맹, 고령인 경우
- 우울증 환자, 내성적인 성격의 소유자
- 비만, 고지혈증, 고혈압, 당뇨 등 대사성 및 심혈관 계통의 질병을 앓고 있는 사람
- 하루 평균 3잔 이상의 술을 마시는 경우
- 10분 이상 기절한 경험이 있는 경우
- 잦은 스트레스를 받는 경우
- 사별, 이혼, 별거, 미혼 등의 이유로 배우자 없이 생활하는 사람

이러한 사항들에 해당이 되는 사람들은 뇌혈관 질환에 걸릴 확률이 높기 때문에 지금부터라도 잘못된 생활 습관과 식습관부터 바꾸게 되면 뇌혈관 질환뿐 아니라 다양한 질병의 발생을 예방할 수 있을 것이다.

부록 23 • Goal Setting for Behavior Change
행동 변화의 목표 설정

건강을 의식적으로 향상시키기 위해 습관을 바꾸는 것은 작은 일이 아니며, 변화를 위한 결정을 내리는 것은 단지 첫 단계이다. 적극적으로 변화에 대해 생각하고 계획하는 것은 과정을 준비하고 당신이 궤도에 오르도록 동기를 부여하는 데 도움이 될 것이다. 변화할 준비가 되었을 때, 구체적인 목표를 세우는 것이 종종 도움이 된다.

이러한 목표는 단기(일, 주, 월) 또는 장기 (6~12개월)가 될 수 있다. 행동 변화에 대한 목표를 설정할 때는 특정하고, 측정 가능하고, 달성 가능하고, 현실적이어야 하고 적시에 특정한 목표를 설정하는 것도 도움이 된다. 아래 표에는 SMART 목표의 몇 가지 예가 나와 있다.

SMART goal 구성 요소	사례
Specific (명확하고 구체적인) 원하는 결과를 가능한 한 분명하게 설명하고 개선할 특정 영역을 목표로 한다.	• 나는 내 허리 사이즈를 줄이기 위해 적어도 일주일에 5일은 걸을 것이다.
Measurable (측정할 수 있는) 진행 상황을 추적하는 방법을 식별하고 가능한 구체적으로 설명한다. 이것이 목표로의 '방법'이다.	• 나는 스트레스와 혈압을 낮추기 위해 일주일에 다섯 번 30분씩 명상을 할 것이다.
Action-oriented (활동 지향적인) 목표를 달성할 수 있는 구체적인 단계로 간단하고 쉽게 정리된 달성 가능한 작은 목표부터 시작한다.	• 일주일에 적어도 15분은 몸을 움직일 수 있도록 노력할 것이며, 일주일에 한번씩 하루 30분에, 5분씩 시간을 늘일 것이다. • 일주일에 5일 동안 30분에서 될 때까지 2~4주마다 하루 분량을 더 추가할 것이다.
Realistic (현실적인) 원하는 목표와 달성할 수 있는 목표를 생성한다.	• 취침 한 시간 전에 취침 의식을 시작할 것이다. 그러면 매일 밤 더 빨리 잠이 들 것이다.
Timely (시기 적절한) 당신의 동기부여를 지속하기 위한 목표를 달성하기 위한 시간을 정해야 한다.	• 다음달부터, 매일 아침을 먹기 시작할 것이다. • 첫째 주에는 일주일에 두 번 아침을 만들 것이다. • 둘째 주에는 일주일에 세 번 아침을 만들 것이다. • 셋째 주에 일주일에 다섯 번 아침을 만들 것이고, 넷째 주에는 매일 아침을 만들 것이다.

SMART 목표 설정을 시작하려면 페이지를 아래에 제공된 템플릿에 정보를 입력하시오.

SMART 건강목표

날짜 ______________________

이름 ______________________ 나이 __________ 성별 __________

SMART 건강목표는

Specific (명확하고 구체적인), Measurable (측정할 수 있는),
Action-oriented (활동 지향적인), Realistic (현실적인), Timely (시기 적절한)

SMART 건강목표는	목표에 동작 추가 또는 제거가 필요한가?	목표를 달성하기 위한 첫 번째 조치 단계는 무엇인가?	조치를 취하기 위한 시작 날짜, 일정 또는 기한은 언제인가?

부록 24 • 인지 기능 장애 환원 프로그램의 식단 먹어야 하거나 피해야 할 음식

식단은 인지 기능 장애 환원 프로그램을 성공적으로 이끄는 핵심 요소다. 우리는 음식을 세 부류로 나누어 관리한다. 가능하면 피해야 하는 음식은 ×, 조금 먹어도 되는 음식은 △(아예 끊기가 어려운 음식들이다. 스트레스 유발 가능성이 있어 조금은 허용하는 것이 나은 경우다), 많이 먹어도 되는 음식은 ○이다.

○ 자주 먹어도 되는 음식	△ 덜 먹어야 하는 음식	× 가능하면 피해야 하는 음식
버섯	감자를 비롯해 탄수화물이 많은 채소 (고구마는 예외), 옥수수, 완두콩, 호박	설탕 및 기타 단순탄수화물; 빵 (하얀 밀가루, 통밀가루), 파스타, 쌀, 쿠키, 케이크, 사탕, 탄산음료
브로콜리, 콜리플라워, 방울양배추와 같은 십자화과 채소	완두콩(peas), 콩(beans)과 같은 콩류	곡물
케일, 시금치, 양상추와 같은 녹색잎채소	가지, 후추, 토마토 같은 가지류	글루텐
야생에서 잡은 생선, 특히 SMASH FISH (연어, 고등어, 멸치, 정어리, 청어)	열대과일이 아닌 과일 — 베리류와 같은 저혈당 과일	유제품-최소화, 가끔은 치즈나 유기농 우유 (또는 미살균 우유), 플레인 요구르트는 괜찮음
방목해서 키운 닭이 낳은 달걀	방목해서 키운 닭	가공식품 (만약 목록에 있는 성분이 들어있는 포장 안에 있다면, 피해야 함)
고구마, 루타베가(rutabaga), 파스닙(parsnip), 익지 않은 바나나과 같은 저항성 전분	풀을 먹인 소고기	참치, 상어, 황새치 등 수은이 많이 함유된 생선
사우어크라우트, 김치와 같은 프로바이오틱 음식	포도주 (일주일에 몇 번씩 한 잔으로 제한)	파인애플 같은 당 지수가 높은 과일
히카마, 리크와 같은 프리바이오틱 음식	커피	
허브차, 홍차, 녹차		
양파나 마늘 같은 황이 함유된 채소		

부록 25 • 케토플렉스 12/3의 상세한 방법에 대한 설명

1. 당 지수(Glycemic index)가 35 이하인 음식으로 식단을 구성한다. 그래야만 포도당을 높이지 않기 때문에 인슐린을 다량으로 분비할 필요가 없어진다. 당 지수가 낮은 대표적인 음식은 시금치, 배, 무, 브로콜리, 토마토, 버섯, 가지, 샐러리, 오이 등의 야채류와 김, 미역, 다시마 등의 해조류, 사과, 자두, 오렌지, 딸기, 귤, 포도, 배 등의 과일류다. 식빵이나 떡, 아이스크림, 도넛, 사탕 등은 금물이다. 식단을 꾸릴 때는 유기농, 제철 채소, 지역먹거리, non-GMO(유전자 조작을 하지 않은 음식)로 구성하는 것이 좋다.

2. 과일은 주스가 아닌 과일 자체로 먹는다(식이섬유 포함). 과일 스무디도 좋다. 하지만 설탕을 넣은 스무디는 좋지 않다. 설탕을 줄이려면 케일과 시금치 같은 채소를 첨가한다. 망고와 파파야 같은 열대 과일은 당 지수가 높으므로 피한다. 대신 당 지수가 낮은 베리류를 섭취한다. 가장 좋은 과일은 야생에서 자란 다채로운 색깔의 베리, 레몬, 토마토, 아보카도 등이다(영양학적으로 엄격하게 말해서 토마토와 아보카도는 과일로 포함해야 한다). 과일(주스 제외)은 영양소와 섬유질이 풍부해서 지방 섭취 후에 디저트로 먹기 좋다.

3. '버뮤다 삼각지'를 피하도록 한다. 배와 비행기에 위험한 버뮤다 삼각지처럼 음식에도 버뮤다 삼각지가 존재한다. 단순 탄수화물, 포화지방, 식이섬유 부족(수용성과 비수용성 모두)이 바로 인체에 해를 입히는 음식의 버뮤다 삼각지다. 치즈버거, 프랜치프라이, 청량음료를 생각해보자. 이런 음식들은 식이섬유가 부족해서 탄수화물의 섭취를 높이고, 염증을 유발하며, 인슐린 수치를 높인다.

   따라서 탄수화물을 먹을 생각이라면, 일단 케일(혹은 다른 식이섬유)을 먼저 섭취하도록 한다. 식이섬유를 먹으면 혈당이 감소한다. 그 결과 탄수화물 섭취가 줄고, 장내 최적의 미생물군을 지원한다. 앞에서도 설명했지만 포화지방은 케토시스를 유도한다. 하지만 여기에 단순 탄수화물을 함께 섭취하고 식이섬유를 먹지 않으면 심혈관 질환, 인슐린 저항, 치매를 유발하는 끔찍한 결과를 가져온다.

4. 가능한 글루텐과 유제품을 피한다. 미국 인구 중에서 Celiac(소아지방변증)과 같은 글루텐 민감성을 보이는 사람은 전체 인구 중 5%에 불과하다. 하지만 글루텐은 장 누수 증후군을 유발하며 만성염증을 일으킨다. 그 외에도 자가면역을 일으킨다. 유제품 역시 염증을 일으키는 원인이 되며 장 누수 증후군과 염증은 다양한 원인들 중 하나로 해결해야 될 문제들이다. Cyrex Array3검사는 글루텐 민감성과 관계된다. Gluten 대체 음식으로 쌀의 과잉 섭취나 glycemic-index를 높이는 음식은 피해야 한다.

5. 해독 채소를 섭취해서 독성을 줄여야 한다. 인간은 매일 수백 가지의 독성 물질에 노출된다. 중금속부터 내분비계를 망가뜨리는 BpA(비스페놀 A), 트리코테신과 같은 생물 독성 물질까지 종류도 다양하다. 독성 물질을 제거하는 음식을 먹으면 소변, 땀, 대변으로 독성 물질이 배출된다.

   이런 종류의 채소로는 고수, 십자화과 채소(콜리플라워, 브로콜리, 양배추, 케일, 미니양배추, 순무, 물냉이, 콜라비, rutabaga, arugula, 겨자무, rapini, 청경채 등), 아보카도, 근대, 민들레, 마늘, 생강, 그레이프프루트, 레몬, 올리브 오일, 다시마, 김과 같은 해조류가 있다.

6. 아보카도, 견과류, 올리브오일, MCT 오일과 같은 좋은 지방을 먹는다. 일단 어느 정도 인슐린 저항이 해결되면, ApoE4유전자를 가진 사람들은 섭취를 줄여야 한다. MCT 오일이 포화지방이기 때문이다. 이후에는 올리브 오일이나 차갑게 압축한 고도불포화지방산이나 땅콩에 든 불포화지방산으로 바꿔야 한다.

7. 가공식품에 대신에 천연, 유기농 식품을 먹는다. 방법은 간단하다. 재료가 표시된 음식은 모두 가공식품이다. 음식 칼럼니스트인 마이클 폴란(Michael Pollan)의 말처럼 당신의 할머니가 모르는 음식은 먹지 않도록 한다. 가공식품은 분자를 파괴하고 과당이 많이 함유된 시럽부터 암을 유발하는 식용색소, 신경독소인 아크릴아마이드(Acrylamide) 같은 좋지 않은 첨가제가 상당수 포함된다. 신선한 유기농 채소를 먹고, 독성 물질은 피한다.

8. 생선은 선택이다. 케토플렉스 12/3는 채식 위주의 식단을 유지하면서 가끔 생선을 섭취하도록 권한다. 다만 생선의 장점과 단점을 모두 기억하도록 하자. 생선의 긍정적인 면은 오메가-3와 단백질이 풍부하다는 것이다. 단점은 수은과 여타 독성 물질을 가진다는 것이다. 지나치게 많이 먹지 않도록 주의하고 상어, 황새치, 참치 등 몸집이 크고 오래 사는 생선을 피한다. 오래 사는 생선에는 수은이 많이 들어있기 때문이다.

   연어, 고등어, 멸치, 정어리, 청어는 비교적 안전하다. 또 가능하면 양식이 아닌 자연산을 먹는 것이 좋다. 오메가-3와 오메가-6의 비율이 좋고, 독성 물질은 적기 때문이다.

9. 육류는 주식이 아닌 곁들여서 먹는 게 좋다. 남성은 매일 50~70 g, 여성은 40~60 g의 단백질을 먹어야 한다. 많은 양의 육류를 섭취하면 '아미노 교환반응'을 통해 탄수화물 섭취가 늘어난다. 가능하면 콩, 달걀, 견과류를 통해 단백질을 섭취하는 것이 좋다.

   육류를 먹을 때는 목초지에서 방목해서 키운 닭이나 쇠고기를 먹도록 한다. 이런 육류는 염증을 줄이는 데 도움이 되는 오메가-3(항염증불포화산), 오메가-6 비율을 제공하기 때문이다. 방목해서 키운 닭의 달걀은 좋은 불포화지방산을 함유하여 항염증 효과가 있다. 이런 육류는 주식으로 먹지 않고 일주일에 2~3번 먹어야 한다.

10. 프로바이오틱스와 프리바이오틱스를 포함해야 한다. 장을 치료한 다음에는 장의 세균을 최적화해야 한다. 그래서 좋은 세균(probiotics, 프로바이오틱스)과 좋은 세균배양물질(prebiotics, 프리바이오틱스)을 섭취해야 한다. 약으로 먹을 수도 있지만, 식단을 통해 섭취하는 편이 더 좋다.

프로바이오틱스는 김치, 사우어크라우트(독일 발효식품), 피클 조림, 된장국, 버섯과 같은 발효식품에 들어있다. 요거트 역시 프로바이오틱스 식품이지만, 설탕도 많이 들어 있는 데다가(락토오스와 설탕 첨가물의 형태) 유제품이기 때문에 피하는 것이 좋다.

'사카로미세스 보울라디(*Saccharomyces boularii*)'라는 낯선 이름의 이스트(효모)를 식단에 포함하면 프로바이오틱스로 작용해서 도움이 될 때가 많다. 특히 설사가 잦을 때 그렇다. 항생제를 먹어서 미생물을 없애기보다는 장, 피부, 부비강, 그 외 신체의 미생물군을 최적화하는 것이 좋다.

사카로미세스 보울라디는 캡슐과 파우더의 형태로 구입할 수 있으며, 몸 속에 또 다른 이스트인 '칸디다(Candida)'가 있을 때 특히 도움이 된다. *Candida albicans*(칸디다균)는 장내 불균형을 일으켜 배를 더부룩하고 불편하게 만든다.

프로바이오틱스 사용의 원리는 매우 간단하다. 원하는 박테리아가 먹는 음식을 선택하고(예를 들어서 젖산간균과 비피더스균), 장에서 없애길 바라는 박테리아가 먹는 음식은 피하는 것이다(비만세균인 Firmicutes(페르미쿠테스)를 예로 들 수 있다. 이 세균은 당뇨병, 염증, 장과 관련된 질병, 신진대사 증후군 등 만성 질병과 관련이 있다). 프리바이오틱스는 히카마, 양파, 마늘, 익히지 않은 돼지 감자, Jeruslem artichoke, 민들레 줄기가 있다.

11. 소화 효소가 도움이 된다. 케토플렉스 12/3 프로그램을 적용하고 채소 위주의 식단을 유지하면, 위산 역류의 가능성을 줄일 수 있다. 하지만 그래도 위산 역류를 겪고 있다면 다른 염증이 있는지 검사해야 한다. 또 만성 스트레스를 겪지는 않는지 위산이 적은지를 확인한다. 50세 이상이라면 위산 역류를 겪을 가능성이 크다. 그렇다면 식사를 할 때 소화 효소를(캡슐로 복용이 가능하다) 함께 섭취하면 도움이 된다. 또한 탄수화물이 풍부한 식단에서 좋은 지방이 풍부한 음식으로 바꾸는 것도 좋다. 효소가 지방의 신진대사를 돕기 때문이다.

12. 영양을 최적화하고 인증기능을 보호하기 위한 기능성 건강식품 보충제를 섭취한다. 인지 기능의 장애가 있거나, 인지 기능이 악화할 위험이 있는 모든 사람에게 다음의 식단을 권한다.

- 비타민 B_1 50 mg
  비타민 B_1은 기억을 생성하는 데 도움이 된다.
- Pantothenic acid (판토세닉산; B_5) 100~200 mg
  특히 집중력이 약하거나, 각성하지 못할 때 복용한다.
- 호모시스테인이 6 이상일 때 B_6, B_{12}, 엽산을 혼합해서 복용
- 비타민 C 1g
  비타민 C 수치가 이상적이지 않거나, 구리와 아연의 비율이 1:2 이상인 경우 복용
- 비타민 D
  하루 2,500 IU부터 시작해서, 혈청 수치가 50~80이 될 때까지 늘린다.
- 비타민 E
  비타민 E수치가 13 미만인 경우에 토코페롤과 토코트리페놀을 섞어서 400~800 IU만큼 섭취한다.
- 비타민 K_2 (MK7 100 mcg)
  비타민 D를 섭취하는 사람들에게 필요하며 100 mcg 섭취한다.
- 레스베라트롤(resveratrol) 100 mg
  누구나 섭취하면 좋다.
- 시티콜린(citicoline) 매일 두 번 250 mg
  시냅스의 성장과 유지에 도움이 된다.
- ALCAR9(아세틸-L-카르니틴) 500 mg
  신경 성장 요소(NGF)를 증가시키기 위해서다. 특히 2형 위축성 알츠하이머 환자들이 복용해야 한다.
- 유비퀴놀(ubiquinol) 100 mg
  누구에게나 좋으며, 미토콘드리아 기능을 돕는다.
- 폴리퀴놀린 퀴논(poliquinoline quinone; PQQ) 10~20 mg
  미토콘드리아 수치를 높이기 때문에 모두에게 좋다.
- 오메가 -3 지방산

- 커피추출물(whole coffee fruit extract)

  3개월 동안 하루에 한 번 또는 두 번을 100 mg씩 섭취하다가 한 달 동안 천천히 양을 줄인다. BDNF, 특히 2형 알츠하이머 환자들에게 효과가 있다.

13. 어떤 허브는 시냅스의 기능을 돕는다. 다음은 캡슐과 허브 자체로 섭취할 수 있으며, 별다른 특별한 용례가 없으면 다음 방식을 따르도록 한다.

- 아슈와간다(Ashwagandha), 500 mg

  매일 식사와 함께 두 번씩 섭취한다. 인도 인삼인 아슈와간다는 아밀로이드를 줄여줄 뿐 아니라 스트레스에 강하게 만들어준다.

- 바코파 모니에리(*Bacopa monnieri*), 250 mg

  하루에 두 번 식사와 함께 섭취하면 부교감신경의 기능을 개선해준다. 아슈와간다와 바코파 모니에리도 나스야 카르마(Nasya Karma)라는 코에 넣은 형태의 시럽으로 섭취할 수 있다. 캡슐보다 시럽을 선호한다면 하루 세 번 코에 넣도록 한다.

- 고투 콜라(gotu kola)

  집중력과 각성 효과를 위해서 하루 두 번 500 mg씩 식사와 함께 섭취한다.

- 노루궁뎅이 버섯(lion's mane)

  하루에 한 번 혹은 두 번 500 mg씩 섭취한다. 신경 성장 요소에 좋으며, 특히 2형 알츠하이머 환자에게 도움이 된다.

- 로디올라(rhodiola)

  하루에 200 mg씩 한 번, 혹은 두 번 섭취한다, 걱정과 스트레스를 덜어준다.

- 상카푸스피(*Shankkpushpi* (skullcap))

  하루에 2~3 티스푼 혹은 캡슐로 복용한다, 해마의 뉴런 연결을 개선한다.

- 티노스포라 코르디폴리아(*thinospora cordifolia* (Guduchi))

  제3형 알츠하이머, 주관적 인지 장애, 경도 인지 장애 환자의 면역기능을 강화한다. 하루에 식사와 함께 300 mg씩 두세 번 섭취한다. 독성형 알츠하이머 환자는 구굴(guggul)을 함께 섭취하는 것도 좋다, 구굴은 숯과 같은 기능을 해서, 장의 독성 물질을 제거한다. 구굴 추출물은 캡슐로 섭취하며, 하루 350~750 mg 복용하도록 한다.

- 트라이팔라(triphala)

  제1형 알츠하이머, 경도 인지자애, 주관적 인지 장애 환자거나, 장 기능에 문제가 있을 때는 트라이팔라를 복용하면 염증을 가라 앉힐 수 있다. 트라이팔라는 공복에 섭취했을 때 가장 효과가 좋으며, 캡슐이나 가루로 차를 만들어서 섭취한다.

14. 음식을 조리할 때 식품 손상을 피한다. 맛을 유지하면서도 영양소 손실과 AGE (최종당산화물) 생성은 최소화한다. AGE는 당독성으로, 설탕과 단백질 혹은 지방질 사이의 반응 때문에 만들어진다. AGE수치가 높아지면 산화 스트레스와 염증을 유발하고, 당뇨병이나 다른 만성 질병의 원인이 된다.

음식을 만들 때는 수분을 많이 넣고 가열하며, 조리 시간을 줄이고, 낮은 온도에서 조리한다. 레몬, 라임, 식초와 같은 산을 사용해서 조리하면 AGE생성을 줄일 수 있다(조리하지 않은 채소는AGE가 없지만, 조리하지 않은 육류는 AGE가 있다). 그릴에 굽거나, 데치거나, 직화하거나, 기름을 넣고 굽는 조리법은 모두 AGE를 생성한다.

부록 26 · 좋은 수면 환경 실천하기

- 방은 가능한 어둡게 한다(조명은 수면 중에 뇌에서 분비되는 멜라닌을 감소시킨다. 필요하면 안대를 사용한다).
- 조용한 환경을 만든다. 전자파(EMEs, electromagnetic fields)를 내뿜는 TV와 휴대전화를 비롯한 전자기기는 가까이 두지 않는다.
- 잠을 자기 전에 업무를 정리한다. 일로 스트레스를 받은 직후에 잠자리에 들면 수면의 실이 떨어진다.
- 가능하면 자정 이전에 잠자리에 든다.
- 잠자기 직전에는 운동을 피한다. 운동은 아드레날린 분비를 늘려서 수면을 방해한다.
- 블루라이트를 피한다. 블루라이트는 우리가 흔히 밤에 켜는 조명이다(특히 요즘 많이 쓰이는 LED 조명이 여기에 속한다). 밤에 잠자리에 들기 전에 책을 읽거나 컴퓨터를 해야 한다면 필터를 활용한다.
- 오후 늦게 카페인과 같은 자극제를 섭취하지 않는다.
- 저녁 때 과식을 피한다.
- 적당한 양의 수분을 섭취한다.

부록 27 · CoQ10 Recommendations
CoQ10 권장 사항

지표	농도
스타틴 사용	100 mg/day
Hx스타틴 관련 근질환 (부작용)	≥ 200 mg/day
만성 불변성 협심증 혹은 울혈성 심부전 (부작용)	≥ 240 mg/day

부록 28 · Natural Agents for Modulating Inflammation
염증 조절을 위한 자연 물질

- EFAs(essential fatty acids, 필수지방산)
  - EPA/DHA: 1000~4000 mg/d
  - GLA: 250~1200 mg/d (AA의 생산을 차단하기 위해 최소 500 mg의 EPA와 함께 섭취해야 한다)
- Niacinamide (나이아신아미드): 2000~5000 mg/d
- Alpha lipoic acid (α-리포산): 300~1800 mg/d
- N-acetylcysteine (N-아세틸시스테인): 500~3000 mg/d
- Probiotics (프로바이오틱스): 10~100 billion CFUs qd

부록 29 · Mitochondrial Phytonutrients and Supplements 미토콘드리아성 식물 화학 물질과 보충 첨가물

Phytochemical (식물화학 물질)	Dose (농도)
Berberine (베르베린)	500 mg TID
Curcumin (커큐민)	500~1500 mg QD
Sulforaphane glucosinolate	50~200 mg QD
Quercetin (케르세틴)	250~500 mg TID
Resveratrol (레스베라트롤)	50 mg BID
Pterostilbene (프테로스틸벤)	50 mg BID
Green Tea Polyphenols (녹차 폴리페놀)	50~100 mg QD
Acetyl-L-carnitine	1500~3000 mg
Alpha lipolc acid (α-리포산)	300~900 mg
Coenzyme Q10 (ubiquinone)	50~200 mg
Magnesium (마그네슘)	100~500 mg
N-acetylcysteine	500~3000 mg
Creatine (크레아틴)	5~15 grams
Melatonin (멜라토닌)	3~20 mg
Nicotinamide riboside	250~1000 mg
Branched chain amino acids (아미노산 분기사슬)	5~15 grams

부록 30 · Micronutrients for Insulin Sensitivity 인슐린 민감성을 위한 미량 영양소

Micronutrient	Indication/Rationale	Dose range
크롬	2형당뇨에서 혈당, 인슐린, 콜레스테롤 및 hbA1C를 향상시킴	200~1000 mcg QD
α-리포산	2형당뇨에서 인슐린 민감성을 향상시킴	600~1800 mg QD 600 mg QD로 시작
CoQ10	혈당조절을 향상시키고 2형당뇨에서 혈압을 향상시킴	120 mg QD 200 mg QD
비타민 D	인슐린 민감성을 향상시킴	5000~10000 IU QD
마그네슘	포도당과 인슐린의 대사와 CVD를 향상시킴	300 mg Mg. Gluconate QD 다양한 방식 사용가능
바나듐	인슐린 민감성을 향상시킴	100~125 mg QD (혈중농도가 1.8 mg 이상이 되지 않도록 주의)

부록 31 • Functional Treatment Program (Dietary Changes) 기능 치료 식단 프로그램 (식이요법 개선)

1. 육류, 유제류, 가금류, 조개류를 통한 arachidonic acid 성분의 음식물 섭취를 제한한다. (Arachidonic acid는 PGE2, L1B4, 5-HETE의 전구물질이다.)
2. 차가운 물 속에 사는 EPA/DHA가 풍부한 생선을 통해 오메가-3들의 보충을 증가해야 한다. (오메가-3는 series-3 eicosanoids를 증가시키고, delta 5 분해 효소를 억제하여 arachidonic acid의 대사를 차단한다)
3. 식물성 오메가-6와 같은 불포화지방들(PUFAs)의 섭취를 제한하여 효소 활성(delta 6 분해 효소)을 감소시킴으로써 오메가-6와 오메가-3 간의 낮은 비율을 목표로 한다.
4. 아연, 마그네슘, 아스코르브산, 니아신 및 피리독신을 충분히 섭취해야 한다.(오메가-3와 같은 불포화지방들의 분해 대사에 관련된 조효소들)
5. 색소가 풍부한 과일과 채소의 섭취를 증가시켜 식이성 항산화제/식물영양제 등을 증가시켜서 염증성 eicosanoids와 isoprostanes의 산화적 산물 합성을 감소시킨다.
6. 각종 분해 효소의 활성을 저해하는 트랜스지방, 알코올, 단당, 정제 혹은 일부분 정제된 탄수화물을 제거하고 피하라.
7. Hyperinsulinemia (고인슐린혈증)은 PGE2 합성을 위해 dihomogammalinolenic acid (DGAL)을 이동시키기 때문에 혈당조절을 최적화해야 한다.

부록 32 •

Functional Medicine Prescription and Lifestyle Plan
기능 의약품 처방 및 라이프 스타일 계획

환자의 이름 ______________________ **생년월일** ______________

기능 영양 계획

기능영양 ☐ 식물성 생리활성 물질 범위 ☐ 핵심 식품 계획 ☐ 엄격한 채식주의자 ☐ 일반적 채식주의자

첫 번째 단계 해결책 ☐ 심장대사 식품 계획 ☐ 배제 다이어트 ☐ 식품 재도입

점진적 해결책 ☐ 해독 식품 계획 ☐ 유기농 식품 계획 ☐ 식품 교체 계획

개인 식사 권장 사항

영양분배 (단백질/지방/탄수화물) ☐ 20/30/50 ☐ 25/30/45 ☐ 30/30/40 ☐ 30/45/25 ☐ 20/60/20

목표 열량 ☐ 1000~1200 ☐ 1200~1400 ☐ 1400~1800 ☐ 1800~2200 ☐ 2200~2500

간헐적 단식 ☐ 예 ☐ 아니오 **목표 열량/하루** ______________ **빈도** ________ 번/일주일

다른 권고사항 ____

라이프 스타일 계획

수면 ____

운동 위험평가 ☐ 적은 위험 ☐ 중도 위험 ☐ 높은 위험

허가 ☐ 예 ☐ 아니오 ______________________________

운동 처방	유산소 운동	근력 운동	유연성, 스트레칭	균형
빈도수 (일주일에 몇 번)				
강도 (가볍게, 격렬하게)				
운동시간 (하루에 몇 분)				
운동유형 (ex.걷기, 수영 등)				

회복 방법 ☐ 자기 인식 ☐ 시각적 안내 ☐ 이완 반응 ☐ 호흡 요법 ☐ 명상 ☐ 기타 ________

보충제/약물 계획

보충제/약물	이른 아침	아침	오전	점심	오후	저녁	초저녁	수면전

보충설명 ____

____

처방의 ____________________ 날짜 ____________________

다음 예약 ____

부록 33 · Shoemaker 프로토콜*

1. 노출 환경 제거
2. 결합체 처리-CSM, Colesevelam HCl
3. MARCoNs**와 같은 일반 유기체 확인
4. 올바른 세포 면역 기능 장애
5. 낮은 수준의 염증
6. 올바른 호르몬 저하
7. 자가 면역 처리
8. 모세혈관 개선

순서로 치료 전 단계를 거치며 아래의 표와 같이 단계별 치료를 진행한다.

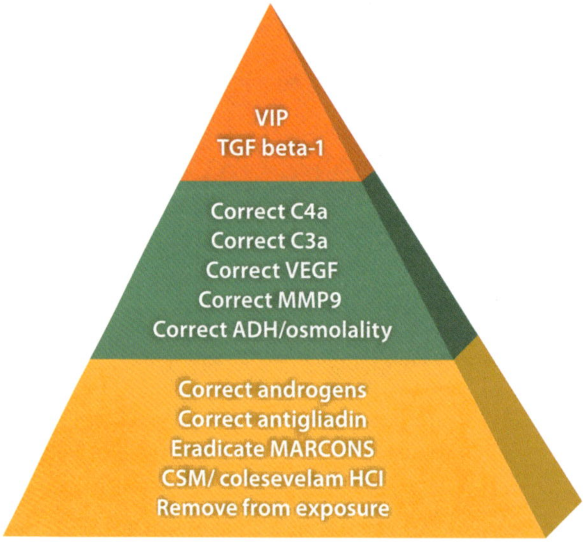

그 중에서 마지막 단계인 VIP는 중요한 사항으로, 일반적으로 T 조절세포 수준의 조절에 대한 식별은 선천적 및 적응 면역기능 모두에서 VIP의 잠재적 역할을 지원한다. VIP와 IL-10생산은 활성화된 대식세포에서의 IL-10의 생산과 자극은 VIP와 PACAP(뇌하수체 유래 신경 펩타이드)의 새로운 항염증 활성화를 나타내며, 이것은 IL-6와 TNF-알파의 억제와 함께 생체 내에서 작용한다.

---

* https://www.survivingmold.com/docs/12_STEP_SHOEMAKER_PROTOCOL_FOR_CIRS.PDF 참조

** 여러 항생제에 의해 변종된 까다로운 종류의 박테리아

부록 34 · Phytonutrient Spectrum Foods v3
식물성 스펙트럼 식품

RED

음식 사과, 팥, 비트, 피망, 붉은 오렌지, 크랜베리, 체리, 자몽, 가지열매, 포도, 양파, 자두, 석류, 고구마, 적색치커리, 무, 산딸기, 붉은 파프리카, 대황(장군풀), 루이보스차, 토마토, 수박

이점 항암, 항염, 세포 보호, 소화계, 심혈 관계, 내분비계 건강, 간 건강

ORANGE

음식 살구, 피망, 칸탈루프(멜론), 당근, 망고, 복숭아, 오렌지, 파파야, 감, 호박, 스쿼시(도토리, 미나리아재비, 버터너트), 고구마, 탄제린(작은 오렌지), 울금뿌리, 참마

이점 항암, 향균, 면역 증진, 세포 보호, 사망률 감소, 생식 건강, 피부 건강, 비타민 A의 원천

YELLOW

음식 사과, 배, 바나나, 피망, 옥수수, 곡식, 생강뿌리, 수수, 레몬, 파인애플, 괭이밥나무열매, 서코타시(옥수수 콩요리), 호박류

이점 항암, 항염, 세포 보호, 인지 능력 개선, 눈 보호, 피부 건강, 심장 건강, 혈관 건강

GREEN

음식 사과, 아티초크(두루미냉이), 아스파라거스, 아보카도, 죽순, 콩나물, 피망, 참외, 청경채, 브로콜리, 양배추, 샐러리, 오이, 풋콩, 대두, 그린빈(완두콩), 녹차, 아루굴라, 근대, 케일, 상추, 겨자, 시금치, 순무, 라임, 아욱, 올리브, 배, 깍지완두, 물냉이, 주키니

이점 항암, 항염, 뇌건강, 세포 보호, 피부 건강, 호르몬 균형, 심장 건강, 간질환

BLUE / PURPLE / BLACK

음식 피망, 베리류, 양배추, 당근, 꽃양배추, 포도, 케일, 가지, 무화과, 올리브, 자두, 감자, 건포도, 흑미

이점 항암, 항염, 세포 보호, 인지력 증진, 심장 건강, 간 건강

WHITE / TAN / BROWN

음식 사과, 콩, 꽃양배추, 코코아, 코코넛, 커피, 대추, 마늘, 생강, 콩과류, 버섯류, 아몬드, 캐슈넛, 호두, 피칸, 양파, 배, 샬롯(작은양파), 참깨, 차, 통곡류(보리, 벼, 귀리, 퀴노아, 호밀, 밀)

이점 항암, 항균, 세포 보호, 위장 보호, 심장 건강, 호르몬 건강, 간 건강

식물성 무지개 색깔 음식 섭취

음식은 영양 그 이상이다. 우리는 이러한 영양소들을 음식 공급과 준비를 통제하는 동시에 창의적인 과정을 통해 최적으로 음식을 섭취하고 영양소들의 양을 최적화 하는 것이 필수적이라 생각해야 한다.

더 많은 식물성 영양분을 얻기 위한 6단계

1. 매일 9~13인분의 식물성 음식을 목표로 한다.

만성 질환을 예방하려면 우리는 식물성 음식을 9~13인분 정도 먹어야 한다. 전형적인 1인분은 요리된 반 컵의 채소, 잎이 무성한 날 채소 한 컵, 중간 크기의 과일 한 조각일 뿐이다. 하루 세 끼 식사 (간식 제외)에 충분한 식물성 영양분의 공급을 위하여 매끼에 3~4인분의 식물성 음식을 먹는 것이 좋다.

2. 당신이 섭취하는 식물성 음식에 대해서 알아야 한다.

식물성이 풍부한 음식은 제한성이 없기 때문에, 매번 새롭게 다양한 색깔의 음식을 가지고 음식 범주 내에서 경험해보는 것을 즐겨야 한다. 다음은 여러분이 시작할 수 있는 몇 가지 식물원이다. 과일, 채소, 통곡물, 콩, 견과류, 씨앗, 그리고 심지어 허브와 향신료를 포함하는 모든 식물성 음식이 바로 이러한 것들이다.

3. 무지개색깔의 음식을 먹는다.

당신은 무지개 색깔의 음식을 먹기보다 갈색, 노란색, 그리고 흰색의 색깔을 띤 표준 가공식품을 먹고 있을지도 모른다. 예를 들어 전형적인 아침 식사 메뉴를 생각해야 한다. 예를 들어 와플, 팬,케이크, 바로 먹을 수 있는 시리얼, 소시지, 계란들은 이러한 것들은 이른 아침에 다양한

색상을 제공하는 식단이 아니다. 하지만 블루베리, 복숭아, 그리고 산딸기가 포함된 과일 스무디를 먹는다면, 여러분은 아침에 먼저 무지개의 7가지 색깔 중 세 가지 색깔을 섭취하게 될 것이다! 다양한 음식으로 매일 7가지의 완전한 색상을 얻는 것을 목표로 삼아야 한다.

4. 다양한 선택을 한다.

자연에는 수천 개의 식물이 있다. 만약 우리가 같은 음식을 계속해서 먹는다면, 설령 음식들이 다양한 색깔이라도 우리가 필요한 식물성 영양분을 놓칠 수도 있다. 한 가지 유용한 힌트는 다른 식물성 영양분을 여러 음식들을 통해 확실히 얻을 수 있도록 매 주 새로운 메뉴를 시도하는 것이다.

5. 다양한 조합을 최대화 시킨다.

우리는 어떠한 음식을 함께 먹을 때, 한 가지 음식만 먹었을 때보다 더 나은 효과를 얻을 수 있을 것이다. 때때로 특정 음식을 결합함으로써 '시너지' 결과가 생길 수도 있다. 예를 들어 검은 고추에 올리브 오일을 넣고 강황을 넣으면, 세 가지 음식이 건강에 미치는 생리적 효과를 향상시킬 수 있다. 시금치에 레몬 쥬스를 첨가하는 것은 철이 더 흡수되도록 도울 수가 있다. 당신의 몸 건강 증진을 위해서 식물성 음식물들을 함께 먹어보자.

6. 창의적으로 보완하고 대체해보자.

더 많은 식물성 음식을 얻는 방법은 보통 먹지 않을 수도 있는 음식을 영양밀도가 높은 선택사항으로 대체해보는 생각이 있어야 한다. 어떠한 식물성 음식물은 다른 것들보다 우리에게 확실하게 더 많은 식물성 영양분을 준다. 예를 들어 당신은 으깬 감자를 자주색 감자나 고구마로 대체할 수 있다. 흰 쌀을 자주색, 갈색, 검은 색의 쌀로 대체할 수 있다.

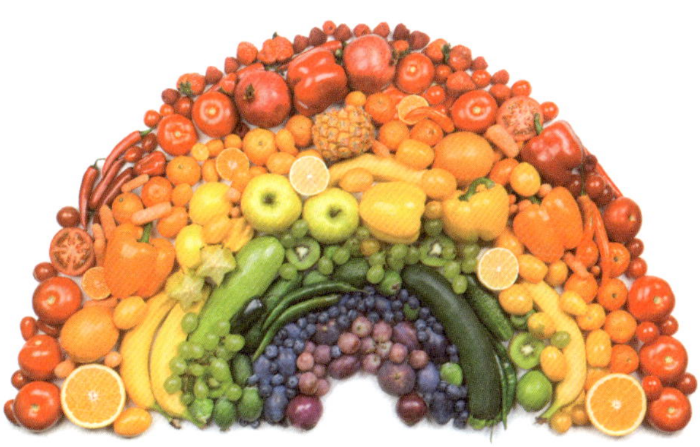

부록 35 · 식물성 치매 치료제

Select Botanicals for use in Dementia (식물성 치매 약물 선택)

통칭	학명	효능	농도
에쉬와간다, 꽈리, 인도인삼	*Withania somnifera*	강장제, 약한 진정제, 항염, 면역조절	3~8 g/d 건조된 뿌리 달임 3~8 ml/d로 액체 추출물과 1:1 희석
바코파	*Bacopa monnieri*	인지 능력, 기억력 주의력 향상 (Nootropic)	300 mg bid로 최소 6개월 사용
노루궁뎅이 버섯, 사자의 갈기, 야마부시타케, 숲의 신 수염	*Hericium erinaceus*	면역조절	1 g TID
홍경천	*Rhodiola rosea*	강장제	288-680 mg/d (3%의 rosavins과 1%의 salidrosides로 표준화)
고투콜라, 워터코인, Wassernabel (병풀)	*Centella asiatica*	창상치료, 신경안정제, 강장제	병풀 추출물은 total 트리터펜을 하루에 60~180 mg 복용
상카푸시피	*Convolvulus pluricaulis*	인지 능력, 기억력 주의력 향상 (Nootropic)	3.5 g/d 꿀과 함께
은행, 은행나무, 백과	*Ginkgo biloba*	항산화, 인지 능력, 기억력 주의력 향상 (Nootropic), 신경 보호 효과, 강장제, 신경안정제	120~240 mg의 50:1로 희석된 24%의 gingko flavone glycosides
강황	*Curcuma longa*	항산화, 신경 보호 효과	하루 최대 2000 mg
녹차	*Camellia sinensis*	항산화, 신경 보호 효과	매일 EGCG(카테킨)의 500~700 mg; 다양한 용량 범위

부록 36 · 해독 작용 식물과 영양소

Selected Phytonutrients with Roles in Detoxification (선정된 해독 작용 식물 영양소)

식물 영양소	출처	해독 작용	농도
커큐민(diferulomethane)	강황	Phase 2의 해독 작용 상향 조절, Cholagogue & Cholerectic, 항산화, 항염증	500-3000 mg/d, 식이섭취
글루코시노레이트 (Sulforaphane, Phenylethylisothiocyanate, Di-indolemethane)	십자화과 채소 (양배추, 브로콜리, 작은 양배추, 물냉이)	Phase 2의 해독 효소 유도, 항산화 효소 유도	> 100 mg/d
엘라직산	호두, 석류, 산딸기, 딸기	간 보호 작용, 독성 물질 binds, 발암전구물질인 CYP1A1의 억제제, Phase 2의 해독 유도	250 mg/d
카테킨	녹차, 코코아	Phase 1, 2의 해독효소 조절, 항산화, 독성 물질 binds	> 500 mg/d
Organosulfates (γ-glutamylcysteines Cysteine sulfoxides)	파과 채소 (마늘, 양파)	글루타치온 증가, Phase 2의 해독 유도	1000 mg/d (마늘)
실리마린	밀크 시슬	간 보호 작용, 항산화, 글루타치온 증가	400~1200 mg/d

부록 37 · 항염 효능 식물

Selected Anti-Inflammatory Botanical Agents (선정된 항염 효능 식물성 약품)

식물성 약품	증후, 증상	농도
강황(*Curcuma longa*)	대부분의 염증 상태, 자가면역(RA, IBD, Lupus), 골관절염	750~1500 mg/d Curcuminoids의 표준화 (90~95%)
생강(*Zingiber officinalis*)	대부분의 염증 상태, 음식의 향신료, OA	500~1000 mg TID, 4g/d이상 사용금지
인도유향(*Boswellia serrata*)	천식, OA, IBD, 류머티즘	300~400 mg TID, boswellic acids의 표준화 (37.5~65%)
브로멜라인(*Ananas cosmus*)	외상, 수술 후, 축농증, OA	공복상태 250~750 mg TID, 1800-2400 mcu/gm로 표준화
천수근, 악마의 발톱 (*Harpagophytum procumbens*)	DJD/OA, 허리 통증	400~600 mg TID, harpagosides를 50~100 mg 섭취하도록 표준화
케르세틴(multiple sources)	알레르기, 천식, 아토피	500~1000 mg TID
카옌(*Capsicum spp.*)	허리 통증, 당뇨성 신경 장애	항목에 따라 각양각색

부록 38 · 필자의 경험방 (한방처방)

다양한 유형의 치매 환자를 진료하면서 찾아낸 공통점이 있다. 그것은 바로 '스트레스'이다. 현 시대를 살고 있는 사람들은 매일같이 정도는 개개인마다 다르지만 스트레스를 받으며 살고 있다. 스트레스가 지속될 경우 초조, 불안, 짜증, 분노 조절 장애 등과 같이 정신적 질환부터 고혈압, 당뇨 등과 같은 대사성 질환과 치매에 이르는 경우가 많다.

한방에서는 이러한 경우를 '간양상항(肝陽上亢)'이라 변증을 하며, 치매 증상처럼 초조하고 불안하며, 현기증과 더불어 건망, 그리고 급격하게 혈압이 증가하는 경우의 증상이 바로 간양상항의 증상이라 한다.

이러한 환자들에게 '기국지황환(杞菊地黃丸)'이라는 처방을 중심으로 치료를 한다. 기국지황환은 숙지황(熟地黃), 산약(山藥), 산수유(山茱萸), 구기자(枸杞子), 백복령(白茯苓), 목단피(牧丹皮), 택사(澤瀉), 감국(甘菊)으로 조성된 처방으로 필자는 앞에 언급되었던 처방들과 함께 사용하였을 때, 치료 효과가 더 뛰어난 것을 볼 수 있었다. 그 밖에도 석창포(石菖蒲), 천마(天麻), 원지(遠志), 길경(桔梗), 당귀(當歸)를 각각 20 g씩 더하여 하루에 두 번 복용하게 했을 경우에도 뛰어난 효과를 볼 수 있었다.

두 가지의 처방은 치매의 종류에 상관없이 복용 후에 환자들이 인지력 개선 효과를 볼 수 있었다.

만약 혈관성 치매일 경우에는, 위의 처방과 산사(山楂)와 단삼(丹蔘)을 각각 20g씩 첨가하여 사용하였을 때 뛰어난 효과를 보았다.

부록 39 · Phytochemical, Nutrient, Adaptogens의 References

Protective effect of paeoniflorin on inflammation and apoptosis in the cerebral cortex of a transgenic mouse model of Alzheimer's disease. Gu X, Cai Z, Cai M, Liu K, Liu D, Zhang Q, Tan J, Ma Q. Mol Med Rep. 2016 Mar;13(3):2247-52.

Paeoniflorin attenuates Aβ25-35-induced neurotoxicity in PC12 cells by preventing mitochondrial dysfunction. Li J, Ji X, Zhang J, Shi G, Zhu X, Wang K. Folia Neuropathol. 2014;52(3):285-90.

Neuroprotective Effects of Paeoniflorin on 6-OHDA-Lesioned Rat Model of Parkinson's Disease. Gu XS, Wang F, Zhang CY, Mao CJ, Yang J, Yang YP, Liu S, Hu LF, Liu CF. Neurochem Res. 2016 Nov;41(11):2923-2936.

Not only serotonergic system, but also dopaminergic system involved in albiflorin against chronic unpredictable mild stress-induced depression-like behavior in rats.

Song J, Hou X, Hu X, Lu C, Liu C, Wang J, Liu W, Teng L, Wang D. Chem Biol Interact. 2015 Dec 5;242:211-7.

Tetramethylpyrazine reverses intracerebroventricular streptozotocin-induced memory deficits by inhibiting GSK-3β. Lu F, Li X, Li W, Wei K, Yao Y, Zhang Q, Liang X, Zhang J. Acta Biochim Biophys Sin (Shanghai). 2017 Aug 1;49(8):722-728.

Tetramethylpyrazine improves the recovery of spinal cord injury via Akt/Nrf2/HO-1 pathway. Wang C, Wang P, Zeng W, Li W. Bioorg Med Chem Lett. 2016 Feb 15;26(4):1287-91.

Decursin attenuates the amyloid-β-induced inflammatory response in PC12 cells via MAPK and nuclear factor-κB pathway. Li L, Yang Y, Zheng J, Cai G, Lee Y, Du J. Phytother Res. 2018 Feb;32(2):251-258.

Decursin Isolated from Angelica gigas Nakai Rescues PC12 Cells from Amyloid β-Protein-Induced Neurotoxicity through Nrf2-Mediated Upregulation of Heme Oxygenase-1: Potential Roles of MAPK. Li L, Du JK, Zou LY, Wu T, Lee YW, Kim YH. Evid Based Complement Alternat Med. 2013;2013:467245.

Decursin, an active compound isolated from Angelica gigas, inhibits fat accumulation, reduces adipocytokine secretion and improves glucose tolerance in mice fed a high-fat diet. Hwang JT, Kim SH, Hur HJ, Kim HJ, Park JH, Sung MJ, Yang HJ, Ryu SY, Kim YS, Cha MR, Kim MS, Kwon DY. Phytother Res. 2012 May;26(5):633-8.

Neuroprotection and mechanisms of atractylenolide III in preventing learning and memory impairment induced by chronic high-dose homocysteine administration in rats. Zhao H, Ji ZH, Liu C, Yu XY. Neuroscience. 2015 Apr 2;290:485-91.

Neuroprotection of atractylenolide III from Atractylodis macrocephalae against glutamate-induced neuronal apoptosis via inhibiting caspase signaling pathway. Liu C, Zhao H, Ji ZH, Yu XY. Neurochem Res. 2014 Sep;39(9):1753-8.

Morroniside protects SK-N-SH human neuroblastoma cells against H2O2-induced damage. Zhang JX, Wang R, Xi J, Shen L, Zhu AY, Qi Q, Wang QY, Zhang LJ, Wang FC, Lü HZ, Hu JG. Int J Mol Med. 2017 Mar;39(3):603-612.

Neuroprotective iridoid glycosides from Cornus officinalis fruits against glutamate-induced toxicity in HT22 hippocampal cells. Jeong EJ, Kim TB, Yang H, Kang SY, Kim SY, Sung SH, Kim YC. Phytomedicine. 2012 Feb 15;19(3-4):317-21.

Neuroprotective effect of morroniside on focal cerebral ischemia in rats. Wang W, Xu J, Li L, Wang P, Ji X, Ai H, Zhang L, Li L. Brain Res Bull. 2010 Oct 30;83(5):196-201.

Gallic Acid Protects 6-OHDA Induced Neurotoxicity by Attenuating Oxidative Stress in Human Dopaminergic Cell Line. Chandrasekhar Y, Phani Kumar G, Ramya EM, Anilakumar KR. Neurochem Res. 2018 Jun;43(6):1150-1160.

Gallic acid and p-coumaric acid attenuate type 2 diabetes-induced neurodegeneration in rats. Abdel-Moneim A, Yousef AI, Abd El-Twab SM, Abdel Reheim ES, Ashour MB. Metab Brain Dis. 2017 Aug;32(4):1279-1286.

Bioassay-Guided Isolation of Neuroprotective Compounds from Uncaria rhynchophylla against Beta-Amyloid-Induced Neurotoxicity. Xian YF, Lin ZX, Mao QQ, Hu Z, Zhao M, Che CT, Ip SP. Evid Based Complement Alternat Med. 2012;2012:802625.

Chemical profiling with HPLC-FTMS of exogenous and endogenous chemicals susceptible to the administration of chotosan in an animal model of type 2 diabetes-induced dementia. Niu Y, Li F, Inada C, Tanaka K, Watanabe S, Fujiwara H, Sasaki-Hamada S, Oka J, Matsumoto K. J Pharm Biomed Anal. 2015 Feb;104:21-30.

Evaluation of the protective effects of alkaloids isolated from the hooks and stems of Uncaria sinensis on glutamate-induced neuronal death in cultured cerebellar granule cells from rats. Shimada Y, Goto H, Itoh T, Sakakibara I, Kubo M, Sasaki H, Terasawa K. J Pharm Pharmacol. 1999 Jun;51(6):715-22.

Fraxetin prevents rotenone-induced apoptosis by induction of endogenous glutathione in human neuroblastoma cells. Sánchez-Reus MI, Peinado II, Molina-Jiménez MF, Benedí J. Neurosci Res. 2005 Sep;53(1):48-56.

Neuroprotective effect of fraxetin and myricetin against rotenone-induced apoptosis in neuroblastoma cells. Molina-Jiménez MF, Sánchez-Reus MI, Andres D, Cascales M, Benedi J. Brain Res. 2004 May 29;1009(1-2):9-16.

Effect of fraxetin on antioxidant defense and stress proteins in human neuroblastoma cell model of rotenone neurotoxicity. Comparative study with myricetin and N-acetylcysteine. Molina-Jiménez MF, Sánchez-Reus MI, Cascales M, Andrés D, Benedí J. Toxicol Appl Pharmacol. 2005 Dec 15;209(3):214-25.

Ruscogenin reduces cerebral ischemic injury via NF-κB-mediated inflammatory pathway in the mouse model of experimental stroke. Guan T, Liu Q, Qian Y, Yang H, Kong J, Kou J, Yu B. Eur J Pharmacol. 2013 Aug 15;714(1-3):303-11.

Methylophiopogonanone A Protects against Cerebral Ischemia/Reperfusion Injury and Attenuates Blood-Brain Barrier Disruption In Vitro. Lin M, Sun W, Gong W, Zhou Z, Ding Y, Hou Q. PLoS One. 2015 Apr 21;10(4):e0124558.

Neuroprotective Effects of Ginsenoside Rf on Amyloid-β-Induced Neurotoxicity in vitro and in vivo. Du Y, Fu M, Wang YT, Dong Z. J Alzheimers Dis. 2018;64(1):309-322.

Protective effect and mechanism of ginsenoside Rg1 in cerebral ischaemia-reperfusion injury in mice. Wang L, Zhao H, Zhai ZZ, Qu LX. Biomed Pharmacother. 2018 Mar;99:876-882.

Ginsenoside Rb1 inhibit apoptosis in rat model of Alzheimer's disease induced by Aβ1-40. Wang Y, Li Y, Yang W, Gao S, Lin J, Wang T, Zhou K, Hu H. Am J Transl Res. 2018 Mar 15;10(3):796-805. eCollection 2018.

Evaluation of the adaptogenic potential exerted by ginsenosides Rb1 and Rg1 against oxidative stress-mediated neurotoxicity in an in vitro neuronal model. Fernández-Moriano C, González-Burgos E, Iglesias I, Lozano R, Gómez-Serranillos MP. PLoS One. 2017 Aug 16;12(8):e0182933.

Cyanidin attenuates Aβ25-35-induced neuroinflammation by suppressing NF-κB activity downstream of TLR4/NOX4 in human neuroblastoma cells. Thummayot S, Tocharus C, Jumnongprakhon P, Suksamrarn A, Tocharus J. Acta Pharmacol Sin. 2018 Apr 19.

Neuroprotective effects of cyanidin against Aβ-induced oxidative and ER stress in SK-N-SH cells. Thummayot S, Tocharus C, Suksamrarn A, Tocharus J. Neurochem Int. 2016 Dec;101:15-21.

Cyanidin suppresses amyloid beta-induced neurotoxicity by inhibiting reactive oxygen species-mediated DNA damage and apoptosis in PC12 cells. Wang Y, Fu XT, Li DW, Wang K, Wang XZ, Li Y, Sun BL, Yang XY, Zheng ZC, Cho NC. Neural Regen Res. 2016 May;11(5):795-800. The BSSG rat model of Parkinson's disease: progressing towards a valid, predictive model of disease. Van Kampen JM, Robertson HA. EPMA J. 2017 Sep 4;8(3):261-271. The Progressive BSSG Rat Model of Parkinson's: Recapitulating Multiple Key Features of the Human Disease. Van Kampen JM, Baranowski DC, Robertson HA, Shaw CA, Kay DG. PLoS One. 2015 Oct 6;10(10):e0139694.

Neuroprotective effect of hesperetin and nano-hesperetin on recognition memory impairment and the elevated oxygen stress in rat model of Alzheimer's disease. Kheradmand E, Hajizadeh Moghaddam A, Zare M. Biomed Pharmacother. 2018 Jan;97:1096-1101.

Design, synthesis and biological evaluation of hesperetin derivatives as potent anti-inflammatory agent. Ding HW, Huang AL, Zhang YL, Li B, Huang C, Ma TT, Meng XM, Li J. Fitoterapia. 2017 Sep;121:212-222.

Neuroprotective efficacy of hesperetin against cadmium induced oxidative stress in the brain of rats. Shagirtha K, Bashir N, MiltonPrabu S. Toxicol Ind Health. 2017 May;33(5):454-468.

Neuroprotective effect of water-dispersible hesperetin in retinal ischemia reperfusion injury. Shimouchi A, Yokota H, Ono S, Matsumoto C, Tamai T, Takumi H, Narayanan SP, Kimura S, Kobayashi H, Caldwell RB, Nagaoka T, Yoshida A. Jpn J Ophthalmol. 2016 Jan;60(1):51-61.

Glycyrrhizin ameliorates oxidative stress and inflammation in hippocampus and olfactory bulb in lithium/pilocarpine-induced status epilepticus in rats. González-Reyes S, Santillán-Cigales JJ, Jiménez-Osorio AS, Pedraza-Chaverri J, Guevara-Guzmán R. Epilepsy Res. 2016 Oct;126:126-33.

Glycyrrhizic acid prevents astrocyte death by neuromyelitis optica-specific IgG via inhibition of C1q binding. Kim JS, Cheon S, Kim SW, Kim B, Kim H, Park KD, Kim SM. Biochem Biophys Res Commun. 2016 Sep 16;478(2):553-8.

Neuroprotective effect of liquiritin as an antioxidant via an increase in glucose-6-phosphate dehydrogenase expression on B65 neuroblastoma cells. Nakatani Y, Kobe A, Kuriya M, Hiroki Y, Yahagi T, Sakakibara I, Matsuzaki K, Amano T. Eur J Pharmacol. 2017 Nov 15;815:381-390.

Neuroprotective effects of liquiritin on cognitive deficits induced by soluble amyloid-β1-42 oligomers injected into the hippocampus. Jia SL, Wu XL, Li XX, Dai XL, Gao ZL, Lu Z, Zheng QS, Sun YX. J Asian Nat Prod Res. 2016 Dec;18(12):1186-1199.

Use of curcumin in diagnosis, prevention, and treatment of Alzheimer's disease. Chen M, Du ZY, Zheng X, Li DL, Zhou RP, Zhang K. Neural Regen Res. 2018 Apr;13(4):742-752.

Curcumin Decreases Hyperphosphorylation of Tau by Down-Regulating Caveolin-1/GSK-3β in N2a/APP695swe Cells and APP/PS1 Double Transgenic Alzheimer's Disease Mice. Sun J, Zhang X, Wang C, Teng Z, Li Y. Am J Chin Med. 2017;45(8):1667-1682.

Oxalate-curcumin-based probe for micro- and macroimaging of reactive oxygen species in Alzheimer's disease. Yang J, Zhang X, Yuan P, Yang J, Xu Y, Grutzendler J, Shao Y, Moore A, Ran C. Proc Natl Acad Sci U S A. 2017 Nov 21;114(47):12384-12389.

Effects of curcumin on short-term spatial and recognition memory, adult neurogenesis and neuroinflammation in a streptozotocin-induced rat model of dementia of Alzheimer's type. Bassani TB, Turnes JM, Moura ELR, Bonato JM, Cóppola-Segovia V, Zanata SM, Oliveira RMMW, Vital MABF. Behav Brain Res. 2017 Sep 29;335:41-54.

Neuroprotective Effect and Molecular Mechanism of [6]-Gingerol against Scopolamine-Induced Amnesia in C57BL/6 Mice. Kim CY, Seo Y, Lee C, Park GH, Jang JH. Evid Based Complement Alternat Med. 2018 Jan 31;2018:8941564..

The Role of 6-Gingerol on Inhibiting Amyloid β Protein-Induced Apoptosis in PC12 Cells. Zeng GF, Zong SH, Zhang ZY, Fu SW, Li KK, Fang Y, Lu L, Xiao DQ. Rejuvenation Res. 2015 Oct;18(5):413-21.

Neuroprotective Effects of 6-Shogaol and Its Metabolite, 6-Paradol, in a Mouse Model of Multiple Sclerosis. Sapkota A, Park SJ, Choi JW. Biomol Ther (Seoul). 2018 Jul 13.

Validation of ethnopharmacology of ayurvedic sarasvata ghrita and comparative evaluation of its neuroprotective effect with modern alcoholic and lipid based extracts in β-amyloid induced memory impairment. Shelar M, Nanaware S, Arulmozhi S, Lohidasan S, Mahadik K. J Ethnopharmacol. 2018 Jun 12;219:182-194.

6-shogaol, a neuroactive compound of ginger (jahe gajah) induced neuritogenic activity via NGF responsive pathways in PC-12 cells. Seow SLS, Hong SL, Lee GS, Malek SNA, Sabaratnam V. BMC Complement Altern Med. 2017 Jun 24;17(1):334.

Neuroprotective effects and mechanism of saikosaponin A on acute spinal cord injury in rats. Zhu S, Duan H, Liu Y, Li G, Liu Y, Huang M, Chen X, Xu Y. Zhongguo Xiu Fu Chong Jian Wai Ke Za Zhi. 2017 Jul 1;31(7):825-829.

Saikosaponin D relieves unpredictable chronic mild stress induced depressive-like behavior in rats: involvement of HPA axis and hippocampal neurogenesis. Li HY, Zhao YH, Zeng MJ, Fang F, Li M, Qin TT, Ye LY, Li HW, Qu R, Ma SP. Psychopharmacology (Berl). 2017 Nov;234(22):3385-3394.

Ginkgolide B revamps neuroprotective role of apurinic/apyrimidinic endonuclease 1 and mitochondrial oxidative phos-phorylation against Aβ25-35 -induced neurotoxicity in human neuroblastoma cells. Kaur N, Dhiman M, Perez-Polo JR, Mantha AK. J Neurosci Res. 2015 Jun;93(6):938-47.

Phytochemical and medicinal importance of Ginkgo biloba L. Mohanta TK, Tamboli Y, Zubaidha PK. Nat Prod Res. 2014;28(10):746-52.

Chemical composition and biological activities of extracts and essential oil of Boswellia dalzielii leaves. Kohoude MJ, Gbaguidi F, Agbani P, Ayedoun MA, Cazaux S, Bouajila J. Pharm Biol. 2017 Dec;55(1):33-42. Epub 2016 Sep 21.

Withanamides in Withania somnifera fruit protect PC-12 cells from beta-amyloid responsible for Alzheimer's disease. Jayaprakasam B, Padmanabhan K, Nair MG. Phytother Res. 2010 Jun;24(6):859-63.

Blood-brain barrier permeability of bioactive withanamides present in Withania somnifera fruit extract. Vareed SK, Bauer AK, Nair KM, Liu Y, Jayaprakasam B, Nair MG. Phytother Res. 2014 Aug;28(8):1260-4.

Natural Products based P glycoprotein Activators for Improved β-amyloid Clearance in Alzheimer's Disease: An in silico Approach. Shinde P, Vidyasagar N, Dhulap S, Dhulap A, Hirwani R. Cent Nerv Syst Agents Med Chem. 2015;16(1):50-9.

The Neuroprotective Properties of Hericium erinaceus in Glutamate-Damaged Differentiated PC12 Cells and an Alzheimer's Disease Mouse Model. Zhang J, An S, Hu W, Teng M, Wang X, Qu Y, Liu Y, Yuan Y, Wang D. Int J Mol Sci. 2016 Nov 1;17(11). pii: E1810.

Erinacine A-enriched Hericium erinaceus mycelium ameliorates Alzheimer's disease-related pathologies in APPswe/ PS1dE9 transgenic mice. Tsai-Teng T, Chin-Chu C, Li-Ya L, Wan-Ping C, Chung-Kuang L, Chien-Chang S, Chi-Ying HF, Chien-Chih C, Shiao YJ. J Biomed Sci. 2016 Jun 27;23(1):49.

Rhodiola rosea L. and Alzheimer's Disease: From Farm to Pharmacy. Nabavi SF, Braidy N, Orhan IE, Badiee A, Daglia M, Nabavi SM. Phytother Res. 2016 Apr;30(4):532-9.

Mitochondrial protective and anti-apoptotic effects of Rhodiola crenulata extract on hippocampal neurons in a rat model of Alzheimer's disease. Wang JM, Qu ZQ, Wu JL, Chung P, Zeng YS. Neural Regen Res. 2017 Dec;12(12):2025-2034.

Salidroside protects PC12 cells from Aβ140induced cytotoxicity by regulating the nicotinamide phos-phoribosyl-transferase signaling pathway. Huang X, Xing S, Chen C, Yu Z, Chen J. Mol Med Rep. 2017 Sep;16(3):2700-2706.

Centella asiatica attenuates Aβ-induced neurodegenerative spine loss and dendritic simplification. Gray NE, Zweig JA, Murchison C, Caruso M, Matthews DG, Kawamoto C, Harris CJ, Quinn JF, Soumyanath A. Neurosci Lett. 2017 Apr 12;646:24-29.

Centella asiatica extract selectively decreases amyloid beta levels in hippocampus of Alzheimer's disease animal model. Dhanasekaran M, Holcomb LA, Hitt AR, Tharakan B, Porter JW, Young KA, Manyam BV. Phytother Res. 2009 Jan;23(1):14-9.

Gotu Kola (Centella Asiatica) extract enhances phosphorylation of cyclic AMP response element binding protein in neuroblastoma cells expressing amyloid beta peptide. Xu Y, Cao Z, Khan I, Luo Y. J Alzheimers Dis. 2008 Apr;13(3):341-9.

Neurocognitive Effect of Nootropic Drug Brahmi (Bacopa monnieri) in Alzheimer's Disease. Chaudhari KS, Tiwari NR, Tiwari RR, Sharma RS. Ann Neurosci. 2017 May;24(2):111-122.

Bacopaside I ameliorates cognitive impairment in APP/PS1 mice via immune-mediated clearance of β-amyloid. Li Y, Yuan X, Shen Y, Zhao J, Yue R, Liu F, He W, Wang R, Shan L, Zhang W. Aging (Albany NY). 2016 Mar;8(3):521-33. Erratum in: Aging (Albany NY). 2016 May;8(5):1158.

Neuroprotective effects of Bacopa monnieri in experimental model of dementia. Saini N, Singh D, Sandhir R. Neurochem Res. 2012 Sep;37(9):1928-37.

Ayurvedic Medicine for the Treatment of Dementia: Mechanistic Aspects. Farooqui AA, Farooqui T, Madan A, Ong JH, Ong WY. Evid Based Complement Alternat Med. 2018 May 15;2018:2481076.

Convolvulus pluricaulis (Shankhapushpi) ameliorates human microtubule-associated protein tau (hMAPτ) induced neurotoxicity in Alzheimer's disease Drosophila model. Kizhakke P A, Olakkaran S, Antony A, Tilagul K S, Hunasanahally P G. J Chem Neuroanat. 2017 Oct 16. pii: S0891-0618(17)30081-9.

In vitro screening on amyloid precursor protein modulation of plants used in Ayurvedic and traditional Chinese medicine for memory improvement. Liu LF, Durairajan SS, Lu JH, Koo I, Li M. J Ethnopharmacol. 2012 Jun 1;141(2):754-60.

A Mini Review on the Chemistry and Neuroprotective Effects of Silymarin. Devi KP, Malar DS, Braidy N, Nabavi SM, Nabavi SF. Curr Drug Targets. 2017;18(13):1529-1536.

Silibinin inhibits acetylcholinesterase activity and amyloid β peptide aggregation: a dual-target drug for the treatment of Alzheimer's disease. Duan S, Guan X, Lin R, Liu X, Yan Y, Lin R, Zhang T, Chen X, Huang J, Sun X, Li Q, Fang S, Xu J, Yao Z, Gu H. Neurobiol Aging. 2015 May;36(5):1792-807.

Harpagoside Rescues the Memory Impairments in Chronic Cerebral Hypoperfusion Rats by Inhibiting PTEN Activity. Chen C, Zhang H, Xu H, Xue R, Zheng Y, Wu T, Lian Y. J Alzheimers Dis. 2018;63(2):445-455.

Harpagoside ameliorates the amyloid-β-induced cognitive impairment in rats via up-regulating BDNF expression and MAPK/PI3K pathways. Li J, Ding X, Zhang R, Jiang W, Sun X, Xia Z, Wang X, Wu E, Zhang Y, Hu Y. Neuroscience. 2015 Sep 10;303:103-14.

Epigallocatechin gallate induces extracellular degradation of amyloid β-protein by increasing neprilysin secretion from astrocytes through activation of ERK and PI3K pathways. Yamamoto N, Shibata M, Ishikuro R, Tanida M, Taniguchi Y, Ikeda-Matsuo Y, Sobue K. Neuroscience. 2017 Oct 24;362:70-78.

Potential Role of (-)-Epigallocatechin-3-Gallate (EGCG) in the Secondary Prevention of Alzheimer Disease. Xicota L, Rodriguez-Morato J, Dierssen M, de la Torre R. Curr Drug Targets. 2017;18(2):174-195.

Beneficial effects of dietary EGCG and voluntary exercise on behavior in an Alzheimer's disease mouse model. Walker JM, Klakotskaia D, Ajit D, Weisman GA, Wood WG, Sun GY, Serfozo P, Simonyi A, Schachtman TR. J Alzheimers Dis. 2015;44(2):561-72.

Bromelain Degrades Aβ1-42 Monomers and Soluble Aggregates: An In Vitro Study in Cerebrospinal Fluid of Alzheimer's Disease Patients. Sancesario GM, Nuccetelli M, Cerri A, Zegeer J, Severini C, Ciotti MT, Pieri M, Martorana A, Caltagirone C, Nistico R, Bernardini S. Curr Alzheimer Res. 2018;15(7):628-636..

Anti-inflammatory and anti-apoptotic effects of (RS)-glucoraphanin bioactivated with myrosinase in murine sub-acute and acute MPTP-induced Parkinson's disease. Galuppo M, Iori R, De Nicola GR, Bramanti P, Mazzon E. Bioorg Med Chem. 2013 Sep 1;21(17):5532-47.

The protective effects of bioactive (RS)-glucoraphanin on the permeability of the mice blood-brain barrier following experimental autoimmune encephalomyelitis. Giacoppo S, Galuppo M, Iori R, De Nicola GR, Bramanti P, Mazzon E. Eur Rev Med Pharmacol Sci. 2014;18(2):194-204.

Ellagic acid ameliorates learning and memory deficits in a rat model of Alzheimer's disease: an exploration of underlying mechanisms. Kiasalari Z, Heydarifard R, Khalili M, Afshin-Majd S, Baluchnejadmojarad T, Zahedi E, Sanaierad A, Roghani M. Psychopharmacology (Berl). 2017 Jun;234(12):1841-1852.

Ellagic acid promotes Abeta42 fibrillization and inhibits Abeta42-induced neurotoxicity. Feng Y, Yang SG, Du XT, Zhang X, Sun XX, Zhao M, Sun GY, Liu RT. Biochem Biophys Res Commun. 2009 Dec 25;390(4):1250-4.

S-allyl cysteine activates the Nrf2-dependent antioxidant response and protects neurons against ischemic injury in vitro and in vivo. Shi H, Jing X, Wei X, Perez RG, Ren M, Zhang X, Lou H. J Neurochem. 2015 Apr;133(2):298-308.

Capsicum annuum var. grossum (Bell Pepper) Inhibits β-Secretase Activity and β-Amyloid1-40 Aggregation. Ogunruku OO, Oboh G, Passamonti S, Trammer F, Boligon AA. J Med Food. 2017 Feb;20(2):124-130.

Reduction of amyloid beta-peptide accumulation in Tg2576 transgenic mice by oral vaccination. Ishii-Katsuno R, Nakajima A, Katsuno T, Nojima J, Futai E, Sasagawa N, Yoshida T, Watanabe Y, Ishiura S. Biochem Biophys Res Commun. 2010 Sep 3;399(4):593-9.

Cannabidiol in vivo blunts beta-amyloid induced neuroinflammation by suppressing IL-1beta and iNOS expression.

Cannabidiol reduces Aβ-induced neuroinflammation and promotes hippocampal neurogenesis through PPARγ involvement.

부록 40 • 치매 관련 기관

기관	사업내용	비고
한국치매 가족협회 **(http://www.alzza.or.kr)**	상담, 가족 모임, 가족 여행, 교육 사업, 배회 구조 사업	02) 431-9963
한국치매협회 **(http://www.silverweb.or.kr)**	교육 훈련, 치매 원격 진료 사업, 인지 재활, 홍보 출판, 학술 연구	02) 762-0710
국민건강보험관리공단 **(1577-1000)**	장기 요양보험	
보건복지콜센터 **(129)**	보건 정책, 제도 등	
경찰청 **(182)**	노인 실종, 배회	
노인보호전문기관 **(1577-1389)**	노인 학대, 노인 안전 체계 구축 등	전국 28개소
정신건강 증진센터	정신 건강 증진 사업, 자살 예방 위기 관리 사업	전국 자살예방센터 연계
자살예방센터 **(1577-0199)**	자살 예방, 교육 사업, 자살 시도자 관리	
한국자살예방학회	자살 예방 교육 및 홍보, 위기 개입, 정책 제안 등	02) 413-0892~3
중독관리통합지원센터	알코올, 약물, 인터넷, 도박, 기타 중독 문제	전국(45개소), *대구 2개소(동부, 서부)
안전신고센터 **(119)**	소방 방제청	www.119.go.kr
대한법률구조공단 **(132)**	법률 상담	
보건복지부 공공후견 중앙지원단	치매 환자 성년 후견	발달 장애인, 치매 환자 등

부록 41 · 치매 관련 통계 자료

- **국가통계포털** (http://kosis.kr)
- **보건복지부** (www.mw.go.kr)
  - 보건복지부 통계포털 (www.stst.mw.go.kr)
- **중앙치매센터 홈페이지** (www.nid.or.kr)
  - 치매정보 365 (www.edementia.or.kr)
- **건강보험심사평가원** (http://www.hira.or.kr)
- **보건복지통계, 한국보건사회연구원** (http://hawelsis.kihasa.re.kr/index.jsp)
- **보건산업통계, 한국보건산업진흥** (http://khiss.go.kr)

부록 42 • 치매 치료에 있어서 원인별 근본 치료에 관한 사이트

- **기능의학자:**
  https://www.functionalmedicine.org/practitioner_search.aspx?id=117
- **건강 및 복지 코치:**
  http://www.findahealthcoach.com/
- **만성염증반응증후군(CIRS, chronic inflammatory response syndrome)에 관한 정보:**
  http://www.survivingmold.com/
- **소비자실험실검사:**
  https://www.anylabestnow.com/
  https://www.aacc.org/~/media/files/positiontatements/directtoconsumerlaboratorytesting2.pdf?la=en
- **ApoE4 지지와 토론:** www.apoe4.info
- **추가정보:**
  https://www.drbredesen.com
  https://www.mpicognition.com

부록 43 • 소통을 위한 가족의 과제

치매 정보에 늘 귀 기울이다 보면 환자와의 소통이 쉬워지고, 환자를 위한 다양한 서비스를 받아 볼 기회도 늘어난다. 그런가 하면 환자를 위하는 만큼 보호자도 신체적 정신적 건강을 챙겨야 모두가 행복해진다는 점을 기억하자.

1. 끊임없이 치매를 공부하라

병의 원인과 증상, 경과에 대해 가족이 자세히 안다면 환자의 치료 뿐 아니라 의사소통에도 큰 도움이 된다. 환자의 상태를 충분히 이해한 가운데 대화를 진행할 수 있기 때문이다. 즉 환자와의 의사소통은 치매를 아는 만큼 수월해진다. 치매 공부는 치매라는 병에 대해 제대로 대처할 수 있도록 도와주고, 그 과정에서 치매 환자와 가족이 이용할 수 있는 서비스로 간병의 부담과 고통을 덜 수도 있다. 치매정보 365 사이트(www.edementia.or.kr)와 치매 상담 콜 센터(1899-9988)를 적극 이용하면 치매 공부를 정확하고 손쉽게 할 수 있다.

2. 가족 본인의 건강을 챙겨라

치매는 대개 환자를 10년 이상 돌봐야 하는 질병이기 때문에 가족의 정신적, 육체적, 경제적 부담이 클 수밖에 없다. 따라서 환자를 잘 돌보기 위해서는 가족의 건강도 함께 챙기는 것이 매우 중요하다. 가족의 건강이 무너지면 그 순간 치매 환자를 비롯해 모두가 불행해질 수 밖에 없다. 가족의 건강이 곧 치매 환자의 건강과 직결된다는 얘기다.

3. 환자가 기분이 좋을 때 옷을 갈아입도록 권유하자

이따금 환자가 옷 갈아입기를 강하게 거부하면서 보호자를 밀치기도 하는데, 강제로 옷을 입히려 하면 자신을 괴롭힌다고 생각하고 더욱 강하게 저항한다. 따라서 옷을 갈아 입히기 전에 충분히 설명하고, 강하게 거부하면 시간을 두고 다시 시도하는 것이 좋다. 환자가 평소 좋아하는 옷을 보여주면서 유도하는 것도 한 방법이다.

그 밖에 치매 환자의 문제 행동에 따른 대처 방법을 알고 싶다면 중앙치매센터에서 개발한 동영상 교재인 '치매 환자, 마음 읽어주기' 시리즈를 이용하면 더욱 쉽게 이해할 수 있다. 자료는 중앙치매센터 홈페이지(www.nid.or.kr)나 치매 정보 365사이트에서 무료로 받아 볼 수 있다. 여건이 여의치 않거나 긴급한 상황이라면 치매 상담 콜센터에 전화해 문의할 수도 있다.

▸ 치매 환자를 돌볼 때의 대처 요령

- 칭찬과 격려의 말을 자주, 많이 한다.
- 짧은 문장으로 명확하게 말한다.
- 깊은 판단이나 기억이 필요한 질문은 자제한다.
- 대답은 충분히 기다리고, 대답이 틀렸다고 지적하지 않는다.

▸ 환자가 약이나 식사를 독으로 여기고 피한다면?

- 강제로 먹이려 하거나 야단을 치면 더욱 거부하므로 주의한다.
- 충분히 설명해도 설득이 안 되면 약을 다른 형태로 만들어준다.
- 환자와 함께 식사해 안심하도록 하거나 식사 장소를 바꾼다.

▸ 화장실 이외의 공간에 배변한다면?

- 화장실 방향, 배변 순서를 종이에 적거나 그림을 그려 이해를 돕는다.
- 화장실 이외의 장소에 이동식 변기를 설치해 배변의 기회와 장소를 늘린다.
- 환자의 행동을 주의깊게 관찰한 뒤 배변 의사를 보이면 미리 화장실로 데리고 간다.

INDEX

찾아보기

국문 찾아보기

ㄱ

ㄴ

ㄷ

ㄹ

ㅁ

ㅂ

ㅅ

ㅈ

B

C

D

E

F

G

H

I

K

L

M

T

V

W

치매의 모든 것 Copyright © 최낙원 2018
이 책의 저작권은 범문에듀케이션에 있습니다.
저작권법에 의해 한국 내에서 보호를 받는 저작물이므로 이 책의 일부 또는 전부의 무단 복제를 금하며 이를 위반 시에는 법에 의해 처벌 받게 됩니다.

치매의 모든 것 | All about DEMENTIA

초판 1 쇄 2018년 11월 19일
초판 2 쇄 2019년 6월 20일
지 은 이 최낙원
펴 낸 이 유성권
편 집 장 이재선
기 획 윤희영
마 케 팅 임태완, 김호철, 최성규, 정명한, 한태수, 박만근, 김모란, 김성환, 김지현, 김민애, 김소연
판 형 190 × 257mm

펴 낸 곳 범문에듀케이션
서울시 양천구 목동서로 211 범문빌딩 (우 07995)
전 화 02) 2654-5131 **팩 스** 02) 2652-1500
웹사이트 www.medicalplus.co.kr

출판등록 2011년 1월 3일 제 2011-000001호
I S B N 979-11-5943-132-6 (93510)

※ 저자와 합의 하에 인지를 생략합니다.
※ 잘못된 책은 교환하여 드립니다.

이 도서의 국립중앙도서관 출판예정도서목록(CIP)은 서지정보유통지원시스템 홈페이지(http://seoji.nl.go.kr)와 국가자료공동목록시스템(http://www.nl.go.kr/kolisnet)에서 이용하실 수 있습니다. (CIP제어번호: CIP2018034891)